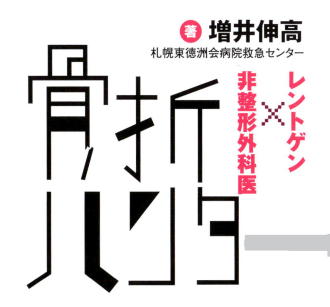

著 **増井伸高**
札幌東徳洲会病院救急センター

骨折ハンター

レントゲン×非整形外科医

中外医学社

まえがき

**本書を通読すれば，
非整形外科医に必要な骨折対応学はすべて身につきます．**

　過去に整形外科の本を利用しても"すべて"の整形外傷の対応ができなかった非整形外科医は多いです．なぜでしょうか？　それは，多くの本は整形外科医による骨折"治療"学に基づいて書かれているからです．しかし，非整形外科医に求められるのは骨折の"治療"でなく，"診断と初期対応"です．

　本書は，非整形外科医を対象にした『骨折対応学書』．通読すれば骨折に対応できるようになります．それを証明するため，非整形外科医にとっての骨折を3種類に分けて解説します．

非整形外科医にとっての骨折は次の3つのどれかだ!!

①明確骨折タイプ　誰でもレントゲンで指摘できる明らかな骨折
②微妙骨折タイプ　見どころを知って，初めてレントゲンで判断できる骨折
③亡霊骨折タイプ　絶対にレントゲンでは見えない骨折

---

　①明確タイプの場合は診断可能ですから困りません．対応方法を後で調べることも可能です．ところが②③の場合は診断ができず，対応に困ります．骨折名がわからないと，既存の整形外科の書籍のページをめくっても対応は調べられません．

　ではここで，あなたが実際に3つのタイプを区別できるかどうか，クイズをしてみましょう．

クイズ1
65歳　女性
階段から転倒して左膝に疼痛あり．
よく骨折する場所にできるだけ多く線を引いてください．
（正解は14ページ）

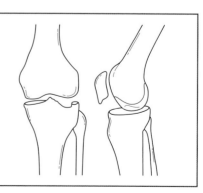

線が引けたら，14 ページの正解と照合してください．その結果，正解と 1～2 本しか一致しなかったあなたは，①明確骨折タイプしか判断できません．②微妙骨折タイプを診断するには，8 割以上の骨折線が一致している必要があります．

こうした骨折は，レントゲン検査前に骨折線をイメージできて初めて判断できます．心電図で虚血評価ができるのは，『どこに』『どんな形の』波形が出ると異常かをあらかじめイメージできているからなのと同じです．『どこに→V2/V3/V4 やⅡ/Ⅲ/aVF に』『どんな形の→ST 上昇の』波形が出れば異常だ，と検査前にイメージできているからこそ診断が可能なのです．反対に，多くの研修医が脳波を読めないのは，『どこに』『どんな形の』脳波があると異常かをイメージできていないからです．

同じように，微妙骨折タイプのレントゲンを読影するためには，事前にイメージを持っていることが必要なのです．そして，膝だけでなく，肘や肩などすべてのレントゲンで骨折線がイメージできれば，すべての骨折診断が可能になります．

そこで，あなたが骨折線をイメージできているか，さらに確認してみましょう．

> **クイズ2** 4～9 ページの純白レントゲンに予想骨折線を引いてください．

どうでしたか？　予想骨折線が正解と完璧に一致していた人には，この本はもはや必要ないかもしれません．しかしあまり線を引けなかった人には，本書は通読の価値が十分あります．各章は複数の症例を疑似体験することで骨折線をイメージできるように構成されています．また，診断後のマネジメントも記載しますので，初期対応もマスターできます．

予測骨折線がすべてイメージできて初めて，正常レントゲンといえます．その上で画像に映らない亡霊骨折タイプを臨床的に推測することができます．そして明確・微妙・亡霊の各タイプの初期対応をあらかじめ知っておけば，非整形外科医のための骨折対応学は完璧です．

最後のページまでたどり着いたあなたは，すべての純白レントゲンに予想骨折線を引け，各タイプの骨折を正しくマネジメントできる，あらゆる骨折の初期対応を身につけた非整形外科医，『骨折ハンター』となっていることを確約します．

2019 年 8 月

マスイ ノブタカ

純白レントゲンに線を引こう！

・エピソードから骨折線を予想し，できるだけ多く記入してください．
・脱臼の際はどのようにずれるかも余白に書いてください．
・解答は 10〜15 ページにあります．

Q01 【高齢者】転倒後，腰が痛い

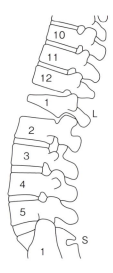

Q02 【高齢者】転倒後，右股関節が痛い

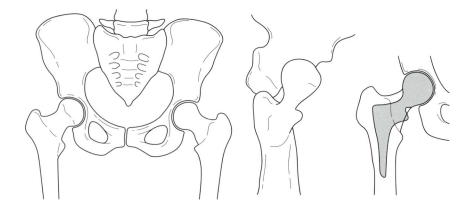

Q03　右肩から落下後，肩が痛い

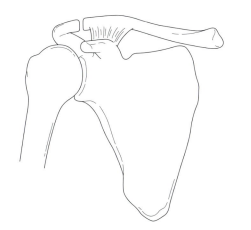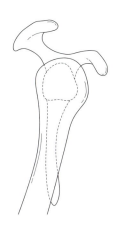

Q04　【成人】右手をついて転倒後，肘が痛い

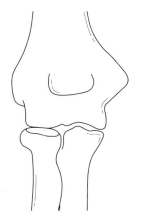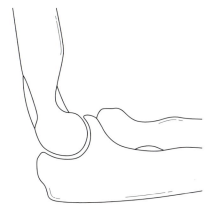

Q05 【小児】右手をついて転倒後，肘が痛い

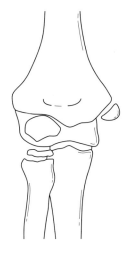
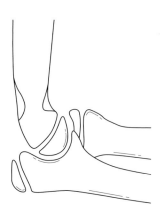

Q06 【成人】右手をついて転倒した

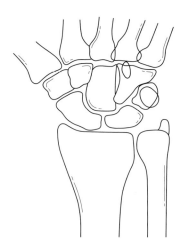
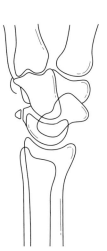

Q07 【小児】右手をついて転倒した

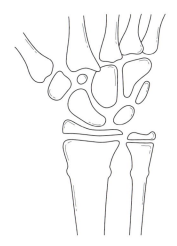 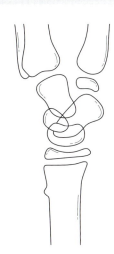

Q08 A: 殴った手が痛い　B: 突指した

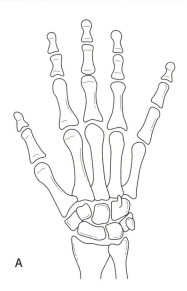 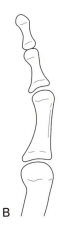

Q09 【小児】指を捻った

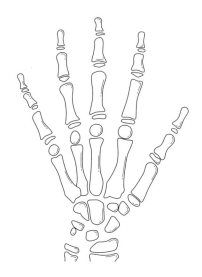

Q10 転倒後,左膝が痛い

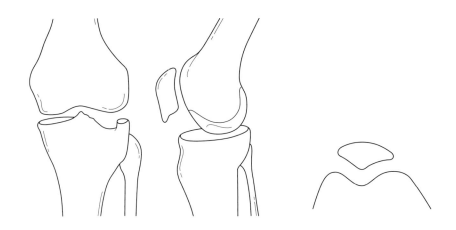

Q11 転倒して左足首を捻った

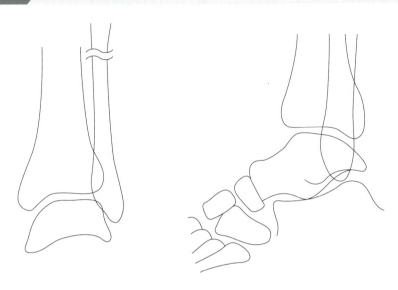

Q12 【成人】A: 高所から転落した　B: 足背に重いものが落ちた

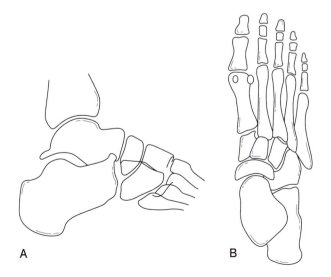

A　　　　　　　　B

骨折線イメージ（「純白レントゲンに線を引こう！」解答）

・A05，A09は，小児骨折の理解のため，補助線を引いた画像を追記してあります．

A01 【高齢者】転倒後，腰が痛い

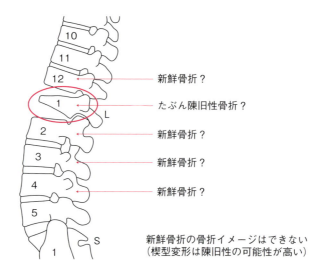

A02 【高齢者】転倒後，右股関節が痛い

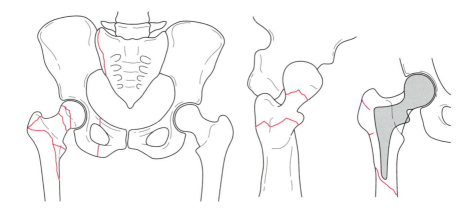

A03 右肩から落下後，肩が痛い

骨折線イメージ

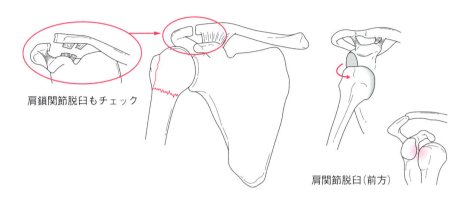

肩鎖関節脱臼もチェック

肩関節脱臼（前方）

	上腕骨近位部骨折	肩関節脱臼	鎖骨骨折	肩鎖関節脱臼	腱板断裂
高齢者	◎	○±大結節骨折	○	▲	▲
成人	▲	○	◎	○	○
小児	▲	◆	○	◆	◆

◎多い，○やや多い，▲稀，◆非常に稀

A04 【成人】右手をついて転倒後，肘が痛い

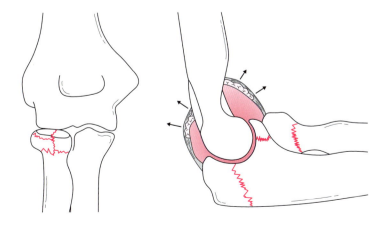

A05 【小児】右手をついて転倒後，肘が痛い

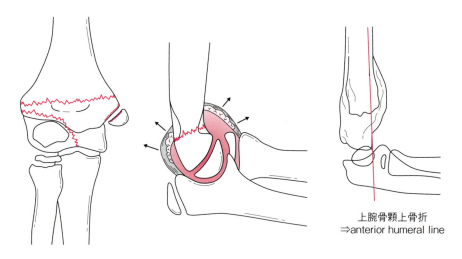

上腕骨顆上骨折
⇒anterior humeral line

A06 【成人】右手をついて転倒した

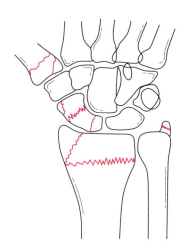
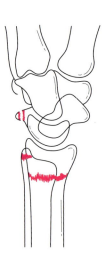

A07 【小児】右手をついて転倒した

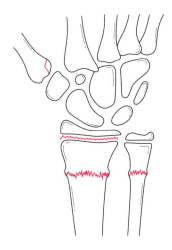
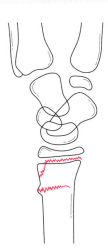

A08　A: 殴った手が痛い　B: 突指した

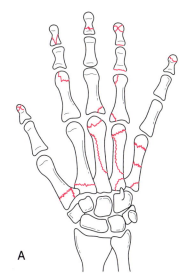
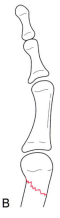

A　　　　　　　　　　　　B

A09 【小児】指を捻った

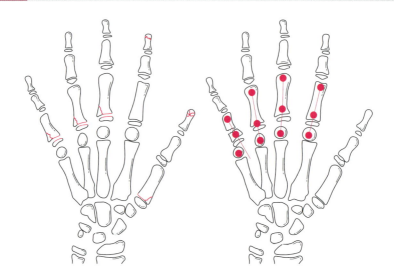

A10 転倒後,左膝が痛い

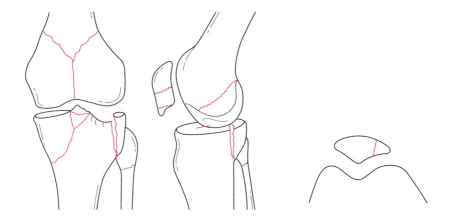

> **A11** 転倒して左足首を捻った

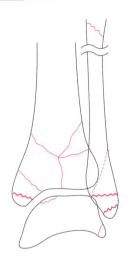
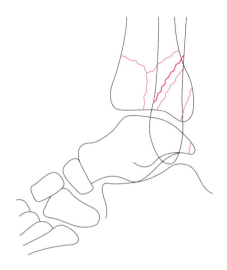

> **A12** 【成人】A: 高所から転落した　B: 足背に重いものが落ちた

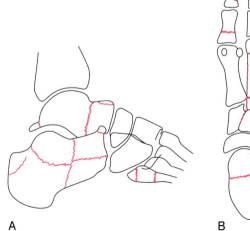

A

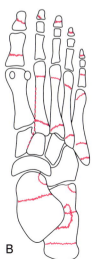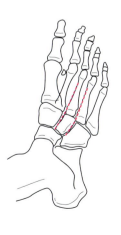

B

本書のトリセツ

注意！　本書のスタイルは他の骨折本や整形外科の書籍とは大きく異なります．まずこのトリセツを呼んでから通読するようにしてください．

その1　画像の前に『鑑別疾患』と『骨折線イメージ』を考える

各章の冒頭と文中には，外傷症例が画像と共に出てきます．画像を見る"前"に，必ず鑑別疾患を挙げてください．紙面の都合上，画像が目に入ってしまいそうになりますが，そこはぐっとこらえます．誰もが指摘できるような骨折の場合は，鑑別を挙げなくても診断できるかもしれません．しかし骨折を見付けられない場合は，鑑別疾患を挙げられないことが主な理由です．

『鑑別なくして検査なし』．この金言は内科疾患だけでなく，整形外傷にも当てはまります．そして，各鑑別疾患でどこに骨折線があるかを，画像を見る前にイメージしてください．骨折線イメージがわからなかったら，10〜15ページを参考にしても OK です．

年齢と主訴から『鑑別疾患』と『骨折線イメージ』を実臨床でも挙げられることが，最初の到達目標です．

その2　画像確認後に『診断名』と『マネジメント』を言い当てる

鑑別疾患と骨折線イメージが固まったら，レントゲン読影を始めます．自分の予想が当てはまるか確認しましょう．そして読影後は『診断名』に加えて必ず『マネジメント』を考えてください．本書ではマネジメントを次の5つに分類します．

即時整形	緊急性が高く，整形外科医の治療や評価が必要な病態 夜間・休日であっても整形外科医へコンサルト 【例】開放骨折
入院整形	手術または保存加療で，入院が必要な病態 平日で整形外科医がいれば連絡し入院依頼 夜間・休日ならオーバーナイトして翌朝相談も検討 【例】大腿骨頚部骨折

帰宅手術	手術が必要だが待機手術で，帰宅が可能な病態 平日で整形外科医がいれば連絡して手術日程を調整 夜間・祝日なら後日整形外科医コンサルトし手術を検討 　【例】転位の強い橈骨遠位端骨折
帰宅保存	保存加療となり，帰宅し通院で経過を見る病態 整形外科医のフォローアップは後日で問題ない 　【例】転位がほとんどない橈骨遠位端骨折
再診不要	1週間以内の保存加療だけでよく，整形外科の再診が不要な病態 　【例】軽症の足関節靱帯損傷

実臨床では，診断は正解でも，マネジメントが誤っていれば不合格です．

さらに，コンサルトまでに非整形外科医でもすべき手技があればそれを実践できるか確認してください．**帰宅手術**や**帰宅保存**の場合は，後日整形外科医を受診するまでの固定が必要です．これらの手技に関しては Part 2 整復・固定編に記載しました．

正確な診断に加え，**非整形外科医でも実施可能な手技を含めて，各疾患で適切なマネジメントが実践できることを最終的な到達目標としてください**．

その3　診断できない時もマネジメントする

残念ながら，一部の整形外傷では夜間・休日など非整形外科医だけでは診断に至らない場合もあります．その場合でも必ず，どのような鑑別疾患が想定され，どうマネジメントするかを考えるようにしてください．診断が不明な症例も適宜提示し，その場合のマネジメントについて解説していきますので，自分の方針と照らし合わせて通読してください．

その4　通読後の使い方

各章末には，主訴から鑑別疾患を挙げ，診断し，コンサルトするまでをまとめたフローチャートを掲載します．診断に必要な骨折線イメージと併せて確認してください．巻末（360〜372ページ）には各外傷のフローチャートと骨折線イメージを再度まとめて掲載してあります．通読後の健忘録として，ベッドサイドで活用してください．

もくじ

▶まえがき　　　　　　　　　　　　　　2
▶純白レントゲンに線を引こう！　4
▶骨折線イメージ　　　　　　　　　10
▶本書のトリセツ　　　　　　　　　16

Part Ⅰ ▶ 診断編

第 0 章	高齢者・骨折ハンター	22
第 1 章	高齢者・腰痛ハンター	28
第 2 章	高齢者・股関節痛ハンター①	44
第 3 章	高齢者・股関節痛ハンター②	64
第 4 章	高齢者・手関節痛ハンター	84
第 5 章	高齢者・肩関節痛ハンター	92
第 6 章	高齢者/成人・肩関節痛ハンター	96
第 7 章	成人・肘関節痛ハンター	116
第 8 章	小児・肘関節痛ハンター①	134
第 9 章	小児・肘関節痛ハンター②	148
第10章	小児・肘関節痛ハンター③	156
第11章	小児/成人・手関節痛ハンター	172
第12章	手指痛ハンター①	192
第13章	手指痛ハンター②	208
第14章	小児・骨折ハンター	222
第15章	膝関節痛ハンター①	226
第16章	膝関節痛ハンター②	248
第17章	下腿痛ハンター	264
第18章	足関節痛ハンター①	270
第19章	足関節痛ハンター②	288
第20章	足部痛ハンター	304

▶Part Ⅰ 文献　　　　318

Part Ⅱ　整復・固定編

第 1 章　麻酔法

1　経静脈麻酔（ketofol）	330
2　Web block	331

第 2 章　脱臼整復法

1　股関節脱臼整復術	332
2　橈骨遠位端骨折整復術	334
3　肩関節脱臼整復術	336
4　肘関節脱臼整復術	340
5　PIP 関節脱臼整復術	341

第 3 章　固定法

1　シーネの巻き方	342
2　Sugar tong splint	343
3　三角巾固定±バストバンド固定	344
4　肘関節外固定	345
5　Thumb spica splint	346
6　Radial gutter splint	347
7　Ulnar gutter splint	348
8　手指外傷の固定（バディテープ固定）	349
9　ニーブレース固定	351
10　足関節後方固定	352
11　松葉杖の合わせ方・歩き方	353
▶Part Ⅱ 文献	355

巻末資料		
	1　本書で扱った外傷一覧	358
	2　2 つ目の骨折はどこにあるか	359
	3　年齢ごとの外傷のマネジメントと骨折線イメージ	360
	4　非整形外科医が覚えるべき 3 つの分類	373

▶あとがき	374
▶さくいん	375

Part I

診断編

FRACTURE HUNTER

第 **0** 章
高齢者・骨折ハンター

> **症例1**　90歳 女性　主訴: 腰痛
> 2日前にしりもちをついてから腰痛があったが，トイレまでは行けた．
> 来院日には疼痛が強くなり，トイレ歩行もできず救急搬送となる．

レントゲン画像の前に鑑別を挙げ，画像確認後のマネジメントを答えてください．

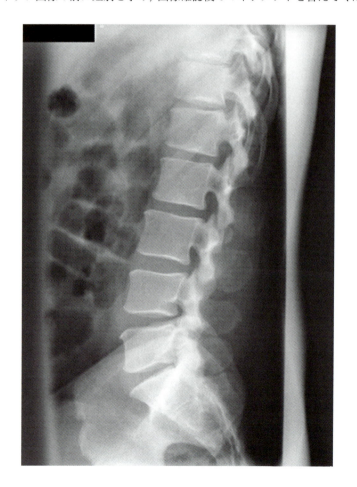

第0章 ● 高齢者・骨折ハンター

レントゲンの前に鑑別疾患！

　この症例は研修医が私にコンサルトしてきたケースでした．研修医はレントゲンで明らかな異常はないと判断し，次にどうしたらよいか困っていたのです．私もレントゲンでは明らかな異常はなしと判断しましたが，その後のマネジメントはすぐに決まりました．

　同じ検査と解釈で，研修医は次のアクションが決められなかったのに，上級医が即決できたのはなぜでしょう？　それは，上級医はレントゲン画像の前に鑑別を考えていたからです．

　研修医は，病歴と疼痛部のレントゲンから鑑別を考えようとしています．しかしこれはレントゲン写真に骨折を期待してのマネジメント．"ボッキリ"折れている骨折があればアクションできますが，異常がなければそこで思考停止となってしまいます（図1）．かたや上級医は，検査前に鑑別を想定しているため，検査で異常がなくても，鑑別診断をさらに進めるために別の検査をする，あるいは暫定診断のままマネジメントするといったネクストアクションが決まるのです（図1）．

✕ 研修医	病歴 ⟹ レントゲン（異常なし）⟹ 〈思考停止…〉
◯ 上級医	病歴 ⟹ 鑑別疾患 ⟹ レントゲン（異常なし）⟹ ネクストアクション

図1 研修医と上級医の整形外傷マネジメントの違い

　整形外傷ではレントゲン前に鑑別疾患を考えることは非常に重要です．本書では紙面の都合上，病歴の下にレントゲン画像を掲載するので自然と目に入ってしまいますが，そこをぐっとこらえて，画像を見る前に必ず鑑別疾患を考えてください．

　ここで少し，鑑別を挙げる練習をしてみましょう．

クイズ　次の症例の鑑別を挙げよ

①90歳 女性　転倒後の股関節痛
②40歳 男性　バイク事故後の膝関節痛
③ 7歳 男児　遊具から転落後の肘痛

　　　　　　　　　＊答えは，27ページ（本章の最後）にあります．

　現時点で鑑別を挙げられなくても気を落とさないでくださいね．私が研修医指導で同じクイズを出しても，みんな1つぐらいしか言えませんから．挙げられなかった人は，逆にここがノビシロです．

JCOPY 498-16616

23

Part I ● 診断編

　このクイズは本書冒頭の純白レントゲンの症例に年齢と病歴を少しだけ追加したものです．**鑑別が挙がらないと，冒頭に示した骨折線のイメージもできません**．年齢と受傷部位から鑑別を挙げる，そして骨折線をイメージしてから読影するという手順が重要です．最初は鑑別や骨折がイメージできなくても，一度は考えながら本書で症例を疑似体験することが，骨折ハンターになるいちばんの近道です．

> **整形外傷でレントゲン前に考えるコト**
> - 必ずレントゲン画像の前に鑑別疾患を考える
> - 鑑別疾患を挙げられない外傷は診断できないと心得る
> - 年齢ごとにすべての部位の外傷鑑別疾患を挙げられることが到達目標
> - 想定した鑑別疾患の骨折線のイメージをもって画像を読影する

鑑別を挙げる時は重症度より頻度を意識する

　鑑別は単に病名をたくさん挙げればよいわけではありません．重症度が高い疾病，あるいは頻度が高い疾病を挙げるようにします．ところが**重症度の高い骨折は"ボッキリ"折れているため，鑑別を挙げなくても"見つかってしまう"**という特徴があります．このような場合はすぐに整形外科医へコンサルトし治療が始まるので，何となく対応できてしまいます．

　これは『まえがき』で解説した明確骨折タイプにあたり，この場合には非整形外科医は困りません．一方で**重症度が高くない微妙骨折タイプや，骨折線が見えない亡霊骨折タイプでも頻度が高い場合は鑑別に挙げないと見逃してしまいます**．だから非整形外科医は，重症度が高い骨折より，重症度が高くなくても頻度が高い骨折の診断について精通している必要があるのです．では日本で頻度の高い骨折にはどのようなものがあるでしょうか？

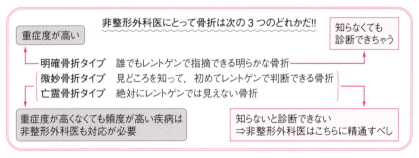

図2　非整形外科医にとっての3つの骨折タイプ

どの整形外傷の頻度が高いか？

図3は外傷搬送の理由と年齢を示した円グラフです．**最も多いのが高齢者の一般負傷（42%）で，多くは転倒です．**次に多いのが交通外傷（成人と高齢者を併せて31%）です．多部位交通外傷の約8割が整形外傷を伴うとされます．ただし重症の場合は診断も容易なので，ここでも頻度は高いが重症度の高くない整形外傷に精通する必要があります．そして残りは，労災事故や小児のスポーツ外傷などがあります．

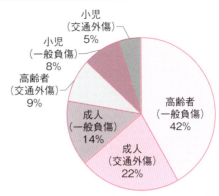

図3 外傷救急搬送の内訳（文献1より作成）

こうした疫学から，**非整形外科医はまずは高齢者の外傷にとことん精通する必要がある**ことがわかります．「高齢者なんて大腿骨頸部骨折がほとんどでしょ」と思うかもしれませんが，これだけ頻度が高いので大腿骨頸部骨折や関連疾患はトコトン掘り下げ，またその他の高齢者外傷にも精通しなければいけません．その上で交通外傷，成人の労災事故，小児スポーツ外傷では，重症度は高くないが頻度の高い微妙骨折タイプ・亡霊骨折タイプにも精通する必要があります．

そして，時間外外来では「重症下肢外傷では歩けないので受診しない」という特徴があります．そのため重症度の高くない下肢外傷や，様々な上肢外傷への対応が求められます．

疫学からみた非整形外科医が精通すべき外傷
- 高齢者の転倒によるあらゆる整形外傷
- 救急搬送：交通外傷・労災事故・小児スポーツ外傷で，重傷ではないが頻度が高い疾病
- 時間外外来：上肢外傷と，重症ではない下肢の外傷

本書では，このような非整形外科医の対応すべき頻度の高い疾病の順で，①高齢者の転倒外傷，②上肢外傷（一部が小児の外傷），③下肢外傷の順で解説します．高齢者は特別扱いして，本書の約2割を使って解説します．また，小児骨折の8割以上は上肢なので，小児外傷の多くは上肢で解説します．

Part I ● 診断編

高齢者の4大骨折

　表1は高齢者骨折の有病率を示しています．脊椎圧迫骨折が圧倒的に多く，股関節の骨折，橈骨遠位端骨折や上腕骨近位部骨折と，上肢の骨折が続きます．

　高齢者骨折の有病率は成人骨折と全く異なります．理由は，これらの骨折が加齢性の骨粗鬆症により骨が脆弱化して起こるからです．そのため，これら高齢者骨折は総じて『脆弱性骨折』と呼ばれます．特に頻度の高い『高齢者の4大骨折』について精通するようにしましょう．

表1　**高齢者骨折の有病率**（文献2より改変）

骨折	罹患率（10000人/年）	
	女性	男性
脊椎圧迫骨折	680	700
大腿骨頸部骨折・転子部骨折	50〜76	33〜36
橈骨遠位端骨折	75	19
上腕骨近位部骨折	42	15

　こうした疾患頻度を意識して，今回の症例の鑑別を考えてみましょう．

> **症例1**　**90歳 女性**
> 2日前にしりもちをついてから腰痛があったが，トイレまでは行けた．
> 来院日には疼痛が強くなり，トイレ歩行もできず救急搬送となる．

　低エネルギー外傷による高齢者腰痛の鑑別疾患は，ずばり脊椎圧迫骨折が超大本命です．「冬のインフルエンザシーズンで家族全員インフルエンザの発熱患者」と同じくらい，いや，それ以上の検査前確率でしょう．しりもち＆高齢者腰痛では，鑑別をたくさん挙げることではなく，脊椎圧迫骨折について詳しく知っていることが重要です．病歴や身体所見に加え，画像検査の感度・特異度，さらに治療法なども非整形外科医に必須の知識です．これらの知識なしで高齢者の転倒後の腰痛を診るのは，冬の内科外来でインフルエンザの詳しい知識や検査特性，治療法を知らないのと同じです．

　今回の症例はレントゲンオーダー前に脊椎圧迫骨折を強く疑います．画像が所見

なしでも脊椎圧迫骨折の暫定診断で次のアクションを決めていくのが上級医のマネジメントでした．その具体的な対応は次章から解説しますのでご期待ください．

骨折ハンターへの道

➡ 整形外傷はレントゲンを撮る前に年齢と受傷機転から鑑別を挙げるべし．

➡ 鑑別に挙げた疾患の骨折線をイメージしてからレントゲンを読影すべし．

➡ 鑑別は，重症度の高い疾患より，重症度が低く頻度の高い疾患を挙げるべし．

➡ 頻度の高い高齢者の脆弱性骨折の学習から始めるべし．

クイズ（23 ページ）の答え

①90 歳 女性　転倒後の股関節痛
- ・大腿骨近位部骨折（大腿骨転子部骨折，大腿骨頚部骨折）
- ・大腿骨ステム周囲骨折
- ・脆弱性骨盤骨折（恥骨骨折，坐骨骨折，恥坐骨骨折）
- ・筋挫傷（内転筋挫傷）

②40 歳 男性　バイク事故後の膝関節痛
- ・大腿骨遠位端骨折
- ・脛骨高原骨折
- ・膝蓋骨骨折
- ・膝蓋骨脱臼
- ・ACL 損傷
- ・MCL 損傷
- ・半月板損傷

③7 歳 男児　遊具から転落後の肘痛
- ・上腕骨顆上骨折
- ・上腕骨外顆骨折
- ・Monteggia 骨折

FRACTURE HUNTER

第 1 章
高齢者・腰痛ハンター

症例1　90歳 女性　主訴: 腰痛
2日前にしりもちをついてから腰痛があったが，トイレまでは行けた．来院日には体動時痛が強く，トイレ歩行もできず救急搬送となる．

レントゲン画像の前に鑑別を挙げ，画像確認後のマネジメントを答えてください．

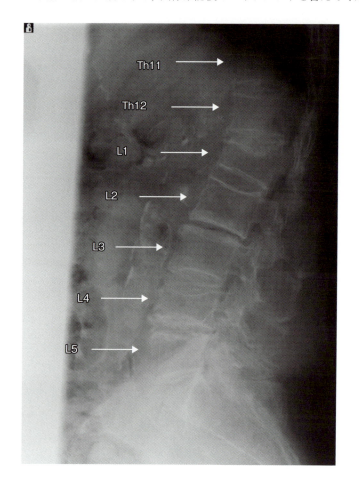

本症例は脊椎圧迫骨折のみを鑑別に挙げます．骨折イメージは"なし"で，マネジメントとしては患者・家族と相談で 入院整形 が正解です．

転倒した高齢者腰痛の鑑別は脊椎圧迫骨折の一択

　低エネルギー外傷による高齢者の腰痛の鑑別は，脊椎圧迫骨折の一択です．高齢になるほど有病率も上がり，70歳代は29.8%，80歳以上は43.8%となります[3]．発生率も70歳から80歳代で倍増する[4]加齢増加性疾患です．今回の90歳女性では脊椎圧迫骨折は非常に高い検査前確率となります．

　そこで今回の画像を見てみましょう．よく見ると第1腰椎（L1）の椎体が楔型に潰れています．これが今回の腰痛の原因だ，と診断した読者は残念ながら不正解．今まで脊椎圧迫骨折をきちんと診断できていなかった可能性が非常に高いです．

　実は，脊椎圧迫骨折は高い割合で見逃されています．ハイリスク患者の31%で脊椎圧迫骨折は診断されず[5]，プライマリケア医は90%以上を見逃しています[6]．腰痛で整形外科外来を受診した患者の56%で，脊椎圧迫骨折は診断されずに，潰れたままレントゲンに白く残っています[7]．

　なぜ脊椎圧迫骨折はこんなに超コモンなのに超見逃されているのでしょうか？その理由を知るために，脊椎圧迫骨折の自然経過を見ていきましょう．

見逃しの理由は圧迫骨折の自然経過にある

　脊椎圧迫骨折の2/3は無症候性で症状がなく[8]，患者さんは骨折してもたいていは気がつきません．つまり**多くの脊椎圧迫骨折患者さんは骨折しても痛くないので病院に行かない**のです．

　Gehlbachらは，脊椎圧迫骨折とは全く無関係な病歴で入院した52%の患者で脊椎圧迫骨折の所見があったと報告しています[9]．世の中の高齢者の多くは脊椎圧迫骨折を起こしても無症候性のため，数年後に**半分以上が陳旧性骨折**となっているのです．訴えがなく，病院受診もしなければ『医師が見逃す』のも仕方ありません．むしろ『患者自身が見過ごす』といった表現の方が事情を正確に表しているかもしれません．

　またQasemらは，脊椎圧迫骨折の時系列変化について，新鮮骨折で楔形となるのは10%，半年で60%と報告しています[10]．つまり，転倒直後の楔型の椎体は陳旧性骨折の可能性が高いのです．

　ここで再度今回のレントゲンを見てみましょう．楔形変形しているL1は，新鮮骨折でなく陳旧性骨折の可能性も十分あります．レントゲンを見れば見るほど，どの椎体が責任病変かわからなくなってしまいます．

Part I ● 診断編

脊椎圧迫骨折は初診レントゲンでは診断できない

ずばり，救急外来で脊椎圧迫骨折を疑う患者さんのレントゲン診断はできません（図1）．ガイドラインには『新規骨折の評価は"2点"のレントゲンを比較する』と記載されていますが[11]，言い換えれば『初回では診断できないので，後日再診して2点評価』というコトです．初診医へ『脊椎圧迫骨折疑いでレントゲンを撮る必要はない』とは言いません．後日紹介する整形外科医が比較する時に役立つこともあります．しかし初回レントゲンはERのマネジメントには全く影響しないのです．

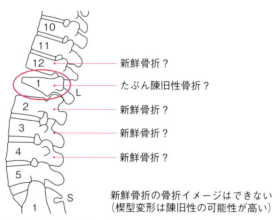

図1 圧迫骨折はレントゲンでイメージできない

脊椎圧迫骨折のレントゲン検査の事実
- 脊椎圧迫骨折の半分以上は診断されないまま陳旧性骨折となっている
- 転倒直後の楔型変形の椎体は多くが陳旧性骨折
- 脊椎圧迫骨折の新鮮骨折は初回レントゲンでは診断できない

MRIが脊椎圧迫骨折診断のゴールデンスタンダード

こうした脊椎圧迫骨折の特徴から，脊椎MRI検査が診断のゴールデンスタンダードとなります．すべての脊椎椎体新鮮骨折はT1強調画像，STIR像で信号変化が出ます[12]．その評価は簡単，『STIR: 白，T1強調画像: 黒⇒新鮮骨折の診断』．初学者はこれだけ知っていればOK！　今回の症例のMRI画像で，どこが新鮮骨折かを見てみましょう（図2）．

第1章 高齢者・腰痛ハンター

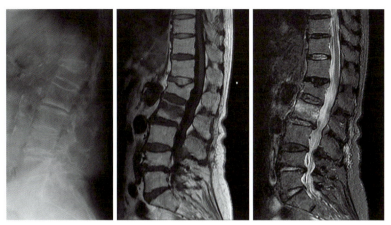

図2 症例1の脊椎レントゲン(左)とMRI(中: T1強調像,右: STIR)

L2が『**STIR: 白,T1強調画像: 黒**』ですね．本症例はL2の圧迫骨折と診断されます．また,楔形のL1はMRIで信号変化がないので陳旧性骨折で,腰痛の原因ではないと評価されます．

COLUMN

なぜ新鮮骨折はMRIで『STIR: 白,T1強調画像: 黒』となるか?

正常の骨は『STIR: 黒,T1強調画像: 白』ですが,骨折による骨浮腫が起こると『**STIR: 白,T1強調画像: 黒**』となります．STIRはT2強調画像の一種ですが,T2強調画像では正常骨髄はやや白なのに対し,骨折による浮腫は若干灰色がかるだけ．正常骨髄(やや白)・骨折(灰色)では判断が難しいのです．そこでT2強調画像の正常骨髄を黒くする条件がSTIRです．正常骨髄(黒)の中に骨折部(白)はコントラストがつき診断できるというカラクリです．

このT1黒・STIR白という変化は,すべての新鮮骨折で使える所見です．なぜこうなるかの理由は忘れてしまっても,『**STIR: 白,T1強調画像: 黒⇒新鮮骨折**』というキーワードは非整形外科医にも必須の知識です．ぜひ覚えておきましょう．

	T1強調画像	T2強調画像	STIR (元はT2)
やや白	脂肪(骨髄)	脂肪(骨髄)	浮腫<骨折>
灰色	筋肉	浮腫<骨折>	
黒	浮腫<骨折>	筋肉	脂肪(骨髄)・筋肉

Part I ● 診断編

MRI が撮れない時，CT は役立つか？

問題は MRI が撮れない時です．非整形外科医が，夜間や休日で MRI が撮れない時間に脊椎圧迫骨折疑いの患者さんと対峙したら，どうすればよいでしょうか？

CT 検査なら時間外でも実施できる病院もあり，飛びつきたくなります．しかし，脊椎圧迫骨折における CT の情報量はレントゲンとあまり変わらず，MRI のようには診断に寄与しません．高齢者の腰痛で CT を実施するのは，尿管結石や大動脈解離など脊椎圧迫骨折以外の鑑別が挙がり，CT 評価が必要な時にとどまります．

Red flag と CFPS

MRI が使えない時，病歴や身体所見で脊椎圧迫骨折は診断できないのでしょうか？　マニュアル本の腰痛の章を開くと，『腰痛 red flag』という記載があります．Red flag（赤旗）とは，これらにあてはまれば緊急性のある腰痛症の可能性があるという項目で，腰痛で取るべき病歴・身体所見項目のコトです（表1）．

いくつかの臨床研究では，脊椎圧迫骨折に対して診断率が高かった red flag として『年齢 50 歳以上』，『外傷のエピソード』，『骨粗鬆症』，『ステロイドの利用』，『神経症状』が報告されています[13-15]．

つまり『高齢者が転倒して腰痛があり，骨粗鬆症やステロイド使用歴，神経症状があったら圧迫骨折を疑いなさい』というもの．これは当たり前で，我々のプラクティスは変えません．Williams らは，脊椎圧迫骨折において red flag は有用ではなく，使用は限定すべきだと述べています[16]．

では身体所見で脊椎圧迫骨折が診断できるものはないでしょうか？　Langdon らは，the closed-fist percussion sign（CFPS）が新鮮脊椎圧迫骨折の診断に有用だったと報告しています[17]．CFPS とは，患者さんの腰痛がある脊椎を握りこぶしで 1 cm ぐらいの近さからドンと叩いた時の叩打痛で，診断精度は感度 87.5%，特異度 90% とそれほど高くありません．

結局は，病歴と身体所見も検査前確率が高い脊椎圧迫骨折を確定するには至らず，MRI を撮ってみないと診断できないのです．

表1　米国内科学会による腰痛 red flags

・50 歳以上	・悪性腫瘍の既往
・外傷のエピソード	・免疫抑制薬・ステロイド使用
・骨粗鬆症	・尿道カテーテル留置
・進行する神経学的所見	・皮膚感染や尿路感染症
・体重減少や発熱	

脊椎圧迫骨折の診断
- 高齢転倒，ステロイド使用，神経症状，CFPS 陽性は，診断に近づいても確定はできない
- レントゲン，CT は，単回では診断できない（時系列変化は一部診断可能）
- やはり MRI がゴールデンスタンダード．問題はいつも撮れるわけではないこと

患者・家族のニーズに答えるマネジメント

　初診医が MRI を撮れずにモタモタしていると，「こんなに痛がっているんだから，しばらく入院させてくれ！」という患者さんや家族の声が聞こえてきます．そもそも患者さんは，診断より，腰痛をどうにかしてほしくて来院しています．そして介護を受けながらなんとか生活している高齢者が多く，腰痛で生活困難になれば強く入院を希望するのが脊椎圧迫骨折なのです．

　だから，MRI が撮れなくても，脊椎圧迫骨折"疑い"は日常生活可能なら帰宅，不可能なら入院とするのがベストマネジメントです（図3）．MRI が撮れて診断確定した場合も，結局，入院するかどうかは日常生活が可能かどうかで判断します．

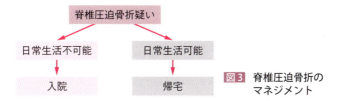

図3 脊椎圧迫骨折のマネジメント

　脊椎圧迫骨折の患者さんはとにかく痛がっているので，来院したら除痛を試みます．若い患者さんと違って腎機能が不安なので，まずはアセトアミノフェンを使用します．ただし，痛みが取れたかどうかはマネジメントに影響しないということに注意しましょう．脊椎圧迫骨折疑いで pain scale 10/10 の患者さんの腰痛が 3/10 になったからといって，「痛みも取れたし帰宅可能！」というのは正しい判断ではありません．除痛が得られても，本人や家族が日常生活は不可能と思えば入院ですし，除痛が 10/10→5/10 でも，患者さんや介護者がもとの生活が可能と判断すれば帰宅を考慮して OK です．**重要なのはどれくらい痛みが取れたかではなく，除痛後に『この痛みで生活できるか？』を医師・患者さん・介護者で確認することです．**

　脊椎圧迫骨折は，確定診断や除痛効果を待ってから入院決定しようとすると失敗します．

Part I ● 診断編

COLUMN

高齢者の痛み止め　おススメ

　高齢者では腎機能障害のリスクもあるので，初回は NSAIDs よりアセトアミノフェンを使います．私は点滴アセリオ® を体重×15 mg 使っています．アセトアミノフェンには内服と坐剤もあります．しかし内服は高齢で飲めない場合があったり，時間がかかるなど救急外来向きではありません．坐剤は 200 mg 製剤までしかないので 3〜4 個も肛門に入れることになりますが，これは非現実的です．

外来では診断と方針決定に必要な情報収集を

　このマネジメントにおいて，高齢者の生活環境の把握は"超"重要です．要支援 1 で ADL はほぼ完全自立なのか？　あるいは要介護 4 で車いすでの生活が大半を占めるのか？　さらには独居か，家族同居か？　独居であれば家族はどこに住んでいるのか？　同居でも夜しか家族が家にいないのか？…

　腰痛を伴いながらの日常生活が可能かどうかを判断するには，もとの日常生活を把握し，それを支える介護者がどれくらいサポート可能かを把握することが必要です．そしてこの日常生活の把握は，入院後にどのような状態になれば帰宅可能かどうかを推し量る上でも重要な情報となります．

脊椎圧迫骨折の初期対応のポイント
- まず痛み止めを使うべし．高齢者はアセリオ® を 15 mg/kg がオススメ
- 入院決定は MRI によらず，『日常生活が可能か』を家族と協議して決める
- 確定診断や除痛効果を待ってから入院決定しようとすると失敗する

　さて，初診医が家族と『日常生活が不可能』と判断したとしても，**ここからが大変です**．整形外科医へ「脊椎圧迫骨折"疑い"の患者さんです．痛みで日常生活困難であり，本人と家族の希望もあるので入院対応をお願いできますでしょうか？」と依頼しても，半分は『NO』の返事が返ってくるからです．

　非整形外科医にとって，脊椎圧迫骨折で大変なのは【診断】や【マネジメント】ではなく，【入院依頼】です．最後にこれをどう切り抜けるか．そのヒントは，整形外科医の立場に立つと見えてきます．彼らの建前と本音を覗いてみましょう．

整形外科医の建前と本音

　高齢者の入院決定で日常生活をモノサシすることには，診療科によらず医師はほ

34　　498-16616

ぼ満場一致で賛同します．しかしこれは『建前』．実際には日常生活をモノサシに入院決定した患者の主治医を依頼すると，半分以上の医師は難色を示します．これが『本音』です．では，脊椎圧迫骨折を入院依頼された整形外科医の建前モード（入院OK）と本音モード（入院NG）の分岐点はどこにあるのでしょう？

国内の整形外科病棟には，総合病院で平均3.7名，有床の開業医で2.1名の脊椎圧迫骨折の入院患者がいると報告されています[18]．この数字が本音と建前の切り替えポイントです．私（総合病院の救急医）の経験でも，病棟の脊椎圧迫骨折の入院患者が0～1人なら，整形外科医は「まぁ仕方ないね…」と建前モードで主治医を承諾してくれます．しかし2～3人だと機嫌が悪くなり，4人以上になると本音モードで「なんとか帰してくれない？」と言われたりもします．帰してくれと言われてもそれは難しいので，有床の開業医へ転院依頼することになります．この時の医師同士の電話でも，脊椎圧迫骨折患者が0人でベッドがあれば比較的スムーズに受けてもらえますが，すでに3人ぐらい入院していると難しい場合が多いです．

この建前・本音問題は，脊椎圧迫骨折では見られても，大腿骨頚部骨折には見られません．なぜ整形外科医たちは脊椎圧迫骨折の主治医にあまりなりたがらないのでしょうか？　その理由は脊椎圧迫骨折の整形外科入院後にあります．

整形外科入院後の脊椎圧迫骨折

整形外科に入院後，脊椎圧迫骨折は保存的治療が第一選択です．ベッド上安静を基本とし，その間に固定装具を着用して徐々にリハビリ離床します．3～4週間後に日常生活ができる状態になれば退院，難しければ療養型病院に転院する場合もあります．一方，整形外科医の診る骨折は『手術は入院』，『保存は外来』が原則です．ところが脊椎圧迫骨折は『保存だが入院（しかも1カ月）』であり，他の骨折疾患との違いが整形外科医のストレスとなります．入院しても手術できない骨折に整形外科医はフラストレーションを感じるのです．非整形外科医は整形外科医の建前と本音を理解し，どれくらい整形外科病棟に脊椎圧迫骨折患者がいるのかを調べてからコンサルトするとよいです．

コンサルト前に知るべき整形外科医の建前と本音

- 整形外科医は骨折治療医の使命感から脊椎圧迫骨折を保存加療する（建前）
- 一方で，メスをふるえない骨折治療に時にいら立ちを覚える（本音）
- 建前と本音のボーダーラインが，総合病院で3.7人，開業医で2.1人の入院数
- 脊椎圧迫骨折を入院依頼する時には，こうした整形外科医の気持ちを知るべし

COLUMN

脊椎圧迫骨折のコルセットの種類と使用期間

　脊椎圧迫骨折に対して，整形外科入院後にコルセットを作成する風景は見たことがあると思います．その種類や各々の効果についてみてみましょう．

　種類は『プラスチック製硬性装具』，『ダーメンコルセット』が主に利用され，担当医の経験や好みによって選択されます（図4）．オーダーメードで準備に時間がかる場合もあり，入院1週間前後から使用開始し，受傷後3カ月程度まで装用するのが一般的な使用方法です．

　理論的には装具で固定され除痛効果が期待されますが，個人差もあります．実際に装具の種類による効果については報告による違いが大きいとされます[19]．前向き研究やRCTも限られており，『エビデンス云々より，手術ができないならせめて固定をしよう』という整形外科医的な発想にも共感できます．

　固定による褥瘡や費用の問題，認知症・廃用の進行などのデメリットもある一方で，装具を処方する整形外科医が早期離床を期待しているのは間違いありません．結局は施設や主治医が経験的に選択し，使用期間を決めているのが現状です．

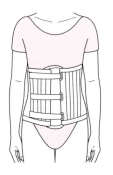 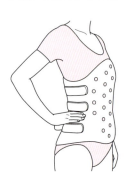

ダーメンコルセット　　プラスチック製硬性装具

図4　コルセットの種類

保存加療は予後が悪い？

　さて，脊椎圧迫骨折の患者さんが整形外科で入院・保存治療となった後，どんな経過になるのでしょうか？　国内の報告では6カ月後に完全に寝たきりとなった症例が5.7％，日常生活自立度判定基準で1段階低下した症例が19.1％，疼痛残存が10.0％，認知機能低下（MMSEで2点以上低下）が18.3％とされます[20]．

　日常生活不可能で入院したはいいが，病院で"認知症・寝たきり"が増えてしまう現状をなんとか改善できないのでしょうか？　そこで近年，急性期に積極的に治療することで"認知症・寝たきり"にならず早期帰宅することをめざす経皮的椎体形成術（percutaneous vertebroplasty: PVP）が登場しました．

　PVPのポイントは，脊椎圧迫骨折の疼痛メカニズムにあります．脊椎圧迫骨折の

痛みの原因は，椎体自体が潰れ，圧迫変形してしまうことです．急性期の潰れる前の椎体を固めて変形を防ぐことで除痛するのです．医療用のセメントをCTガイド下で背部から椎体内に注入すると，その後は速やかにセメントと同時に椎体が硬化し除痛されます．PVPが通称『骨セメント』治療と呼ばれるのはこのためです．手術時間は1椎体であれば約30分弱ほどです（図5）．

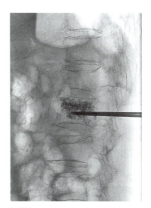

図5 骨セメントの注入

PVPの効果は抜群で，翌日から歩行して退院する患者さんもいます．一方で受傷からPVPまで時間がかかると廃用と筋力低下が進み，歩行までに1週間ほどかかる患者さんもいます．一般的には術後平均2.9日で歩行可能と報告されます[21]．早期に椎体を固めて痛みをとり，廃用が進む前に元の生活に戻す．それがPVPの治療目的です．

あなたがアクションを起こす（変える）番です

PVPによって，非整形外科医が脊椎圧迫骨折を診る時代が到来しました．当院では救急医が脊椎圧迫骨折の入院主治医となり，放射線科医にPVPの実施を依頼します．

PVP後に重要なのが，いかに元の日常生活に戻るかのマネジメントですが，そうした問題の解決は，高齢者をよく診ている非整形外科医が得意なところです．

あなたの地域では，誰がどの役割を担うのが患者さんにとってベストでしょうか？　自分が主治医になり，院外のPVP施設へ手技を依頼する方法でしょうか？　当院のようなPVP実施可能な施設へ転院依頼するのがよいでしょうか？　その際にはPVPを実施しない院内の整形外科医と本音で相談することも必要です．

1人の医師だけが頑張るのでなく，複数の医師が連携しながら高齢者の脆弱性骨折を診る時代が来ています．非整形外科医が誰と連携をとり，最終的にどう患者さんをマネジメントするか？　次はあなたが，地域の脊椎圧迫骨折の患者さんに対してアクションを起こす番です．

脊椎圧迫骨折の入院後対応
- PVPを利用した脊椎圧迫骨折治療ができないか考慮すべし
- 複数の医師が連携しながら高齢者の脆弱性骨折を診るべし

Part I ● 診断編

では，次の症例を考えてみましょう．

> **症例2**　73歳 男性　主訴: 腰痛
> 梯子の上で庭木の剪定をしている時に 3 m の高さから落下．
> 腰部に強い痛みがあり救急搬送．手足にしびれや麻痺はない．

レントゲン画像の前に鑑別を挙げ，画像確認後のマネジメントを答えてください．

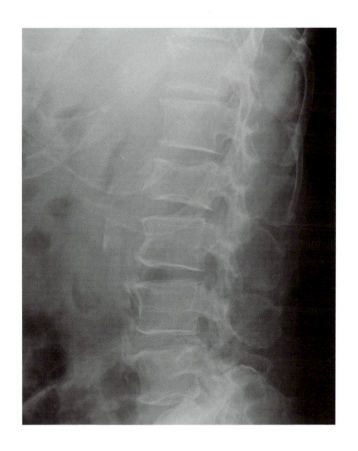

鑑別は『脊椎破裂骨折』と『横突起骨折』を挙げ，骨折イメージは椎体変形です．
画像の L2・L3 の椎体変形は新鮮骨折と判断し，神経症状の有無にかかわらず
即時整形 コンサルトが正解です．同じ脊椎の外傷ですが，脊椎圧迫骨折との違い

を確認しましょう.

脊椎破裂骨折

脊椎圧迫骨折は低エネルギー外傷による骨折です．骨粗鬆症を背景にもつ高齢者の椎体の前方成分が潰れてくさび型になるのが典型例です．椎体後方成分はMRIで骨挫傷があってもレントゲン上で潰れるだけで脊柱管への圧迫はなく，神経症状はきたしません（図6）．

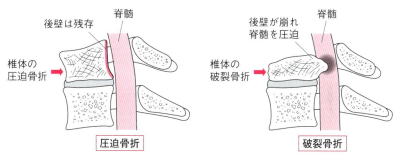

図6 脊椎圧迫骨折と脊椎破裂骨折の画像評価

一方，**破裂骨折は年齢を問わず，高エネルギー外傷**による椎体の骨折です．変形は椎体前面から後面にかけて起こり，脊柱管へ骨片が突出すると脊髄損傷から神経症状が出現します．神経症状がなくても不安定性が強ければ緊急で固定術が施行されます．**正確な判断のためにCTを撮り，即日整形外科へコンサルトし対応を仰ぎます**（表2）．

表2 脊椎圧迫骨折と脊椎破裂骨折の臨床的違い

	受傷機転	不安定性	神経症状	緊急度	CT
脊椎圧迫骨折	低エネルギー	なし	出現は稀	低い	不要
脊椎破裂骨折	高エネルギー	強い	リスク高い	高い	必要

破裂骨折の場合は陳旧性骨折という概念はないため，レントゲンやCTで椎体所見があれば新鮮骨折です．また高齢者でも高エネルギー外傷であれば破裂骨折，低エネルギーなら脊椎圧迫骨折と判断して構いません．

高エネルギー外傷で四肢麻痺があれば救命救急センターへ救急搬送となり，そこで対応するのは慣れたスタッフです．一方，高エネルギー外傷でも麻痺がなければ破裂骨折患者さんが一般病院の非整形外科医のもとへ搬送されることもあります．

Part I ● 診断編

> **症例2** 73歳 男性 主訴: 腰痛
> 梯子の上で庭木の剪定をしている時に3mの高さから落下.
> 腰部に強い痛みがあり救急搬送. 手足にしびれや麻痺はない.
> レントゲンは正常だったが, CT検査で横突起骨折が見つかった.

横突起骨折

　症例2のような高エネルギー外傷による腰痛では, 横突起骨折も鑑別に挙げます. 転落以外にも, 直接腰を強打する受傷機転は典型例です. 横突起骨折では椎体から1～2cm離れた傍脊柱筋に圧痛があります. ていねいに病歴と身体所見をとれば疑うことは可能です.

　横突起骨折は腰部正面レントゲンでは腸管を含めた臓器と重なり見えないため, 診断はCTに委ねられます. 臨床診断+レントゲンで横突起骨折疑いとしても, CTで確定診断としても, マネジメントは変わりませんが, 患者さんがCTをリクエストすることが多いため, 実施可能なら私はCTを撮ることが多いです.

　骨折時は保存加療, 痛み止めで経過観察します. 疼痛で動けない場合は数日入院する場合もありますが, 通院でも入院でも治療効果は同じなので, どこで治療するかは患者さんと相談して決定します. マネジメントは 入院整形 か 帰宅保存 のいずれかです.

　高エネルギー外傷に伴う横突起骨折は, 全身CTで他の重篤な臓器損傷に隠れて見逃されていることもあります. 優先順位は高くないのですが, あとで腰痛が続いてCTを見返してみると横突起が折れていた, ということは珍しくありません.

脊椎外傷のまとめ

　では最後に, 脊椎外傷のアルゴリズムと骨折イメージを確認します (図7, 8).

　まず, 低エネルギーなら脊椎圧迫骨折の一択. レントゲンで楔型を見つけても多くは陳旧性骨折, MRIを撮らないと確定診断はできません. マネジメントは日常生活可能かどうかで 帰宅保存 か 入院整形 かを判断. 治療は整形外科へ入院依頼するか, PVP依頼するかを, 地域や病院によって適宜マネジメントします.

　高エネルギー外傷であれば, 脊椎破裂骨折や横突起骨折を鑑別に挙げます. レントゲンやCTで所見があれば新鮮骨折です. 脊椎破裂骨折であれば 即時整形 , すぐにコンサルトします. 横突起骨折は原則 帰宅保存 ですが, 疼痛が強ければ, どこで治療するかは患者さんと相談して決め, 入院整形 も検討します.

第1章 ● 高齢者・腰痛ハンター

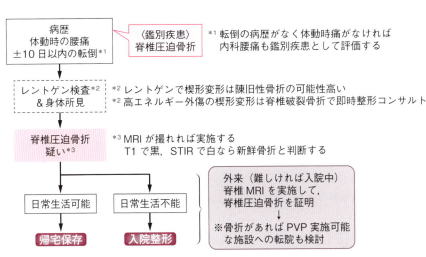

図7 脊椎外傷の対応フローチャート

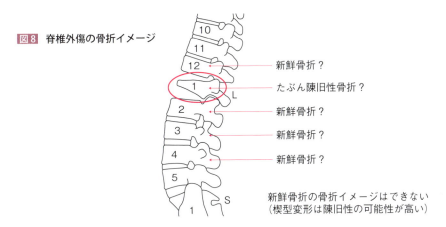

図8 脊椎外傷の骨折イメージ

高齢者・腰痛ハンターへの道

➡ 楔型変形が陳旧性骨折か新鮮骨折かはMRIでないと診断できない.
➡ MRIを撮れなくても『日常生活可能か』で帰宅・入院を決めるべし.
➡ 整形外科医へ入院依頼する時は,建前と本音を推し量るべし.
➡ PVPを利用して,非整形外科医も脊椎圧迫骨折に介入すべし.
➡ 椎体骨折でも高エネルギーなら破裂骨折とし即時整形コンサルト.

PVPの黒歴史

　とても効果的なPVPですが，国内ではまだどこでもやっているという治療ではありません．まだ浸透していない背景には隠されたPVPの『黒歴史』があります．PVPに携わるすべての医療者にきっと役立つ話だと思います．

PVPの始まりと整形外科医の気持ち

　PVPは1990年代後半に国内外で実施が始まりました．日本では1997年に開始されましたが，**当時は保険診療ではなく限定した施設での実施にとどまります**[22]．米国では，2000年にFDAで認可されたのを皮切りに一気に広まり，実施件数は2001年の約14000件から2009年の約30000件へと倍増しました[23]．

　整形外科医がPVPを実施しなかったのは，その手技がCTガイド下のインターベンションというなじみのないものだからです．この手技に最も慣れた放射線科医がPVPの担い手となります．そのためPVP患者さんの主治医は放射線科医か病院総合医のどちらかとなり，整形外科医ではありません．一部の整形外科医にしてみれば，本音ではモチベーションの上がらない脊椎圧迫骨折に対して，他の診療科が主治医になることに口出しする理由もありません．「どうぞやってみれば？」といった心情で静観する整形外科医も多かったようです．

　骨折治療という聖域に非整形外科医が踏み入ってきたことに異議を唱える整形外科医もいました．PVP患者さんの退院後に骨粗鬆症薬が処方されないこともあり，その患者さんが大腿骨頸部骨折など他の脆弱性骨折となることも珍しくありません．そうなると手術をする整形外科医がPVPに対して陰性感情を抱くものです．

　徐々に広まるPVPに対する整形外科医の意見は，「脊椎圧迫骨折の入院を診てくれるならウェルカム」，「非整形外科医が骨折治療に踏み入ってきたことに異議あり！」など多様でした．2つの気持ちが混在する時代が2000年代後半まで10年間，PVPが国内で保険診療とならないままで続きます．

『INVEST』がアンチPVPの整形外科医を増やす

　このように整形外科医と非整形外科医がいろいろな感情をもって始まったPVPについて，ターニングポイントとなる臨床研究が報告されます．2009年NEJMに掲載された『INVEST』と名付けられた2つのRCT[24,25]で，PVPは利益がないとされたのです．これ以降，アンチPVPの整形外科医は急増します．米国でのPVP件数は，2009年の約30000件から，『INVEST』後の2010年には24000件へと

減少しました[22]．しかしこの『INVEST』，実は突っ込みどころ満載でした．サンプルサイズが小さい上に，PVP 実施が疼痛後 9 週と 18 週の患者が登録され，タイミングが遅すぎるという反論が出たのです[26]．もっと早く PVP をしたら効果はあるのではないか？というのが，PVP 推奨派の意見でした．

そこで Klazen らは 2010 年に，時期を前倒しに PVP を実施した研究を Lancet に報告します[27]．疼痛 6 週間以内の脊椎圧迫骨折に対して PVP を施行したところ，1 カ月後の疼痛スケールは PVP 群と保存加療で有意に差があり，早期介入では PVP の効果が証明されました．彼らは，『INVEST』では治療介入時期が遅かったのではないかと示唆しています．

一方，Staples らは 2011 年に，6 週間以内に疼痛が発症した脊椎圧迫骨折患者に対して 2 件のメタアナリシスを実施しました[28]．こちらの研究では，PVP は保存加療に対して有意な差がないと報告されています．

このように学術的に意見のわかれる PVP は，国内では 2012 年に保険適応となりました．保険が利けば PVP 推奨派には追い風となり，国内でも実施件数が増えます．一方で PVP を実施しないアンチ PVP 派の整形外科医は依然として『INVEST』を持ち出して異論を唱えます．アンチ PVP 派と PVP 推奨派とが学術的・臨床的に相対する混沌の中で PVP が実施される時代が続きました．

『VAPOUR』が論争に終止符を打つ

PVP 推奨派が手ごたえを感じるのは，受傷数日以内の脊椎圧迫骨折へ PVP を実施し，数日後に歩いて帰宅した，といったケースです．そこへオーストラリアの研究者が『VAPOUR』という RCT を 2016 年 Lancet に報告[29]，発症 1～6 週間と従来の研究報告よりも早期の PVP 治療介入による効果を証明しました．さらにそのサブグループ解析では 3 週間以内で特に有益であったとされ，より早期に PVP をすることが除痛に加え早期離床・早期退院でも有利であることが実証されました．

こうして，2009 年に始まった PVP 論争は，7 年後に『"早期に実施すれば" PVP は効果がある』と結論づけられました．アンチ PVP 派だった整形外科医も，『VAPOUR』報告後は PVP を認め始めます．整形外科開業医が近隣の PVP を実施する施設へ患者を紹介するケースも出現してきました．

増加する脊椎圧迫骨折のニーズに全く追いついてない PVP ですが，いずれ浸透し，スタンダードな治療となることが予測されます．あなたの地域で，PVP を実施できる施設を探して患者を紹介するような仕組みづくりが求められています．その時のコミュニケーションに PVP の歴史に対する知識は必須となります．過去を知ることで，未来の脊椎圧迫骨折のマネジメントへ生かすことができるのです．

FRACTURE HUNTER

第 2 章
高齢者・股関節痛ハンター①

> **症例1** 80歳 女性　主訴: 右股関節痛
> 来院1時間前に転倒し右股関節痛があり救急搬送となる.

レントゲン画像の前に鑑別を挙げ，画像確認後のマネジメントを答えてください．

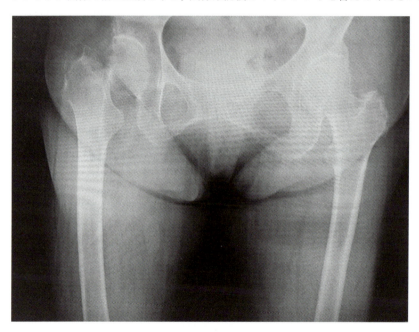

　今回は右大腿骨近位部骨折を鑑別に挙げ，骨折線をイメージします．画像で右大腿骨頚部骨折と診断し，日中なら **即時整形**，夜間なら **入院整形** で翌朝にコンサルトが正解です（実は鑑別は他にもあるのですが，それは次章で解説します）．

　さて，この症例が大腿骨頚部骨折であり大腿骨転子部骨折でないことはわかりましたか？　関節包"内"骨折が大腿骨頚部骨折で，関節包"外"骨折が大腿骨転子部骨折*です（図1）．最初は迷うかもしれませんが，それぞれ10例ぐらい見れば

（＊）関節包"外"骨折には『大腿骨転子下骨折』もありますが，稀なため，非整形外科医は上記2つの骨折の対応が完璧にできるようになってから勉強すればOKです．

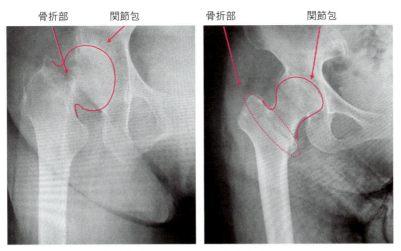

図1　大腿骨頚部骨折（左）と大腿骨転子部骨折（右）の違い

区別できるようになりますよ．

　非整形外科医であれば，**大腿骨頚部骨折と大腿骨転子部骨折の初期対応は全く同じマネジメントで構いません**．そのため，教科書的には2つ合わせて『大腿骨近位部骨折』とまとめて記載されています．しかし，コンサルトでは『大腿骨近位部骨折』という単語は使わないのが得策です．この2つの骨折は治療方法が異なるため，必ず分類して記載するのが整形業界ルール．コンサルトでも「大腿骨頚部骨折です」あるいは「大腿骨転子部骨折です」とするのがお作法なのです．そこで，非整形外科医はまず病歴で大腿骨近位部骨折を疑い，大腿骨頚部と転子部の2カ所の骨折線をイメージする，そして，当てはまった骨折線の診断名をカルテに書く，というのがスマートな対応です．

疫学と病歴

　大腿骨近位部骨折は，国内で約20万/年も発症するコモンディジーズです．骨粗鬆症を背景に，発症率は加齢とともに増加し，脊椎圧迫骨折に続く脆弱性骨折の第2位です．

　高齢者転倒後の『股関節痛』はその95%以上が大腿骨近位部骨折で，数%が他の疾患です．他の疾患については次章で解説しますので，本章では頻度の高い大腿骨近位部骨折についてトコトン学習していきましょう．

大腿骨近位部骨折の受傷機転はほとんどが転倒（82.0%）で，交通事故（9.9%），原因不明（4.4%）と続きます[30]．ここで注意してほしいのは，原因不明（4.4%）の患者さんの多くは内科や救急外来へ受診すること．「なぜか突然，歩けなくなって…」と，**怪我でなく病気のように**来院するのです．歩けない患者さんを見たら，転んでいなくても骨折を鑑別に挙げて評価しなければいけないのです．

> **高齢者の股関節痛のポイント**
> - 高齢者の転倒股関節痛では，大腿骨近位部骨折＋αを鑑別に挙げる
> - 大腿骨近位部骨折の2つの骨折線をイメージし，判断できるようになる
> - 受傷歴のない大腿骨近位部骨折が4.4%おり，病気のように来院するので注意

身体所見

 大腿骨近位部骨折は強い疼痛で，多くは救急搬送されます．典型例は外旋位で短縮位を取ります（図2）．1秒で確認できますので，ストレッチャー上の患者さんの肢位に注目しましょう．私は『高齢者転倒』＆『外旋位・短縮位』を確認すれば，**身体診察は初診ではほとんど取らず，レントゲン撮影へ速やかに移動します**．

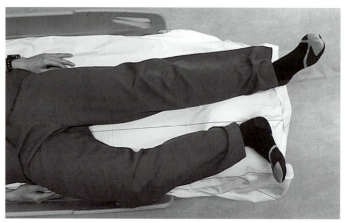

図2 典型的な大腿骨近位部骨折の『外旋位・短縮位』

 内科では，身体所見を全く取らずに検査をするのは御法度です．しかし整形外傷の場合は，年齢と受傷部位で鑑別を挙げていれば，痛くて全く動かせない場合にはあえて身体所見は取らずにレントゲンへ直送することも許容します．今回の症例は

『80歳女性の転倒』＆『外旋位・短縮位』で大腿骨近位部骨折を鑑別に挙げ，『救急搬送≒痛くて動かせない』と判断しレントゲン室へ直行しました．

　内科疾患は『身体所見⇒鑑別⇒検査』の順番が鉄則です．しかし，**整形外傷は痛みで身体所見を取れないケースも多いので，**『鑑別⇒身体所見＆画像』**というスタイルが実用的**なのです（図3）．

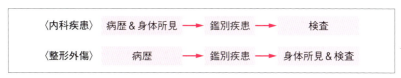

図3　内科疾患の身体所見は鑑別の前に，整形外傷の身体所見は鑑別の後に

　つまり，整形外傷では病歴（年齢・受傷機転）だけで鑑別を挙げ，**身体所見と検査はケースバイケースで入手可能なものから手に入れていくのが正解**なのです．身体所見前に撮ったレントゲンで骨折線に迷う時は，身体所見を取り直して判断します．『検査⇒身体所見』の順でも構いません．『身体所見＆検査』あるいは『身体所見⇔検査』という具合に，2つの情報を行き来して診断します（図4）．

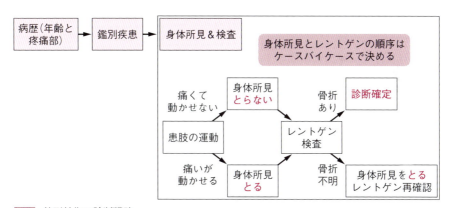

図4　整形外傷の診断戦略

　明確骨折タイプの症例は，鑑別となる骨折名も特定され，身体所見を取らずにレントゲン撮影しても，多くは予想した骨折が確認できます（図5）．典型的な大腿骨近位部骨折以外に，関節変形している脱臼骨折疑いや，腫脹の強い骨幹部骨折などもこれにあてはまります．

Part I ● 診断編

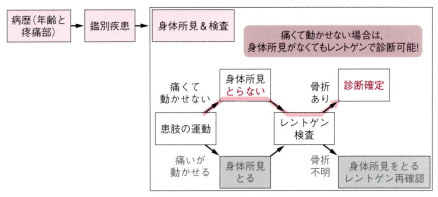

図5 痛くて身体所見が取れない整形外傷の診断戦略

　私は，このような明確骨折タイプの症例にネチネチ身体所見を取る研修医を見かけた時は，「さっさと画像へ行こうよ！ その身体所見は不要だよ」と注意しています．

> **整形外傷の診断戦略**
> ● 病歴（年齢と疼痛部）だけで鑑別を挙げ，身体所見＆検査で診断する
> ● 患者さんが痛くて四肢を動かせない時は，レントゲンのみで診断してみる

　診断がついたら次は治療です．まず，どんな骨折かにかかわらず，整形外科疾患の治療について非整形外科医が知るべきポイントを以下に挙げます．この3つのポイントに沿って，大腿骨頚部骨折の治療について考えてみましょう．

> ①手術 or 保存加療
> ②手術のタイミング
> ③保存加療の後療法（安静度とその期間）

①手術か保存加療か？

　大腿骨近位部骨折は基本的に全例手術をします．例外は，歩くことをあきらめてしまった患者さんぐらいでしょう．逆に手術しないと，寝たきりになり，予後も悪くなります．大腿骨頚部骨折の手術では，術式を決めるGarden分類が有名です（図6）．Stage I / II と Stage III / IV で術式が変わります．

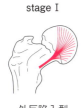

stage I	stage II	stage III	stage IV
外反陥入型	完全骨折 骨折面の転位なし	骨折面に 部分的な転位あり	骨折面に 完全な転位あり

術式：内固定（multiple cancellous screw）　　　　　　術式：人工骨頭

図6　大腿骨頚部骨折の Garden 分類

　ただし，術式決定は完全に非整形外科医の手から離れた世界です．大腿骨近位部骨折が転子部骨折でも頚部骨折でも，Garden I でもIIIでも，非整形外科医の初期対応に限ればマネジメントは全く同じ．そうであれば分類しなくてもよいのでは…と考えがちです．

　しかし，**大腿骨頚部骨折か転子部骨折かの区別と，Garden 分類だけは例外的にトライしてください**．なぜなら，整形外科医が「これだけは非整形外科医にもどうしても知っていてもらいたい」と考えているためです．どの専門医にも理屈で語れない"こだわり"はあるじゃないですか．

　今回の症例であれば，深く考えずに「Garden III の大腿骨頚部骨折…」とキーワードを並べれば，コミュニケーションが圧倒的にスムーズになります．ちなみに，転子部骨折の分類はこだわりポイントではないので知らなくても OK です．

②手術するのであれば，どれくらい緊急なのか？

　非整形外科医に知ってほしいのは，分類よりも手術のタイミングです．どれくらい緊急でオペするのかは，即時整形 か 入院整形 かのコンサルトのタイミングに関わってくるからです．今回の**大腿骨頚部近位部は 48 時間以内，可能なら 24 時間以内に手術するのが理想です**．受傷後 24 時間以内の手術は，それより遅い場合に比べて死亡率や合併症が少なく[31]，ガイドラインは受傷後 48 時間以内の手術を推奨しています[32]．しかし，実際は手術までの平均時間は 39 時間で，2/3 の患者は 24 時間を超えてから手術を受けています[33]．遅延の最大の理由は手術室が空いていないため（61％）です[34]．そこで非整形外科医は「今週は手術がいっぱいだから他の病院をあたってみて」と自院の整形外科医に言われたら，即時対応できる準備が必要です．自院の整形が混雑している時は他院へ，近隣の A 整形が混雑している時は近隣の B 整形へと相談することが，患者予後向上に貢献することなのです．

Part I ● 診断編

③保存であれば，どれくらいの入院期間で何をするのか？

骨折の保存加療では，週ごとに安静期間と安静度からリハビリ内容を決めます．整形外科で入院・手術の場合は整形外科医が決めていますが，外来通院となる骨折では非整形外科医も知っておくとよいです．今回の大腿骨近位部骨折は原則手術ですが，中には全身状態が悪い，もともと寝たきりである，などの理由で保存加療となる場合もあります．

COLUMN

誰がどこへ転院させるか？

大腿骨近位部骨折の診断をした非整形外科医が自院の整形外科へ入院させられず，転院搬送に奔走するのはストレスかもしれません．後期研修医時代の後輩と再会した時に「大腿骨頚部骨折は時に地獄だよ…うちは転院の電話を1時間ずっとかけ続けるんだ…」と涙ながらに話していたのが記憶に新しいです．自院の手術室がいっぱいになっている大腿骨近位部骨折の患者さんでの課題は次の2つです．

〈1〉誰が転院依頼をするか？
〈2〉どの病院へ転院依頼するか？

搬送患者を受けるのであれば，〈1〉〈2〉を事前に取り決めておくことは必須です．整形外科医が多く勤務する病院では，自院の手術室が混雑している場合は専門医同士のネットワークを利用して自ら転院依頼をしていることもあります．また徳洲会グループ内では病院内救命士が転院依頼の電話をかけています．欧州では救急隊が手術室の空き状況を把握して搬送依頼をすることもあります．しかし，国内の多くの病院はこうした仕組みをもたないため，忙しい整形外科医が非整形外科医に転院依頼を任せることが多いようです．

非整形外科医が転院依頼する場合は，患者の近くで手術対応可能な病院がどこかを知っていること，さらに可能なら，手術室の状況について本音で話してくれる関係ができていることが理想的ですが，なかなか難しいでしょう．

かつて当院は，整形外科医が少なく，救急科の医師が多いため，転院依頼は救急医が実施する取り決めにしていました．また自院の整形外科医に依頼するのか，転院させるのかの采配も救急医に委ねるルールとしていました．

2019年4月からは，当院の整形外科医が大幅に増え，転院は少なくなりました．

地域によっては，24時間，市内だけでなく市外からも患者さんが搬送されてきます．夜に市外から大腿骨頚部骨折の患者さんが運ばれてきたら，救急科が主治

医となり，翌朝に患者さんの近隣病院の整形外科医へ転院を依頼した方が患者さんのためです．「ちょっと手術室が混んでるんだよね…」「では，他も当たってダメならまたお願いさせてください」という会話も時に必要でしょう．

また，冬の札幌は路面が凍結するため，大腿骨近位部骨折の患者さんが急増します．繁忙期には需要が供給を上回り，地域全体の手術室が整形外科疾患で飽和状態となります．こうした冬の時期にどうやって早期手術を試みるのかが今後の課題ですが，その解決にはやはり整形外科医だけでなく，救急医や麻酔科医，さらには地域連携を通じた多職種の力が必要なのかもしれません．

ではここで一度，大腿骨近位部骨折のマネジメントをまとめてみましょう（図7）．

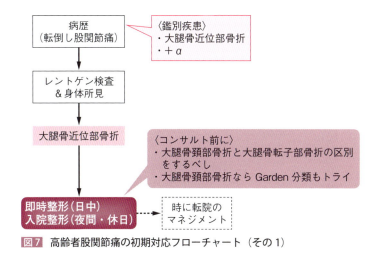

図7 高齢者股関節痛の初期対応フローチャート（その1）

大腿骨近位部骨折ハンターへの道

- 転倒はもちろん，受傷機転のない歩行困難な高齢者では鑑別に挙げる．
- 疼痛の強い典型例は身体所見を取らず画像へ直行する．
- 骨折線イメージをもち，大腿骨頚部骨折と大腿骨転子部骨折の区別と，Garden分類を実施する．
- 全例手術となるため，日中なら即時整形外科コンサルトする．

Part I ● 診断編

> **症例2** 90歳 女性　主訴: 右股関節痛
> 来院1時間前に転倒し右股関節痛があり救急搬送となる.

レントゲン画像の前に鑑別を挙げ，画像確認後のマネジメントを答えてください．

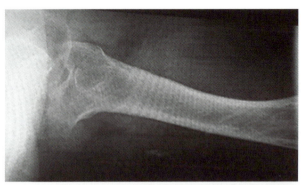

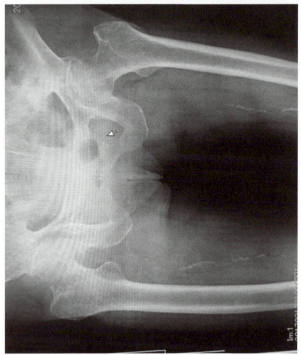

52

第 2 章 ● 高齢者・股関節痛ハンター①

> **症例3** 82歳 女性 主訴: 右股関節痛
> 来院 1 時間前に転倒し右股関節痛があり救急搬送となる．

レントゲン画像の前に鑑別を挙げ，画像確認後のマネジメントを答えてください．

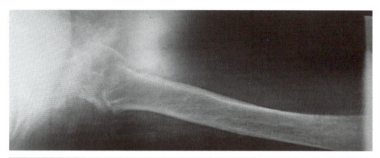

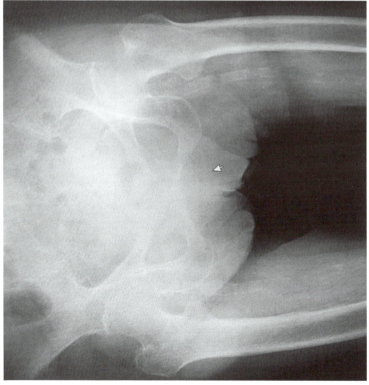

症例 2, 3 とも鑑別は大腿骨近位部骨折で, 画像を確認します. 診断は, 症例 2 が大腿骨頚部骨折（Garden Ⅳ）, 症例 3 が大腿骨転子部骨折です. マネジメントは, 日中なら 即時整形 , 夜間なら 入院整形 で翌朝にコンサルトします.

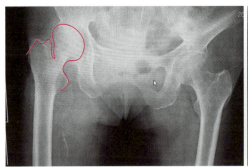
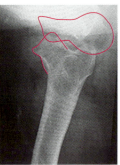

図8 症例 2（90 歳 女性　転倒後の右股関節痛）

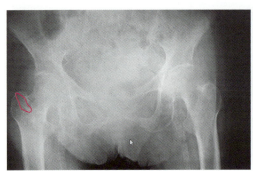
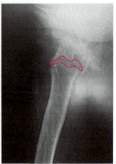

図9 症例 3（82 歳 女性　転倒後の右股関節痛）

　さて, 症例 1 が診断できても, 症例 2, 3 で迷ったとすれば, それは鑑別名を挙げられても骨折線イメージができていなかったためです. 症例 1 のような明確骨折タイプでなく, 症例 2, 3 のような微妙骨折タイプの診断に必要なのは骨折線イメージです. ここで大腿骨頚部骨折と大腿骨転子部骨折の骨折線イメージを確認してみましょう（図 10）.

　原則, 骨折線イメージは 2 方向で確認します. 多くは『正面・側面』ですが, 部位によっては『正面・軸位』や『正面・斜位』の場合もあります. 股関節に関しては『正面・軸位』で判断します. 正面で見えないが側面で見える骨折線もあります.

　ちなみに, ラウエンシュタイン位を軸位の代用としている病院もあます. ラウエ

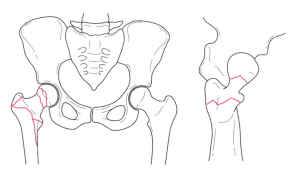

図10 大腿骨頸部骨折と大腿骨転子部骨折の骨折線イメージ

ンシュタイン位は，軸位より撮るのが簡単で，技師さんにも患者さんにも負担が少ない撮影法です．ただし骨折線の描出があいまいになるデメリットがあるので，私は軸位を採用しています．

> **症例 4** 85歳 女性 主訴: 右股関節痛
> 来院前に転倒し右股関節痛があり救急搬送となる．

レントゲン画像の前に鑑別を挙げ，画像確認後のマネジメントを答えてください．

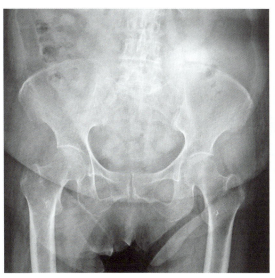
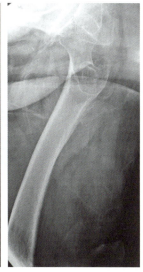

今回はレントゲンでは骨折が全くわかりませんでした．そこでCT検査を追加しました（図11）．

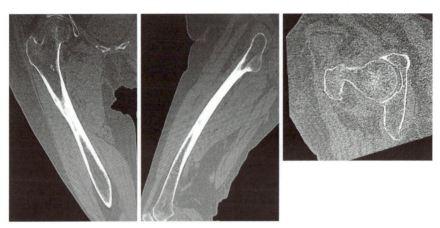

図11 症例4のCT画像

CTでは3方向（前額断，矢状断，冠状断）で細かく確認しましたが，骨折線はハッキリしません．そこでMRIを実施することにしました（図12）．

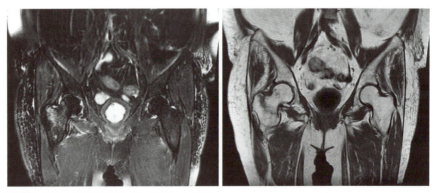

図12 症例4のMRI画像（左: STIR，右: T1）

T1黒・STIR白は新鮮骨折です．レントゲン・CTではわかりませんでしたが，MRIを撮ると症例4は大腿骨頚部骨折であることがわかりました．

このように，最初にレントゲンで見えない骨折をoccult fractureといいます．

Occult fracture とは？

Occult fracture とは，最初にレントゲンで見えないが，あとから CT や MRI で見つかる骨折のコトです[35]．「はじめに」で記載した骨折 3 タイプの『③亡霊骨折タイプ』です．"骨挫傷"や"不顕性骨折"とほぼ同意ですが，"occult fracture"や"オカルト骨折"と呼ぶのが一般的です．

大腿骨頚部骨折・転子部骨折の初回レントゲンは感度 91.9～98.1％であり[36-39]，2～10％は occult fracture となります[37,40,41]．

Occult とは，「そこにあるものが目に見えない」という意味．オカルト映画の『エクソシスト』や『シックスセンス』といえば聞いたことがある方もいるでしょう．映画も骨折も"あるのに目に見えない…"．恐ろしいですね．臨床ではレントゲンで骨折なしで帰宅とした患者さんが，再診時の MRI で見つかった occult fracture だったら，『見逃した！』と言われ，訴訟になる場合もある，恐ろしいものです．

大腿骨頚部骨折・転子部骨折のレントゲン
- 9 割以上は明らかな骨折でマネジメントに困らない
- レントゲン 2 方向を撮るとやっと見つかる骨折も，慣れれば見えてくる
- 1 割がレントゲンで骨折線が見えない occult fracture であることを意識すべし

Occult fracture は手術になる！

大腿骨頚部骨折は occult fracture でも全例手術になります．明確骨折タイプも亡霊骨折タイプもマネジメントは変わらないのです．大腿骨転子部骨折は整形外科医でも意見が分かれるところですが，実際は手術をする例がほとんどです．

Occult fracture の大腿骨近位部骨折は転位も少ないため疼痛が軽度で，歩行できてしまう患者さんもいます．非整形外科医が「歩けるし，レントゲンも正常ですから…」と帰宅させ，後日整形外科で occult fracture で手術となれば，トラブルになることもあるでしょう．

Occult fracture の発見方法は CT や MRI などの追加検査をすることです．見えないから恐怖なのであり，見えてしまえばもはや怖くはありません．T1 黒・STIR 白という骨折探しは，慣れてしまえば初学者でもできます．

この MRI 診断は非整形外科医の仕事である，と強く意識してください．胸痛心電図で ST を評価したり，右下腹部痛で虫垂を CT 評価するのと同じです．MRI で occult fracture を診断しマネジメントを決めるのが，非整形外科医の到達目標です．

Occult fracture をどのように疑い，どうマネジメントするか？

　レントゲン診断ができない場合の高齢者の股関節痛のマネジメントを考えてみましょう．まず，転倒＆股関節痛の高齢者は，疫学的に大腿骨近位部骨折を鑑別に挙げ，骨折線をイメージ．その後にレントゲンでイメージどおりの骨折線がなくても occult fracture を疑えます．

　骨折におけるレントゲン検査は完璧ではありません．最初に鑑別を挙げた大腿骨近位部骨折のレントゲン検査の偽陰性が少なくないことを知っていれば，次のマネジメントは追加検査として MRI を実施することです（図13）．MRI 検査は，大腿骨頚部骨折に対して感度・特異度ともにほぼ100％です[42-44]．

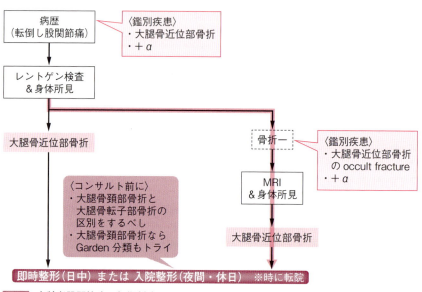

図13　高齢者股関節痛の初期対応フローチャート（その2）

　では，MRI が撮れない場合のマネジメントはどうすればよいでしょう？　次の症例でこの問題を考えてみましょう．

第 2 章 ● 高齢者・股関節痛ハンター①

> **症例 5**　88 歳 女性　主訴: 左股関節痛
> 来院日の午後 8 時頃転倒し左股関節痛あり．なんとか歩行は可能で独歩で外来受診（夜間のため MRI は撮れないが CT は実施可能）．

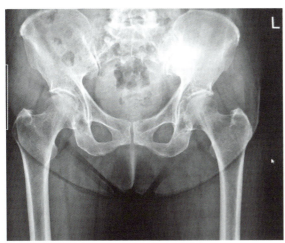
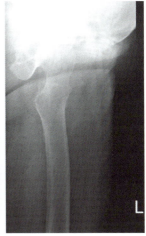

レントゲンでイメージした骨折線がないと判断し，CT 検査を追加しました．

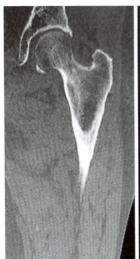
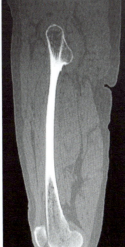
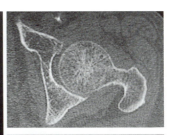
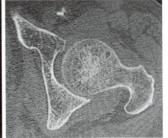

MRIが撮れない時はどうする？

　ガイドラインでは，大腿骨近位部骨折のoccult fractureを疑った時の第一選択はMRIです[45]．そして，MRIが撮れないなら撮れるまで入院・安静とし，レントゲンを繰り返すと記載されています．

　しかし，非整形外科医が大腿骨近位部骨折のoccult fractureに対峙するのは夜間・休日です．そこでは股関節のMRIは撮れないことが多いでしょう．そこで，MRIが撮れない場合はCTを撮ってみることをお勧めします．症例5は実際にCTでも所見がわかり（図14），MRIは撮らずに整形外科へ入院となりました．

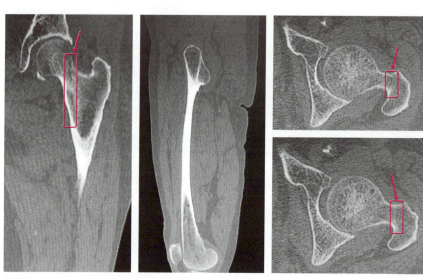

図14 症例5　CTでもよく見れば骨折線は見つけられる

　CTで骨折線を見つけるコツは，前額断，矢状断，冠状断すべてのスライスで確認することです．骨折の方向次第ですが，3つの断面のうち2つで骨折線が見つかることが多いです．判断に迷う時は，2〜3スライスで連続していれば骨折線として扱います（図14右上，右下）．また骨皮質が途絶している場合は骨折線の可能性が高いです（図14右上）[46]．

第2章 ● 高齢者・股関節痛ハンター①

Occult fracture では CT と MRI，どっちがいいの？

　Stevens らは，CT も感度が高いし，コスト面でも MRI より有利ではないかとしています[47]．一方 Cabarrus らは，大腿骨近位部骨折で occult fracture 疑いの場合に，CT で骨折が指摘できたものは 2%なのに対して MRI は 47%であり，MRI を最初に撮る方が有用だと報告しています[48]．

　ガイドラインでは，CT→MRI の順番で検査すると不要な検査が増える可能性があるとされ，最初から MRI が推奨されます．実際に，MRI を最初に撮ると費用対効果がよいとする報告もあります[49]．

　ただし，これは日中 MRI がスムーズに撮れる場合の話です．今回の症例のように，夜間・休日で MRI は撮れないけれど CT が実施可能という状況では，CT で診断確定するのはリーズナブルな方法です．

　整形外科医にとっては微妙骨折タイプであっても，非整形外科医にとってはレントゲンで骨折線が見えない occult fracture かもしれません．この時 CT は有用な検査となります．

大腿骨頚部骨折の画像検査
- 2〜10%は occult fracture であり，その際は追加検査を検討する
- 日中 MRI へのアクセスが容易であれば第一選択として実施
- MRI が撮れない時は CT で代用可能！

CT も MRI も実施できない時は？

　では，CT も MRI も撮れない，あるいは CT を撮ったが骨折線がないという場合はどうすればよいのでしょうか？　まず，歩行できることは骨折の否定にはなりません[11]ので，他の身体所見で再評価してみましょう．ここでは『皮下血腫』『聴性打診』『内外旋』の 3 つの身体所見について確認してみます．

　大腿骨近位部骨折の 56%で，新鮮な『皮下血腫』が大転子部にあった（骨折がない時は 6%）という報告もありますが[50]，感度・特異度は不明です．『聴性打診』は，恥骨結合に聴診器を当てて，左右の膝蓋骨を打診した時の骨伝導の左右差を測るという方法ですが（感度 79〜96%，特異度 86〜95%）[51,52]，骨折を除外するためには感度が不十分です．整形外科医へ「聴性打診が陽性なので骨折疑いです」と言っても，「何それ？　そんなマニアックなの知らん！」と一蹴されます（私の経験）．

JCOPY 498-16616

61

そこで私のオススメが，股関節の『内外旋』所見（図15）．他動的に動かして疼痛が起こるかどうかをみます．大腿骨頸部骨折に対する感度・特異度も90%以上ある印象です（経験則です．だれか臨床研究してくれないかな…）．**実はこれは整形外科医もよく取る身体所見なので，コミュニケーションツールとしても使えるのが最大のメリットです．**

電話で「高齢者の転倒後の股関節痛です．レントゲンでは骨折線がはっきりしませんが，**内外旋で疼痛がありoccult fractureを疑っています．一緒に方針決定お願いします**」とコンサルすれば，マネジメントに協力してくれますよ．

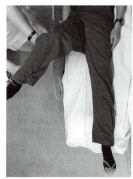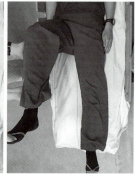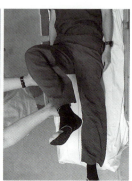

図15 股関節の内旋・外旋

最後に，高齢者股関節痛の骨折イメージと初期対応マネジメントのフローチャートを記載します（図16, 17）．転倒した股関節痛の高齢者では大腿骨近位部骨折を鑑別に挙げます．画像確認前に骨折線を正面と側面でイメージし，その後にレントゲンで確認しましょう．

骨折していれば大腿骨頸部か転子部か，またGarden分類も忘れず整形外科医へコンサルトします．48時間以内の手術を目指しますが，自院手術室の状況次第では転院もトライします．一方，レントゲンで骨折線が不明ならばoccult fracture疑いでMRIで，だめならCTで評価します．Occult fracture疑いでMRIが撮れない場合は，股関節の内外旋痛があれば整形外科へ入院依頼をします．歩けているとしても帰宅させてはいけません．

こうしたフローチャートは今後も各章の最後に掲載しますので知識のまとめに利用してください．さらにすべての整形外傷のチャートと骨折イメージは巻末にもまとめて掲載してあります（360〜372ページ）．読了後もベッドサイドに本書を携帯し，健忘録としてご利用ください．

高齢者・股関節痛ハンターへの道

- 高齢者の股関節痛は大腿骨近位部骨折を第一に考える．
- レントゲンで診断できることが多いが，わからない時は内外旋やMRIで診断する．
- 全例手術，受傷後48時間（できれば24時間）以内を目指す．

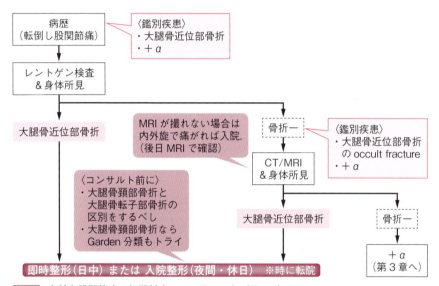

図16 高齢者股関節痛の初期対応フローチャート（その3）

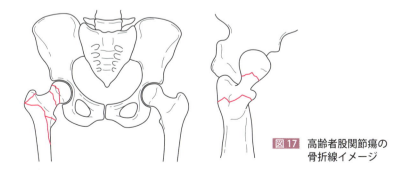

図17 高齢者股関節癆の骨折線イメージ

さて，MRIを撮っても大腿骨近位部骨折がない場合は？　これは次章で．

FRACTURE HUNTER

第 3 章
高齢者・股関節痛ハンター②

> **症例 1**　93 歳 男性　主訴: 左股関節痛
> 3 カ月前に左大腿骨頸部骨折で手術をした．来院日に転倒し，手術をした左股関節付近の疼痛で歩行困難となり救急搬送となる．

レントゲン画像の前に鑑別を挙げ，最終診断を答えてください．

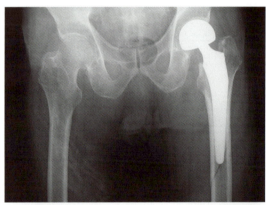

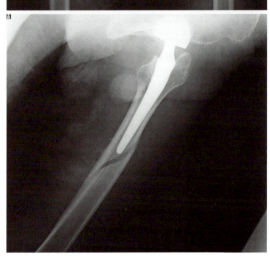

今回の症例は，術後の患肢の疼痛です．ここでは鑑別疾患は1つだけ，『インプラント周囲骨折（別名: デバイス近傍骨折）』．画像で骨折を確認し 即時整形 または 入院整形 コンサルトとなります．

骨折に対する内固定術で用いたインプラントは大変頑丈で，転倒などの外力程度では破損しません．そうなると折れるのはデバイスのすぐ近くの骨です．大腿骨近位部骨折の術後では大腿骨幹部（ステム）が最多です．そのため特に大腿骨近位部骨折の術後のインプラント周囲骨折は『大腿骨ステム周囲骨折』とも呼ばれます（図1）．

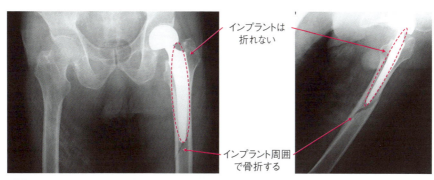

図1 症例1の骨折はインプラント周囲骨折（大腿骨ステム周囲骨折）

大腿骨ステム周囲骨折の発生頻度は0.1〜18%と報告され[53]，大腿骨近位部骨折で手術を受ける高齢者の増加に伴ってインプラント周囲骨折は急増しています．「術後患肢の転倒後疼痛」というキーワードがあれば疑うことは簡単です．多くは骨折線もレントゲンでハッキリわかるので診断は難しくありません．

インプラント周囲骨折はインプラントを入れた病院で再手術する

多くのインプラント周囲骨折は転位も強く，手術治療となります．追加で内固定術を実施するため，診断後は日中なら 即時整形 ，夜間・休日なら 入院整形 とし，手術目的でコンサルトが正解です．

インプラント周囲骨折は，『可能な限りインプラントを入れた病院で手術する』というのが業界ルールです．過去の手術に用いたインプラントの種類や術式がわからないと再手術の計画が立てにくいことが理由です．さらにインプラント周囲骨折を広義の術後合併症と解釈すれば，メスを入れた病院が責任を取るべきである，という意味もあります．そのため，インプラント周囲骨折の患者さんが自院で手術していた場合は自院の整形外科へコンサルトでOKですが，他院で手術を受けていた場合は非整形外科医がその病院へ転院依頼をすることも少なくありません．

Part I ● 診断編

> **症例 2**　85歳 女性　主訴: 右股関節痛
> 4年前に右，7年前に左の大腿骨頚部骨折の手術歴あり．
> 転倒後の右股関節痛で救急搬送．

鑑別診断と画像確認後のマネジメントを答えてください．

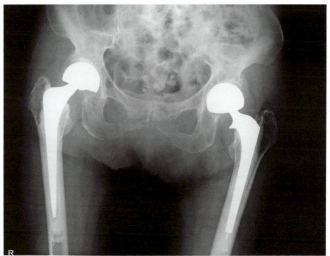

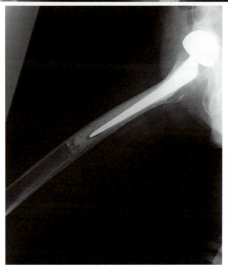

症例2は，レントゲンでの骨折所見は認めませんでした．しかし鑑別ではインプラント周囲骨折を疑い，CT写真を追加しました．すると追加検査では右の大転子部に骨折線を認め，大腿骨のインプラント周囲骨折（occult fracture）と診断されました（図2）．

インプラント周囲骨折の骨折部はインプラントが途切れた部分（症例1）か，インプラント周囲（症例2）で起こることが多いです．この骨折線イメージを持っておくことが大切です．

症例2はインプラントを入れたのが自院であったため，整形外科に即時コンサルトをしました．その後は整形外科医が家族と相談の上，保存加療となりました．

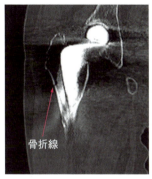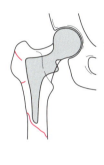

図2 レントゲンではわからなかった右転子部の骨折線がCTで確認される

COLUMN

土日は整形外科医の体力を温存する

インプラント周囲骨折が土日に起こった場合，いくら手術をした病院とはいえ，即日転院は無理でしょう．中規模の整形外科病院でも土日はバイトの当直医です．総合病院でも整形外科医が病院に寝泊りしていることはまずありません．主治医は不在なのです．

そうであれば，週末は救急病院で患者さんをovernightで診る．そして，週明けに主治医が出勤したタイミングで転院依頼をするのが落としどころです．

他の骨折でも土日に緊急手術が必要，という事態でもない限り，週末には非整形外科医が入院主治医を買って出て術前準備を整える．そして週明けに，十分休み，体力を温存した整形外科医が手術を開始する．この方が結果的には患者さんによい医療が提供できそうです．

症例2のように，インプラント周囲骨折（今回は大腿骨ステム周囲骨折）でもoccult fractureは起こります．**対応は，大腿骨近位部骨折のoccult fractureと全く同じです．**図3は，第2章のフローチャートの大腿骨近位部骨折を大腿骨ステム周囲骨折に変更したものです．まず病歴で鑑別疾患に挙げ，レントゲンで偽陰性ならばCT/MRIで骨折線評価．全く同じマネジメントなのです．

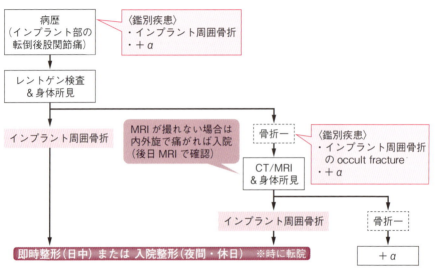

図3 高齢者股関節痛の初期対応フローチャート（その4）

治療は，症例1のような転位の強い場合は手術，症例2のような大転子の一部など荷重と関係する部位は保存加療となります．ただし治療方針は整形外科医でも議論の分かれるところで，非整形外科医は診断とコンサルトができれば合格点です．

インプラント周囲骨折（大腿骨ステム周囲骨折）ハンターへの道

- インプラント術後の転倒・患肢痛で鑑別に挙げる．
- 骨折線はレントゲンで自明なことが多く，鑑別が挙がればレントゲン診断は容易．
- 一部のレントゲンで診断が難しいoccult fractureはCT/MRIで診断．
- 治療は内固定術を，手術した整形外科病院で実施することが多い．
- 初期対応は大腿骨近位部骨折と同じ．

症例3 85歳 女性　主訴: 左股関節痛
5年前に左大腿骨転子部骨折の手術歴あり. 転倒後の左股関節痛で救急搬送.

鑑別診断と画像確認後のマネジメントを答えてください.

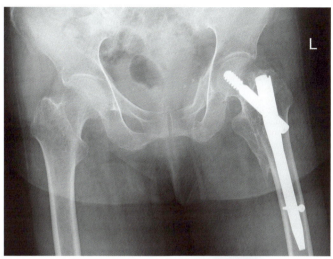

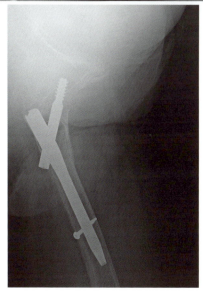

Part I ● 診断編

　左大腿骨のインプラント周辺には骨折線はありません．しかし，左の恥骨と坐骨に骨折線があり（図4），CTを撮ることにしました．CTでは左の恥骨と坐骨に骨折線があり，インプラント周囲に骨折はなし（図5）．脆弱性骨盤骨折の診断で 入院整形 となりました．

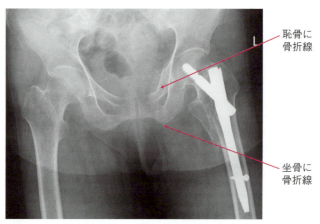

図4 症例3はインプラント周囲骨折ではなく恥坐骨骨折か？

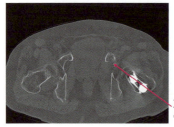
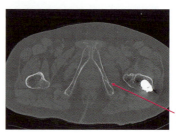

図5 追加のCTで恥骨と坐骨に骨折線を認める

高齢者と成人の骨盤骨折は違う！

　今回の診断は恥坐骨骨折で，広義の骨盤骨折となります．ここで注意が必要なのは，成人の骨盤骨折と高齢者の骨盤骨折は全く別の病態であるということです．
　成人の骨盤骨折の多くは高エネルギー外傷で，時に骨盤周囲の血管損傷から出血性ショックとなり緊急IVRも必要な症例です．一方，高齢者の場合の多くは，「しりもちをついた」などの低エネルギー外傷です．ほとんどは軽微な外力でも折れや

すい恥坐骨骨折です．高齢者の骨粗鬆症を背景とした骨盤骨折は，成人と区別するため『脆弱性骨盤骨折』と呼ばれます．

脆弱性骨盤骨折は血管損傷を起こすことは稀で，血行動態は安定し，IVRの必要はまずありません．多くが安定型の骨折で，創外固定の必要もなく保存加療となります（表1）．

表1 成人の骨盤骨折と脆弱性骨盤骨折との違い

	（一般的な）骨盤骨折	脆弱性骨盤骨折
年齢	成人	高齢
受傷機転	高エネルギー外傷	転倒
血行動態	しばしば不安定	安定
IVR	しばしば必要	不要
創外固定	時に必要	必要なし

脆弱性骨盤骨折の診断

脆弱性骨盤骨折の搬送時の主訴は94.4%が股関節痛・腰痛・殿部痛であり，骨盤部疼痛を訴えたのは4.8%であったと報告されています[54]．そのため**転倒後の高齢者股関節痛では，大腿骨近位部骨折に加え，脆弱性骨盤骨折を鑑別に挙げる必要があります**．股関節のレントゲン撮影後で大腿骨近位部に骨折所見がなければ，必ず恥骨と坐骨にも骨折がないか探すのです．

さらに脆弱性骨折では，骨盤のどこかに骨折が1カ所見つかれば，他の箇所でも骨折している場合が多いです．恥骨骨折があれば坐骨骨折を，坐骨骨折があれば恥骨骨折を探します．恥坐骨以外に仙骨部も骨折好発部ですが，レントゲンの診断率は7～44%とされます[54,55]．ですから，レントゲンで恥骨や坐骨の骨折があれば，CTを追加して恥骨・坐骨・仙骨すべての骨折を確認することが必要です．今回の症例も，レントゲンでははっきりしませんが，CTを見てみると仙骨骨折線がありました（図6）．

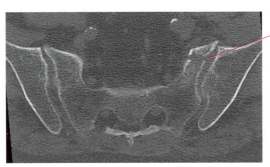

図6 CTで仙骨部にも骨折線を認める

こうした特徴から，高齢者の脆弱性骨盤骨折では単純CTのみでOKで，造影の必要は基本的にありません．稀ですが，血圧が低い，単純CTで骨盤周辺に血腫があるなどの2次的な出血所見がある時にのみ，造影CTを実施することで構いません．

脆弱性骨盤骨折の治療

脆弱性骨盤骨折の治療は保存加療となります．保存加療の後療法に必要な分類を，非整形外科医目線で解説しましょう．まず，恥坐骨のみの場合は『安定型』で，特に荷重制限はないため，痛みが弱ければ通院加療も可能です．一方で症例3のような恥坐骨＋仙骨の場合は『部分安定型』で，一般的には4～8週間の荷重制限が必要であるため，リハビリ入院とします（図7）．コンサルトの際にはCTを実施し，骨折部が恥骨・坐骨・仙骨のどこにあり，安定型か部分安定型か伝えるとスムーズです．

いくら通院可能な安定型でも，疼痛は強いので，入院適応は脊椎圧迫骨折と同様に日常生活が可能かどうかで判断します．多くは疼痛で歩けないため生活困難で入院になることが多いです．初期対応は 入院整形 ，稀に 帰宅保存 となります．

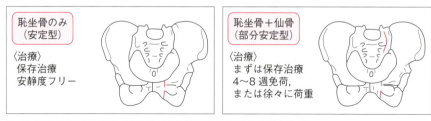

図7 非整形外科医が知っておくべき脆弱性骨盤骨折の分類と治療

COLUMN

CTとMRIのタイミング

非整形外科医が整形外傷を診療する際の到達目標の1つが，各外傷のCTやMRIが必要となるタイミングを知ることです．タイミングを推し量る際には，CT・MRIで診断・評価することで，各整形外傷の想定した疾患の，ERでのマネジメントが変わるのか，または後日に評価でもよいのかを知る必要があります．

また，同じ疾患でも，曜日や時間，さらには各病院の撮影環境でその判断は変わってきます．こうした流動的な判断を的確にできることが，骨折ハンターに必要なスキルなのです．

第3章 ● 高齢者・股関節痛ハンター②

> **症例 4**　88 歳 女性　主訴: 左股関節痛
> 転倒後の左股関節痛で救急搬送.

鑑別疾患を挙げ，レントゲン確認後のマネジメントを答えてください．

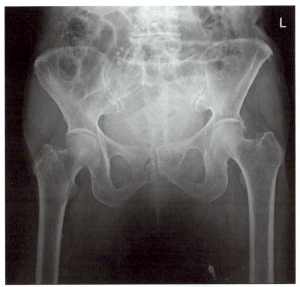

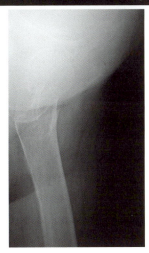

73

レントゲン陰性時の股関節痛はベッドサイドへ戻る

　画像前の鑑別は，左大腿骨近位部骨折か脆弱性骨盤骨折です．しかしレントゲンで骨折線は指摘できませんでした．このように，高齢者股関節痛でレントゲン陰性の時はベッドサイドに戻ります．身体診察で，大腿骨近位部骨折か脆弱性骨盤骨折か，どちらの occult fracture かを評価します．

　脆弱性骨盤骨折は身体所見でも評価可能です．まず恥骨は臥位で触れ，圧痛を確認することができます．坐骨は股関節屈曲位で，仙骨も側臥位で圧痛が確認できます（図8）．骨折の身体診察は難しく感じられるかもしれませんが，シンプルに体表面から触れる骨は圧痛があればかなりの確率で骨折と診断可能です．**骨盤骨折の診断率100%という臨床研究もあります**．体の至るところに直接触れる骨は身体所見でかなり診断可能です．

　一方，関節部の骨は基本的に触知できないため骨折診断は難しくなります．その代表格が大腿骨近位部骨折で，圧痛のかわりに股関節の内外旋運動など他動的に動かすことで二次的に評価します．

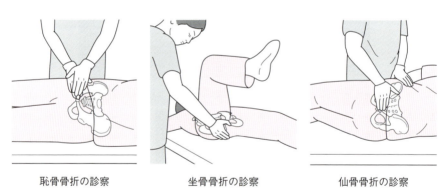

恥骨骨折の診察　　　坐骨骨折の診察　　　仙骨骨折の診察

図8 脆弱性骨盤骨折で実施する身体所見診察

　症例4では股関節の内外旋に所見はありませんでしたが，恥骨にのみ圧痛があり，CT検査で評価すると骨折線が見つかりました（図9）．ERのレントゲンで診断できる脆弱性骨盤骨折は 46.8～50%[54,56] であり，レントゲンで所見がない場合はCTを追加することを躊躇してはいけません．

　なお，症例4では恥骨以外の坐骨や仙骨部には身体所見同様に骨折はなく，恥骨骨折のみの安定型の脆弱性骨盤骨折と診断しました．歩行困難であり，保存加療目的で 入院整形 としてコンサルトしました．

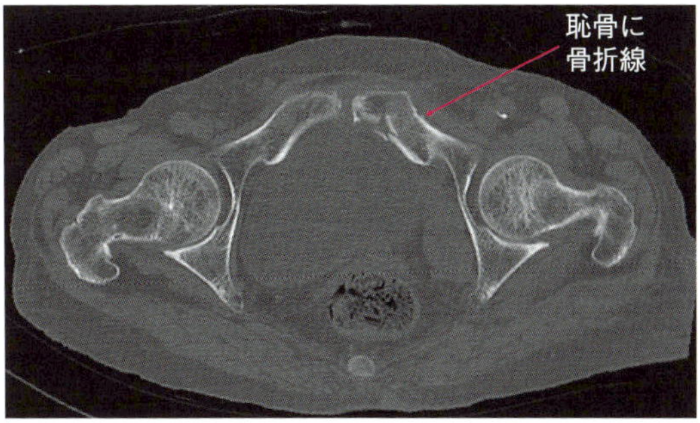

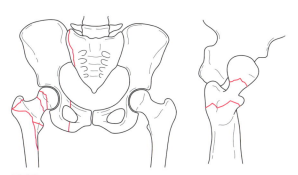

図9 レントゲンでは確認できないが，CTでは恥骨に骨折線が確認された

　脆弱性骨盤骨折はそのほとんどが微妙骨折タイプです．そのため，レントゲンでもCTでも画像撮影前に骨折線のイメージをもつことで初めて診断可能となります．ここで今一度，大腿骨近位部骨折と脆弱性骨盤骨折を合わせた高齢者股関節痛の骨折線イメージを確認しておきましょう（図10）．

図10 高齢者股関節痛の骨折線イメージ

脆弱性骨盤骨折ハンターへの道

- ➡ 高齢者の転倒後の股関節痛では脆弱性骨盤骨折も鑑別として挙げる．
- ➡ 脆弱性骨盤骨折は低エネルギーで発症し，循環動態も安定している．
- ➡ レントゲンで疑えばCTを実施し，安定型と部分安定型を区別せよ．
- ➡ レントゲン陰性ならば身体所見で恥骨・坐骨・仙骨の3カ所を触り，大腿骨近位部骨折と鑑別せよ．
- ➡ 脆弱性骨盤骨折の診断後は保存加療として整形外科へ入院依頼せよ．

Part I ● 診断編

ここで転倒後の高齢者股関節痛のマネジメントを確認しましょう（図11）．

まず大腿骨近位部骨折と脆弱性骨盤骨折を鑑別に挙げます．もし画像で明確骨折タイプの大腿骨近位部骨折がなければ，身体所見で両者の鑑別をします．

大腿骨近位部骨折疑いならば，第2章で解説したようにCT/MRIで可能な範囲で評価して確定診断を試み，適時整形外科へ治療目的で入院依頼します．脆弱性骨盤骨折疑いであればMRIでなくCTで評価可能です．骨折線が確認されれば，安定型か部分安定型かを評価します．安定型なら自宅療養もできますが，多くは痛くて生活困難なため 入院整形 としてコンサルトしていきます．

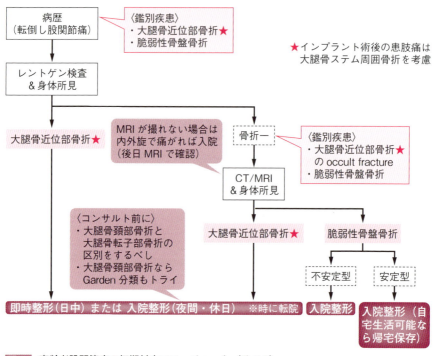

図11 高齢者股関節痛の初期対応フローチャート（その5）

> **症例5**　75歳 男性　主訴: 左股関節痛
> 転倒後の左股関節痛で救急搬送.

鑑別疾患を挙げ，レントゲン確認後のマネジメントを答えてください.

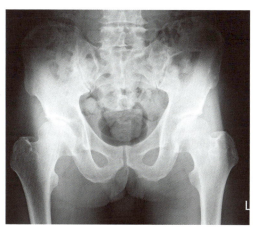
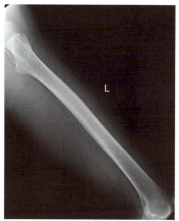

　高齢者で転倒後の股関節痛のため，大腿骨近位部骨折と脆弱性骨盤骨折を鑑別に挙げます．レントゲンで明らかな骨折は指摘できず，ベッドサイドで診察すると骨盤の圧痛はありませんでしたが，左股関節の内外旋で疼痛があり，左大腿骨近位部骨折の occult fracture を疑いました．平日日中の受診で MRI が実施可能であったので追加実施しました（図12）.

　MRI では，大腿骨近位部には明らかな新鮮骨折の所見はありませんでしたが，STIR で左股関節の筋肉が白く光っています．疼痛の原因は骨折ではなく股関節の筋挫傷が診断でした．歩行困難なため 入院整形 としてコンサルトしました.

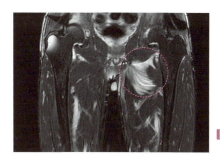

図12 内転筋の MRI で筋挫傷の所見を認める（円内）

股関節痛の3つ目の鑑別疾患

　高齢者転倒後の股関節痛では大腿骨近位部骨折，脆弱性骨盤骨折，そして筋挫傷が鑑別となります．筋挫傷は内転筋が好発部位であり，内外旋で疼痛が誘発されます．そのため病歴と身体所見は大腿骨近位部骨折はそっくりで，区別がつきません．レントゲンで明らかな大腿骨近位部骨折がない場合は，MRI を撮らないと鑑別できません．夜間受診で MRI が撮れない場合は，暫定的に大腿骨近位部骨折の occult fracture 疑いとして，確定診断まで経過観察入院とします．

　筋挫傷の MRI 診断は『STIR 白・T1 黒』で，新鮮骨折と同様です．所見が筋肉にあるか骨にあるかの違いです．転倒後の股関節痛で MRI に骨折を認めなかった患者の 61～65％に筋挫傷を認めるとされ[42,57]，レントゲン陰性の股関節痛では大腿骨近位部骨折や脆弱性骨盤骨折の occult fracture と一緒に鑑別に挙がります．

　筋挫傷の治療は特に安静制限はなく 帰宅保存 加療も可能ですが，多くは痛みが強く 入院整形 の方針です．ただし，骨折ではないので非整形外科医が主治医になっても構いません．廃用がなければ1週間前後で元の生活へ戻っていきます．

> **筋挫傷のまとめ**
> - 転倒後の股関節痛で来院，内外旋で疼痛が生じるがレントゲンでは所見なし
> - 大腿骨近位部骨折や脆弱性骨盤骨折の occult fracture が他の鑑別に挙がる
> - MRI が唯一の確定診断（筋肉の STIR が白），安静度フリーで保存加療とする

転倒後の股関節痛のマネジメント

　最後に高齢者の転倒後股関節痛のマネジメントを確認しましょう（図 13，14）．
まず鑑別として大腿骨近位部骨折・脆弱性骨盤骨折・筋挫傷の3つを考えてレントゲンで骨折評価をします．9割以上は明確骨折タイプの大腿骨近位部骨折なので，その際は大腿骨頸部骨折と大腿骨転子部骨折を区別し，大腿骨頸部骨折ならばGarden 分類を実施し整形外科へ入院依頼，時に転院マネジメントで対応します．

　一方，レントゲンで骨折がはっきりしない時は大腿骨近位部骨折の occult fracture・脆弱性骨盤骨折・筋挫傷を身体所見±CT/MRI で診断し，多くは入院加療となります．

　さらに大腿骨近位部骨折術後であれば，上記3疾患に加え大腿骨ステム周囲骨折を念頭にマネジメントします．大腿骨ステム骨折のマネジメントは大腿骨近位部骨折と基本的に同じです．

第3章 高齢者・股関節痛ハンター②

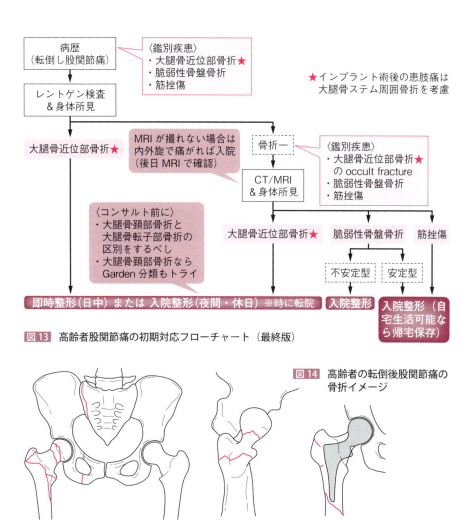

図13 高齢者股関節痛の初期対応フローチャート（最終版）

図14 高齢者の転倒後股関節痛の骨折イメージ

高齢者・股関節痛ハンターへの道

➡ 高齢者の転倒後股関節痛は大腿骨近位部骨折・脆弱性骨盤骨折・筋挫傷を考える．
➡ 大腿骨近位部骨折術後なら上記に大腿骨ステム周囲骨折を加える．
➡ 鑑別後のレントゲンで9割は明確骨折タイプの大腿骨近位部骨折．
➡ レントゲンでハッキリしない時は身体所見とCT/MRIで3疾患を診断．

Part I ● 診断編

非整形外科医のための骨粗鬆症の治療

　骨粗鬆症治療薬を処方したことがない非整形外科の先生へ提案します．結論から言うと…

> ビスホスホネートを処方されていない**脊椎椎体骨折・大腿骨近位部骨折**の患者さんをみたら，ビスホスホネート（アレンドロン酸またはリセドロン酸）1回/1週間を処方する．

　本項では，骨粗鬆症の治療について，非整形外科医がどこまで処方に関与するか，解説します．

誰が処方する？

　『新鮮圧迫骨折の上の椎体の陳旧性骨折』，『股関節術後の反対側の大腿骨近位部骨折』…高齢者の骨折の多くは骨粗鬆症を背景にしたリピーター．こうした繰り返す骨折の予防には，骨粗鬆症治療が必須です．

　でも，非整形外科医にとっては骨粗鬆症治療薬の処方はハードルが高く感じられます．あたりを見渡せば院内あるいは近所のクリニックに整形外科医がいます．「慣れない薬の処方は専門医に任せたい」というのが，非整形外科医の本音でしょう．

　ところが現実には，骨粗鬆症治療は十分行き届いていません．高齢のため内服を忘れてしまう．あるいは，複数の医療機関を行き来するため投薬が漏れてしまう．こうした高齢者医療の問題が背景にあります．加えて骨粗鬆症の治療薬が月1回や年1回投与の場合は，途中で忘れてしまいドロップアウトするケースもあります．

　そのため，近年，整形外科医は，非整形外科医に加えて薬剤師・看護師・ケアマネージャーなど多職種に，骨粗鬆症の"投薬漏れ探し"を呼びかけています．非整形外科医も"投薬漏れ探し"のために，まずは誰に処方すればよいかを確認していきましょう．

誰に処方する？

　適応は実はシンプル．大腿骨近位部骨折や脊椎圧迫骨折の場合は適応です．この2大骨折は骨粗鬆症のハイリスクグループのため，骨折があれば骨密度に関係なく処方対象になります（図15）．非整形外科医は，これらの骨折（既往も含む）を見つけた場合に，骨粗鬆症の治療薬であるビスホスホネートが入っていなければ「お

80

や？」と思わなければなりません．脳梗塞の既往がある心房細動の患者に抗凝固薬の処方がなければ「おや？」と思うのと同じ感覚が持てるかどうかが重要です．

　脊椎の新鮮圧迫骨折を診断した患者が，すでにビスホスホネートを1年ぐらい内服していたとすれば，治療がうまくいっていない可能性があります．処方医である整形外科医に対応を依頼しましょう．骨密度を再測定し，処方の変更を検討するはずです．他にも橈骨遠位端骨折，上腕骨近位部骨折，脆弱性骨盤骨折では骨密度が低い場合にビスホスホネートの処方対象となります．このような骨密度を測定して処方するケースは，国内では整形外科医が術後や保存治療のフォローで対応するのがリーズナブルなので，非整形外科医は整形外科医へ処方を依頼すればOKです（図15）．

　非整形外科医は，ビスホスホネートを処方されていない大腿骨近位部骨折や脊椎圧迫骨折の既往患者さんに，自ら処方できることを目指しましょう．

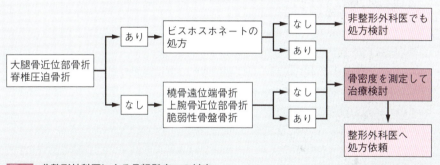

図15　非整形外科医による骨粗鬆症への対応

何を処方する？

　骨粗鬆症の治療薬はいろいろありますが，**非整形外科医は，最もエビデンスの高いビスホスホネートを処方できればOK**です．なかでも椎体骨と大腿骨の両方に効果が高い，**アレンドロン酸・リセドロン酸・ゾレドロン酸のいずれかを使えれば十分**です．3種のビスホスホネートの効果には，非整形外科医がこだわるほどの違いはありません．

　すでに処方している医師は使い慣れたビスホスホネート製剤でよいのですが，初めて処方する場合は，アレンドロン酸（フォサマック®，ボナロン®）かリセドロン酸（ベネット®，アクトネル®）の1週間に1回投与がオススメです．

　なお，ビスホスホネートは十分なビタミンDがあることが前提なので，低下時に

Part I ● 診断編

は補います．採血で 25OH vitamin D＜30 ng/mL の場合は活性化ビタミン D 製剤を併用処方します

骨粗鬆症の処方例

● アレンドロン酸（フォサマック®，ボナロン®）　　35 mg 錠　1 錠 1 週間ごと
　またはリセドロン酸（ベネット®，アクトネル®）　17.5 mg 錠　1 錠 1 週間ごと
● カルシトリオール（ロカルトロール®）　　0.25 μg/0.5 μg カプセル　1 日 2 回
　またはアルファカルシドール（アルファロール®）

　　　　　　　　　　　　　　　　　0.5 μg/1.0 μg カプセル　1 日 1 回

週 1 回のビスホスホネートを勧める理由

内服で 1 週間 1 回のビスホスホネートを勧めるのには理由があります．

まず，ビスホスホネートには内服と注射の 2 種類があり，注射は月 1 回（ボナロン®）と年 1 回（リクラスト®）の 2 種類です（**表 2**）．

注射は，投与間隔が長いのは一見便利ですが，実は両刃の剣．1 回で済むというメリットの反面，間隔が空くため途中でドロップアウトしたり，お薬手帳に記載されず処方病院を離れると治療介入が不透明というデメリットもあります．

一方，内服には 1 日 1 回，1 週間 1 回，1 カ月 1 回の選択肢があります（**表 2**）．毎日飲むと治療介入は明確ですが，内服薬では食道炎のリスクから服用後 30 分～60 分は座っている必要があり，これを毎日行うのは煩雑です．

そこで非整形外科医にオススメなのが 1 週間に 1 回のビスホスホネート製剤．メリット・デメリットのバランスがその理由です．

表2 ビスホスホネートの種類と剤型

アレンドロン酸 （フォサマック®，ボナロン®）	5 mg 錠 35 mg 錠 900 μg 点滴静注	1 日 1 回 1 週間 1 回 1 カ月 1 回
リセドロン酸 （ベネット®，アクトネル®）	2.5 mg 錠 17.5 mg 錠 75 mg 錠	1 日 1 回 1 週間 1 回 1 カ月 1 回
ゾレドロン酸 （リクラスト®）	5 mg 点滴	1 年 1 回

ビスホスホネート処方時の注意点

ビスホスホネートを出す時にいくつか注意してもらいたいことがあります．まず，すでにビスホスホネートを投薬されている患者さんへ処方しないこと．当たり前に聞こえますが，**期間を空けての投与は処方歴の判断を難しくします**．1年1回のリクラスト® は処方した医師がそれを忘れてしまうというのも笑い話ではありません．他院通院中で処方歴が不明なら，電話で確認します．すでに処方されていれば継続処方をお願いする，未処方ならば自院で処方する旨連絡する，または先方に依頼するなど，**お互いに骨粗鬆症治療の処方歴を明確にすることが重要です**．

次に，ビスホスホネートの長期投与には顎骨壊死や非定型大腿骨骨折のリスクがあります．私は処方前に歯科に受診してもらい，歯科治療が必要ならそれを終了させてからビスホスホネートを開始しています．こうした副作用もあるので，ビスホスホネートの長期投与は10年までとなっています（10年以上の投与は今後の研究を待ちましょう）．

最後に，ビスホスホネートは腎機能悪化時には禁忌です．eGFR＜30の場合はテリパラチドなど代替薬を使用します．またビスホスホネートを使用していても椎体骨折を起こすケースがあり，その場合もテリパラチドへの変更を検討します．テリパラチドは高額で，自己皮下注であり，さらに24カ月までと使用期間も決まっているので，慣れていなければ処方し慣れている医師へ紹介して対応してもらった方がよいでしょう．

そうそう，繰り返しになりますが，処方前に採血で25OH vitamin D＜30 ng/mLだったら活性化ビタミンD製剤の併用を忘れずに．

ビスホスホネート処方の注意点

- 既に処方を受けている場合は処方しない
- 投与期間は10年まで（10年以降のエビデンスはこれから出るはず…）
- 腎機能悪化時には処方しない
- 必要時には活性化ビタミンD製剤を併用する

バリバリの骨折ハンターで，ビスホスホネートだけでなく他の処方も使いこなしている先生には物足りない解説だったかもしれません．しかし，そこが非整形外科医と整形外科医の距離感だとご認識ください．非整形外科医で骨粗鬆症の治療に踏み出せない先生は，本項を参考に，ぜひビスホスホネートの処方介入にチャレンジしてみてください．（本項は文献11，58を参考に記述しました．）

FRACTURE HUNTER

第 4 章
高齢者・手関節痛ハンター

症例1　65歳 女性　主訴: 右手関節痛
来院日の夕方に転倒して右手をついた．
疼痛と腫脹が増悪して夜に時間外外来へ受診．

レントゲン画像の前に鑑別を挙げ，画像確認後のマネジメントを答えてください．

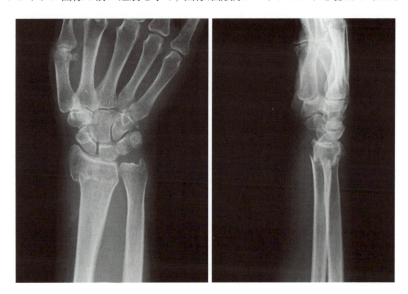

　今回の画像診断前の鑑別は橈骨遠位端骨折の一択でOKです．画像では明確骨折タイプで，occult fracture は非常に稀です．転位次第で，非整形外科医でも骨折整復を実施します．整復後は sugar tong splint などで固定し，帰宅手術 または 帰宅保存 で後日整形外科へコンサルトします．

橈骨遠位端骨折の診断は難しくない

　橈骨遠位端骨折は脆弱性骨折の19%を占め[59]，高齢者上肢外傷のナンバーワンです．最も多い受傷機転は転倒で（49〜77%），立位から手をついただけの低エネルギー外傷でも骨の脆弱化で骨折してしまうのです[60]．

第 4 章 ● 高齢者・手関節痛ハンター

橈骨遠位端骨折の多くは 60～70 歳代[11]で，転倒してもまだ手が出る比較的 "若い" 高齢者の外傷です．逆に 80 歳以上になると転倒しても手が出ないため橈骨遠位端骨折は減り，大腿骨近位部骨折や脊椎圧迫骨折が増えます．

高齢者の手関節痛では，まず橈骨遠位端骨折を鑑別に挙げてレントゲンで確認し，骨折がなければ他の外傷を考えるスタイルで OK．有病率があまりに高いため，典型的なエピソードで橈骨遠位端骨折でないことは 1％ にも満たない印象です．

橈骨遠位端骨折の紹介方法

上肢外傷は原則， 帰宅手術 または 帰宅保存 です．これは歩行通院が可能であり，手術が必要でも待機的となるためです．明確骨折タイプが 即時整形 とは限りません．例外として，開放骨折，整復不能な脱臼，血管・神経症状の合併，の 3 つは 即時整形 コンサルトですが，上肢ではこのような状況は稀です．

このルールにより，非整形外科医は，夜間や休日に診断した上肢外傷はすべて自分で初期対応をして次の整形外科外来までつなげる必要があります．そこで，今回の橈骨遠位端骨折で必要な初期対応を確認し，実践できるように学習しましょう．

橈骨遠位端骨折の 10～30％ が手術となるため[60,61]，その紹介状には整形外科医が手術決定に必要とする情報を記載する必要があります．そこで非整形外科医でも提供できる 3 つの手術適応を紹介します．

高齢者の橈骨遠位端骨折の手術適応（非整形外科医 ver.）
①活動性が高い場合　②関節内骨折の場合
③整復して外固定してもずれてしまう場合

■ ①高齢者の活動性とは？

活動性に厳密なスケールはなく，患者ニーズを含んだ整形外科医の主観で判断されます．では次の 2 例が全く同じ橈骨遠位端骨折の場合に手術適応があるか考えてみましょう．

〔症例 A〕　65 歳 女性　生け花の先生，骨折後も復職を強く希望
〔症例 B〕　78 歳 女性　要介護 4 で施設入居，食事・入浴は介助必要

〔症例 A〕は活動性が高く手術となり，〔症例 B〕は活動性が低く保存加療となりました．このような活動性に関わる情報を紹介状に記載するよう努力します．また，症例 A で術後に復職できた場合は『機能予後がよい』，できなかった場合は『機能予後が悪い』と表現します．

JCOPY 498-16616

85

②関節内骨折とは？

実際の骨折パターンを見ると理解しやすいため，橈骨遠位端骨折の AO 分類に基づいた骨折パターンで解説します（図1）．

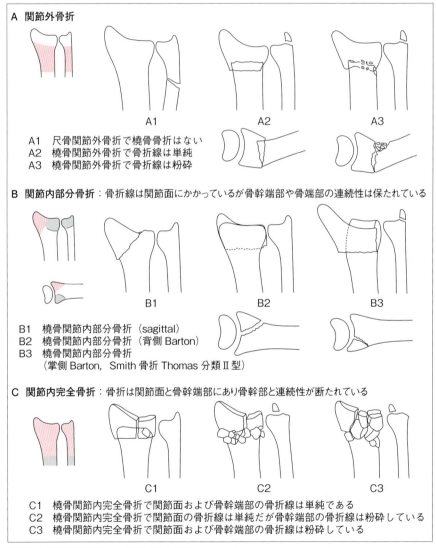

図1 橈骨遠位端骨折 AO 分類（堀内行雄．MB Orthop．2000; 13: 1-12）
A: 関節外 54〜66%, B: 部分関節内 9〜14%, C: 完全関節内 25〜32%.

AO分類のAにあたるのが関節外骨折，BやCが関節内骨折です．整形外科の一般的なルールとして『**関節内骨折は原則手術**』という決まりがあり，今回の橈骨遠位端骨折にも適用されます．

骨折分類は種類が多いこともあり，『**極論すると，非整形外科医は無理に骨折分類したり暗記したりする必要はない**』というのが私の意見です．こうした分類は，主に整形外科医が治療方針や術式を決めるために専門医が作成したものだからです．

ただし，第2章に出てきた大腿骨頚部骨折のGarden分類と，第17章で述べる開放骨折のGastilo分類だけはできた方がコミュニケーションがスムーズなので，努力義務としましょう．

整形外傷に限らず，他科の分類をすべて覚えるのは非現実的です．非専門医は分類によってマネジメントが変わる場合だけ暗記するのがスマートです．たとえば大動脈解離のStanford分類がそれに該当するでしょう．

では骨折分類が非整形外科医に全く無縁かというと，そうではありません．これらの分類は骨折線のイメージを知る上で極めて有用です（図2）．今回の症例でみなさんがイメージと近かったか確認し，また実症例の画像とも比較してみてください．

なお，以降の章でも骨折分類がたびたび出てきますが，これらはあくまで骨折線イメージを作るためのものです．

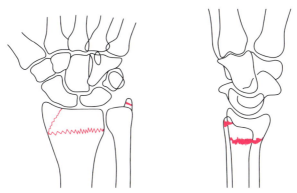

図2 AO分類からヒントを得た，頻度の高い橈骨遠位端の骨折線のイメージ

- 骨折線は，意識しないと見逃す微妙骨折タイプをイメージすることが重要．AO分類のCのような明確骨折タイプは，レントゲンを撮れば診断できるのでイメージしなくてOK．
- 太い線は頻度の高い骨折線，細い線は頻度が低いが注意したい骨折線．尺骨茎状突起骨折の併発は51.8〜65.9%と頻度が高く，太い線となる[60]．

Part I ● 診断編

■ ③整復して外固定してもずれてしまう場合

高齢者の橈骨遠位端骨折はしばしば転位が強く，初診の段階で整復が必要となります．受診が夜間・休日であれば非整形外科医でもX線透視下で非観血的に徒手整復をし，後日整形外科へ再診とします．再診時も良好な整復位が保たれれば保存加療となりますが，転位が強く，整復してもずれてしまう場合は手術となります．

以下に，私が実際に書いた紹介状を掲載します．高齢者での手術適応（①活動性が高い場合，②関節内骨折の場合，③整復して外固定してもずれてしまう場合）を意識して書いていますので，参考にしてください．

○○○病院　整形外科　外来担当医　御机下
患者名: ○山　○子　○○歳
診断名: 右橈骨遠位端骨折

いつもお世話になっております．上記患者さんの加療依頼となります．**生け花教室の先生**で仕事中に躓いて転倒し右手関節痛で○月○日に当院時間外外来受診しました．診察とレントゲン検査で上記診断となっております．既往は高血圧で降圧薬の内服のみです．

レントゲンでは関節内に骨折線はないと判断しました．**転位が少ないためシーネ固定のみで初期対応を致しました**．画像につきましては添付資料をご確認ください*．

受傷日は休日で遠方当院の救急外来を受診しておりますが，今後は近隣貴院での加療を希望されご紹介となります．なお，**患者さんが可能な範囲で復職を強く希望しておりました**ので情報提供させていただきます．つきましては今後の御加療お願い申し上げます．

*整復していればそのことを追記

どのように固定するか？

橈骨遠位端骨折の外固定は非整形外科医でも必須の手技ですから，確認していきましょう．私はsugar tong splintを使用します（**図3**）．ギプスに比較するとずれが多少大きくなりますが，機能予後はそれほど変わりません[60]．なお，慣れない非整形外科医が初診でギプスを使うと，圧迫が強すぎてコンパートメント症候群のリスクがあるため，オススメしません．

88

固定の肢位は軽度掌屈位から中間位とされます[60]．具体的に何度が治療効果的，というエビデンスはありませんが，背屈だけは NG です．ER で巻いたシーネは骨癒合する最後まで使ってもらえるように心がけています．固定法については巻末にまとめて記載してありますので，実践できるようにトレーニングしましょう．

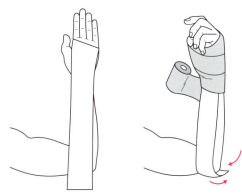

図3 Sugar tong splint（橈骨遠位端骨折の固定）

Sugar tong splint の固定法→343 ページ

保存療法の場合，外固定は約 1 カ月継続します．3〜4 週間と 5〜6 週間との比較では有意な差がなかったとされますが[60]，実際の固定期間は整形外科医でも意見が分かれるところです．私は「手術しなくても約 1 カ月は固定が必要です．具体的な固定期間は後日整形外科医が経過をみて決めます」と説明しています．

橈骨遠位端骨折の診断後マネジメント
- 紹介状に関節内・外，活動歴を記載して，後日日中整形外科へコンサルト
- 非整形外科医でもシーネで外固定，保存であれば約 1 カ月固定と説明すべし

COLUMN

ギプス・シーネ・キャスト・スプリント

　ギプスはぐるぐる巻きにする外固定具，シーネは板状にする副木ですね．Gips はオランダ語の石膏の意味で，かつて骨折の外固定に使用されていたことに由来します．現在はグラスファイバー製のものを使います．シーネはドイツ語で副木を意味する **Schienen**verband の冒頭に由来します．英語圏ではギプスは cast，シーネは splint と呼ばれます．現場では『キャストを巻く』，『シーネを当てる』と言う整形外科医が多い気がします．

Part I ● 診断編

自分が整復するべきか？

固定と違い，整復は非整形外科医にはハードルが高い手技かもしれません．しかしガイドラインにも「高度な転位を伴う高齢者の橈骨遠位端骨折に対しては徒手整復を行うことを提案する」と記載されています．整復後には除痛が得られるので，次回の整形受診まで何より患者さんが楽です．

ただ，橈骨遠位端骨折の整復は夜間・休日に整形外科医を呼び出してまでする処置ではありません．整形外科医に連絡しても「固定して後日受診でよいです」と言われるでしょう．この言葉にあまえて，内科や一般外科での当直医は，固定のみで整復"なし"は仕方がないかな，というのが私の意見です．

でも，研修医や救急医は，ぜひこの整復処置をマスターしてください．完璧に戻さなくても機能予後は変わらないとされ，80点ぐらいの整復でも十二分に合格です．むしろ経静脈麻酔なら救急医は得意であるというメリットもあります．

> 橈骨遠位端骨折整復術→334ページ

COLUMN

整形外科ローテーションで何を学ぶか？

将来整形外科医にならなくても，整形外科をローテーションする医師は増えています．実臨床に出ると整形外傷の多さを認識するため，後期研修医が選択機関に履修することもあります．では，その際に何を学ぶとよいのでしょうか？

まず，すべての整形外傷の外固定や，橈骨遠位端骨折などの骨折整復，脱臼整復の手技の習得は必須です．また，関節痛や腰痛の注射ができると診療の幅が広がります．せっかくの整形外科ローテーションだからといって手術に入っても，非整形外科医がその後役立てることのできる経験は少なく，むしろ外来での固定・整復・注射の方がニーズは高いのです．また，外来の新患者さんを整形外科医と一緒にドンドン診られるとよいでしょう．自分の鑑別疾患や骨折線イメージをリアルタイムで専門医と確認することは素晴らしいトレーニングになります．

ちなみに，整形外科医は手術患者の内科基礎疾患管理や院内感染症の診断対応などは苦手なことが多いです．こうしたニーズを病棟でサポートし，外来では自分の期待する手技や知識をトレーニングするGive & Takeの研修が理想的です．

最後に，高齢者の手関節痛のフローチャートと骨折イメージの確認です（**図4，5**）．診断は簡単なので，固定や整復といった手技にチャレンジしてください．稀ですが，骨折がない場合は，成人の手関節痛（第11章）と同じ対応になります．

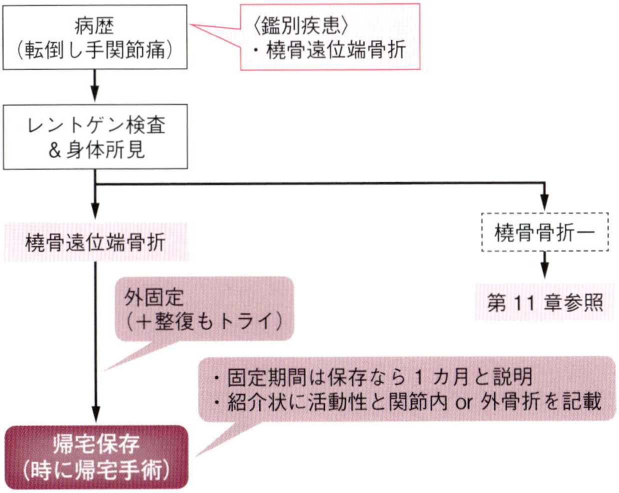

＊院内に整形外科医がいる場合は，外固定や整復など相談も OK

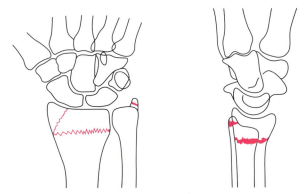

図 4　高齢者の手関節痛対応フローチャート

図 5　橈骨遠位端骨折の骨折線イメージ

高齢者・手関節痛ハンターへの道

- 高齢者の手関節痛の診断は橈骨遠位端骨折一択のイージーケース．
- 診断後は，①関節内・外骨折，②活動性，を紹介状に記載できるようになるべし．
- 非整形外科医も外固定は必須，さらに救急医なら整復まで実施すべし．

FRACTURE HUNTER

第 5 章
高齢者・肩関節痛ハンター

症例 1　75歳 女性　主訴: 右肩痛
転倒し右肩痛で外来受診.

レントゲン画像の前に鑑別を挙げ,画像確認後のマネジメントを答えてください.

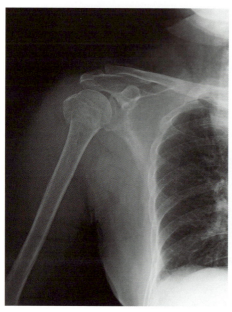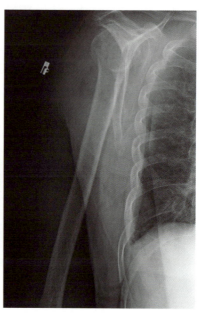

　高齢者の転倒肩痛で最も多いのが上腕骨近位部骨折.鑑別の一番に挙げてください（他の鑑別疾患については次章で解説）.この症例も,骨折線が確認できるので三角巾±バストバンド固定し帰宅とします.上肢外傷の原則どおり, 帰宅手術 または 帰宅保存 となります.

上腕骨近位部骨折は診察せずに画像診断すべし

　上腕骨近位部骨折は,脊椎・大腿骨・橈骨についで4番目に多い脆弱性骨折で

す[62]．成人や小児の上腕骨近位部骨折は高エネルギー外傷で起こるパターンで，数も多くありません．一方，高齢者の上腕骨近位部骨折は 75〜87％が転倒という低エネルギー外傷で起こり，数も多くなります[63]．

　上腕骨近位部骨折はほぼ全例が明確骨折線タイプです．そのため高齢者の転倒⇒肩痛は頻度的に上腕骨近位部骨折の検査前確率が高いので，診察は最低限にして，さっさとレントゲンを撮るのがベター．高頻度疾患を想定し，痛くて四肢を動かせない時はレントゲンのみで診断する診断戦略は，股関節でも肩関節でも同じです．

上腕骨近位部骨折の Neer 分類

　上腕骨近位部骨折の骨折線を Neer 分類を用いてイメージしましょう（図1）．高齢者では大結節と外科頚の 2 カ所の頻度が高いです．ちなみに，Neer 分類で手術適応を決める際は上腕骨近位部を解剖頚・外科頚・大結節・小結節の 4 つのセグメントに分けます．手術を考慮するのは 2 パート骨折以上（骨折が 1 cm 以上 or 45°以上）です．この測定には CT が必須なので，余裕があれば整形外科再診時までに準備しておくとよいでしょう．

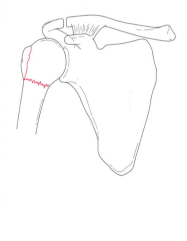

図1　上腕骨近位部骨折の Neer 分類と骨折線イメージ

上腕骨近位部骨折の治療目標

上腕骨近位部骨折の初期対応は全例で三角巾±バストバンド固定で OK です．腕を"つるす"だけでも腕の重さで整復位になります（図2）．上腕骨近位部骨折の 80％ は安定型で保存加療であり[64]，整形外科に通院しながら骨の癒合を待ちます．

> 三角巾固定±バストバンド固定→344 ページ

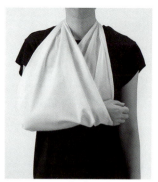
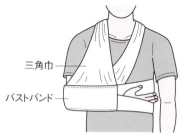

バストバンドはなくても OK
もし巻くなら二股の間に手が入るようにするとよい

図2 上腕骨近位部骨折の固定は三角巾±バストバンドで OK

上肢外傷の治療では，骨が美しく癒合する『解剖学的ゴール』より，上肢が使える『機能的ゴール』を目指します．多少ずれて，少しいびつにくっついても，機能が損なわれなければ OK なのです．最近では Rangan らが，転位のある上腕骨近位部骨折の治療に関する RCT で，手術と保存とで機能予後に差がなかったと報告しており[65]，安定型以外の上腕骨近位部骨折も保存加療されることが増えています．

上腕骨近位部骨折の紹介時には，橈骨遠位端骨折と同様に，活動性（もともとどれくらい手を使うか）を紹介状に記載すると good，さらに CT があると very good と思ってください．

上腕骨近位部骨折はほとんどが 帰宅保存 ，一部が 帰宅手術 です．しかし，ボッキリ折れた上腕骨の写真を見せながら，患者さん本人や家族に 帰宅保存 の説明をすると，「これだけ立派な骨折なんだから，高齢だし入院を！」とリクエストされることは少なくありません．なかには片手が使えず，生活困難で，入院が必要な患者さんもいます．感情的な入院希望なのか？　真に社会的入院が必要なのか？ その判断とていねいな説明は，非整形外科医の大切な役割です．

では，最後にフローチャートと骨折イメージを確認してください（図3, 4）．

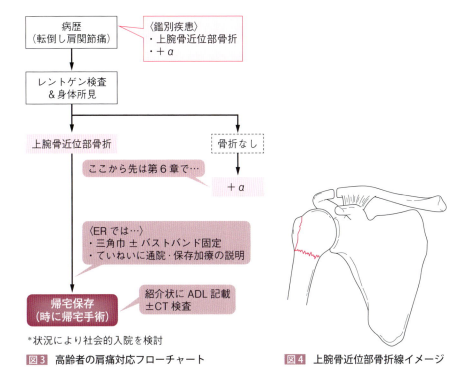

図3 高齢者の肩痛対応フローチャート

図4 上腕骨近位部骨折線イメージ

*状況により社会的入院を検討

上腕骨近位部骨折ハンターへの道

- 上腕骨近位部骨折は骨折線が明確で診断は容易，初期対応も固定のみでOK．
- 転位が強くても多くは保存治療となることをていねいに説明すべし．
- 紹介状には必ずADLを．可能ならCTを撮って情報提供すべし．

　高齢者の転倒後の肩痛は，上腕骨近位部骨折が9割以上を占めます．では，上腕骨に所見がない場合は…次章で解説していきます．

FRACTURE HUNTER

第 6 章
高齢者/成人・肩関節痛ハンター

　本章からは，成人の外傷が登場します．高齢者の外傷との違いを意識しながら読み進めてください．では，まず症例から．

症例1　25歳 男性　主訴: 左肩痛　スキーで転倒し左肩が痛い．

　レントゲン画像の前に鑑別を挙げ，画像確認後のマネジメントを答えてください．

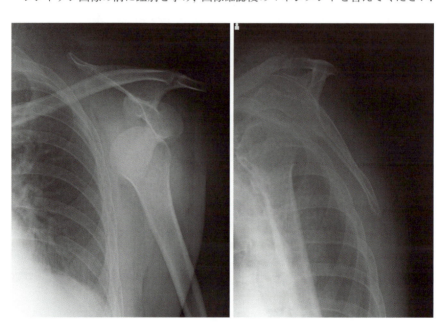

　成人の肩の激痛は肩関節脱臼が大本命です．成人の上腕骨は高齢者と違って強固なため，骨折より脱臼の方が圧倒的に多いのです．非整形外科医でも自ら脱臼を整復して三角巾固定とし， 帰宅保存 で後日整形外科受診を指示します．

肩関節脱臼

　肩関節脱臼は全脱臼の50%を占める最も多い脱臼です[66]．ほとんどが前方脱臼

で，90〜98％を占めます[67]．後方脱臼は有名なのですが，なぜか日本では非常に稀なので，非整形外科医は「肩関節脱臼≒前方脱臼の対応」と考えてまずは OK です．

受傷機転は，直接肩をぶつける場合と，腕を引っ張られる場合があります．30歳未満ではリピーターも多く，「前と同じで腕が外れた」という病歴では本疾患を強く疑います．

救急医はレントゲン前に臨床的に肩関節脱臼を 98〜100％で言い当てるという報告もありますが，これは救急医の臨床力の高さというより，肩関節脱臼の診断が難しくないということを示しています．

こうなると，「診断が難しくないなら，典型例はレントゲンを撮らずに整復してしまえばどうだろう？」というのが米国医療の提案です．コストが減って ER 滞在時間も短くなるからです．しかし日本は米国ほど医療費が高くないので，非整形外科医が診断に自信が持てない場合は，むしろレントゲンでシッカリ診断をつけてから脱臼を整復するのがおススメです．脱臼を確認次第速やかに整復したら，整復前後の画像を撮り，次回の整形外科外来で確認できるようにするのが日本流です．

脱臼整復とその後のマネジメント

整復後の合併症で知っておいてほしいのが，Bankart lesion と Hill-Sachs lesion です．肩関節脱臼では，上腕骨頭が関節窩からこすれながらはずれ，互いに傷つき骨折することがあります．関節窩の縁が骨折してしまう場合が Bankart lesion（発生率 87％），上腕骨頭に陥没ができるのが Hill-Sachs lesion（発生率 54〜76％）です[68]（図1）．2つとも頻度は高いのですが，緊急性は低いです．

これらの軽微な骨折は occult fracture となり，MRI でないと診断できない場合も多いです．緊急性が低く時間外での診断は難しいため，ER では骨折の可能性を伝えるに留めます．私は帰宅時に「これだけ大きな関節が外れた時には，レントゲンで映らない骨折が起こっているかも知れません．緊急性はないのですが，後日必ず整形外科で評価してもらいましょう」と説明しています．

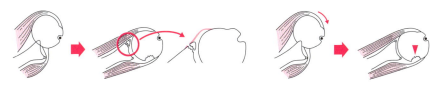

Bankart lesion（87％）　　　Hill-Sachs lesion（54〜76％）

図1　肩関節脱臼の合併症

脱臼は，整復されればそれだけでかなり除痛されます．固定し，鎮痛薬を処方して，紹介状と整復前後のレントゲンを添付し，翌日または週明けの整形外科外来への受診を指示します．

肩関節脱臼整復は非整形外科医もトライすべし

肩関節脱臼は頻度が高いので，非整形外科医も必ず整復できるようにしましょう．肩関節脱臼と診断できたら，すぐに肩関節注射で麻酔をします．完全に除痛されるわけではありませんが，手技も簡単で合併症もないので全例に実施します[69]．

私はベッドサイドで1人で実施可能な方法から開始します．まずは肩関節注射後に1人で『外旋＋Milch法』をトライ，整復されない時は，ナースに介助してもらって2人で腹臥位にして『肩甲骨回旋＋Stimson法』を実施します．それでもだめなら，点滴を確保して放射線部に連絡します．透視画像を見ながら経静脈麻酔を追加しつつ『反対牽引法』を実施します（図2）．

詳しくは巻末で解説しますので，最初は画像を見て上級医と一緒に実施し，最終的には自分と看護師の2人だけでも整復できることを目指しましょう．整復後は三角巾±バストバンド固定で構いません．

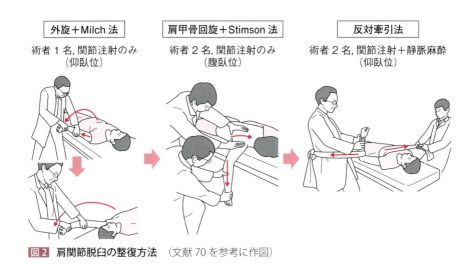

図2 肩関節脱臼の整復方法 （文献70を参考に作図）

肩関節脱臼整復術→336ページ
三角巾固定±バストバンド固定→344ページ

第6章 ● 高齢者/成人・肩関節痛ハンター

> 症例2　78歳 女性　主訴: 左肩痛
> 冬道で滑って転倒し左肩を強打した．

レントゲン画像の前に鑑別を挙げ，画像確認後のマネジメントを答えてください．

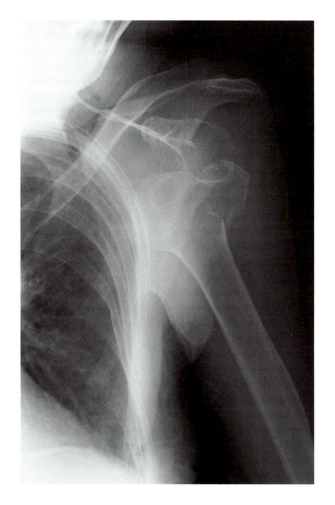

※今回は正面像のみで診断がついたため，レントゲンは1枚のみとなりました．

Part I ● 診断編

　今回は高齢なので，上腕骨近位部骨折を鑑別に挙げました．疼痛・変形もあり，すぐに画像を指示しました．画像では上腕骨脱臼骨折で，整復し三角巾±バストバンドで固定しました．その後 `帰宅保存` として後日整形外科受診を指示しました．
　高齢者の肩関節脱臼と一般成人のそれとの違いは，骨折を伴うことです．骨折部は前章の上腕骨近位部骨折の骨折線イメージどおりになります（図3）．ただしほとんどは大結節骨折で，外科頸骨折は少ないです．
　上腕骨脱臼骨折で大結節骨折の場合は，骨片である大結節が離開していても，整復後はほとんどが元の位置に戻ります．そのため初期対応は一般成人の肩関節脱臼と全く同じです．今回の症例も非整形外科医が整復し，大結節が元に戻った画像を紹介状に添付しました（図3, 4）．
　一方，上腕骨脱臼骨折で外科頸骨折を伴う場合は，整復しようと上腕を牽引しても，骨折しているため骨頭は元に戻りません．観血的整復が必要なため `即時整形` ，コンサルトと同時に手術の準備も検討します．

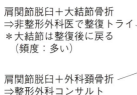

肩関節脱臼＋大結節骨折
⇒非整形外科医で整復トライ
＊大結節は整復後に戻る
（頻度：多い）

肩関節脱臼＋外科頸骨折
⇒整形外科コンサルト
＊観血的整復が必要になる
（頻度：少ない）

図3 高齢者の上腕骨脱臼骨折の2パターン

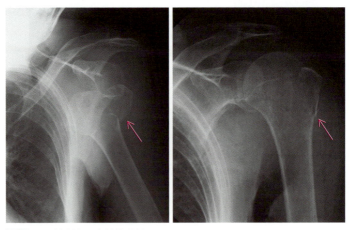

図4 肩関節脱臼＋大結節骨折
大結節が骨折・転位している（左）が，整復後は正常位置に戻っている（右）．

第6章 ● 高齢者/成人・肩関節痛ハンター

肩関節脱臼ハンターへの道

- ➡ 多くが前方脱臼であり，診断は難しくない．非整形外科医も整復できるようになろう．
- ➡ 高齢者は脱臼骨折もあり．大結節骨折は整復トライ（ただし外科頸の脱臼骨折はすみやかに整形外科医へコンサルト）．
- ➡ 整復前後のレントゲンを紹介状に添付すべし．
- ➡ 整復後は三角巾固定で帰宅．合併症が多いので整形外科へ紹介．

症例3 74歳 女性 主訴: 右肩痛
転倒し右肩をぶつけて疼痛がある．

レントゲンの前に鑑別を挙げ，画像確認後にマネジメントを答えてください．

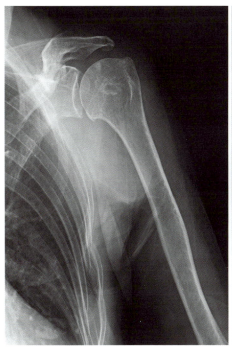
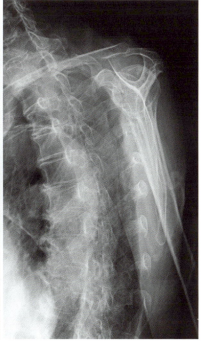

101

今回の症例は研修医が診察し，画像ではっきりしないため上級医にコンサルトしました．上級医は画像を見ると，ベットサイドで診察し，追加でレントゲンを実施しました（図5）．

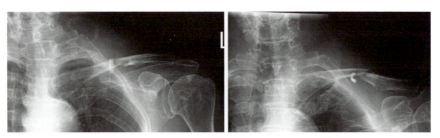

図5　症例3で追加された鎖骨2方向のレントゲン

追加レントゲンでは鎖骨が真ん中で骨折しています（図5）．上級医が追加したのは『鎖骨2方向』という撮影条件でした．上級医いわく，「肩の外傷でいちばん多い骨折は鎖骨骨折．撮影前に鑑別に挙げて診察すれば，鎖骨に圧痛があることに気がつけたはずだよ．あと，肩関節2方向だと，ときどき鎖骨骨折はハッキリ写らないことがあるんだよね」．たしかに最初にオーダーした肩2方向のレントゲンは鎖骨骨折がわかりにくいです（図6）．

鎖骨骨折と診断した本症例はクラビクルバンドで固定し，帰宅保存としました．

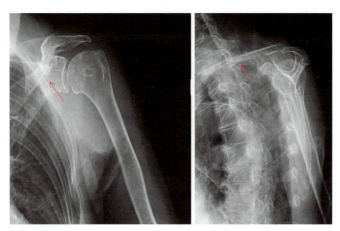

図6　肩関節2方向だと鎖骨骨折は微妙骨折タイプ

鎖骨骨折の診断

　研修医のころ，誰もが一度は鎖骨骨折を見逃した経験があるでしょう．肩から少し離れた部位に起こる鎖骨骨折は初学者をだまします．診察でも，上腕骨付近は診察しても，なかなか鎖骨中央まで圧痛を確認できていない研修医は多いです．鎖骨骨折は，肩関節2方向では今回のように微妙骨折タイプになってしまいます．

　鎖骨骨折を見逃さないためには，レントゲン前に鑑別に挙げることです．鎖骨骨折は全年齢に起こる外傷です．肩の外傷では鎖骨はルーチンで診察し，疼痛があれば鎖骨2方向のレントゲンを撮影依頼します（図7）．鎖骨2方向がオーダーできれば，鎖骨骨折はほぼ全例が明確骨折タイプなので画像診断は難しくありません．

　鎖骨骨折の診断のポイントは，肩関節2方向のレントゲンで微妙骨折タイプを見つけられるかどうかではなく，最初に鎖骨2方向のレントゲンをオーダーできるかどうかなのです．なお，身体所見で鎖骨骨折との自信があれば，レントゲンは鎖骨2方向のみでも構いません．

かなり多い鎖骨骨折

　鎖骨骨折は肩関節周辺の骨折の42％を占めるので[71]，肩の外傷では必ず鑑別に挙げなければいけません．コンタクトスポーツや自転車の転倒，労災などで受傷するため，男性に多い骨折です．全年齢で起こり，特に20代と80代にピークがあります[72,73]．

　鎖骨骨折の87％は，鎖骨でなく肩をぶつけて折れます．直接鎖骨をぶつけて折れるのは7％で少数派です．転倒・衝突時に腕を引き寄せて体を守るような姿勢で肩を強打すると，間接的に鎖骨に外力が加わり骨折するのです（図8）．

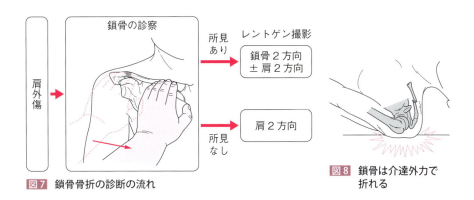

図7　鎖骨骨折の診断の流れ

図8　鎖骨は介達外力で折れる

鎖骨骨折は3つに分類すべし

鎖骨骨折は3カ所で起こり，『内側1/3の鎖骨骨折』，『中央1/3の鎖骨骨折』，『外側1/3の鎖骨骨折』と表現されます．この表記は整形外科の成書でも登場し，整形外科医も口にするので，非整形外科医も『○○1/3』と使ってOKです．中央1/3が最も多く（69～80％），成人の場合はほとんどこのパターンです．次に多いのが内側1/3（21～28％）で，高齢者の脆弱性骨折の頻度が高いです[73]．外側1/3は稀ですが，多くは手術となります（図9）．

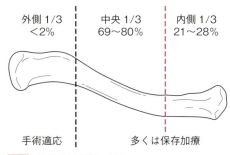

図9 鎖骨骨折分類の割合

鎖骨骨折の初期対応

鎖骨骨折の保存加療は，クラビクルバンドでも三角巾±バストバンドでも予後は変わりません[74-76]．固定して 帰宅手術 または 帰宅保存 とします．鎖骨骨折は上肢外傷なので，ゴールは見た目の骨癒合ではなく機能的な予後です．そのため内側1/3と中央1/3は 帰宅保存 ですが，肩関節に関わる外側1/3は 帰宅手術 が一般的です．保存加療では骨癒合して機能回復するのに約4～8週間かかります．

近年は，中央1/3の保存治療の癒合不全が15.1％のところ，手術をすれば2.2％まで減少したという報告もあり[77]，転位の大きい鎖骨中央骨折は手術することが増えましたが，もともとのADLや手術による機能予後の回復を個別に考えて実施を決めます．

鎖骨骨折ハンターへの道

- ➡ 肩関節周辺の外傷では必ず鎖骨骨折を鑑別に挙げ，画像検査前に鎖骨を触るべし．
- ➡ 鎖骨に疼痛があった場合はレントゲンで鎖骨2方向をオーダーする．
- ➡ クラビクルバンド or 三角巾±バストバンドで保存なら約1カ月以上固定．
- ➡ 後日整形外科受診して，機能予後を考慮し手術するかを相談．

> **症例 4**　65歳 女性　主訴: 左肩痛
> 転倒し左肩をぶつけ疼痛があり来院.
> 画像前に診察すると鎖骨の外側部に疼痛がある.

画像を確認して，診断と初期対応を答えてください．

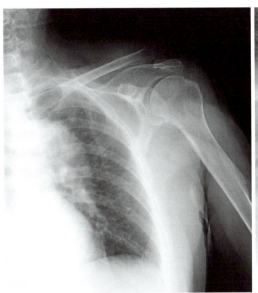
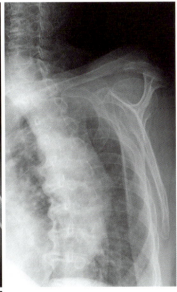
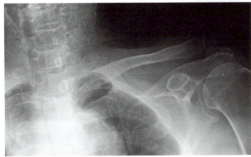

Part I ● 診断編

今回は少し難しかったかもしれません．診断は肩鎖関節脱臼です．初期対応は三角巾固定で 帰宅手術 または 帰宅保存 ，次の平日の整形外科外来へ紹介となります．

肩鎖関節とは？

肩鎖関節は肩甲骨の肩峰と鎖骨の外側部の関節です．関節ですが，3本の強固な靱帯で結合され，可動性はほぼありません．肩鎖関節脱臼はこれらの靱帯の損傷で肩鎖関節が"動いてしまう"病態で，靱帯損傷の数と転位方向で分類されます．

非整形外科医は Type I / II と III / V の区別だけできれば OK です．レントゲンだと靱帯は実際には見えないので，肩峰下端と鎖骨下端の距離で判断します．肩関節正面で距離が 13 mm 未満なら Type I / II，13 mm 以上ある場合は Type III / V となります（図10）．

Type I / II はまだ肩鎖関節をつなぎ留めておく靱帯があり，関節の転位はないので保存加療となります．しかし Type III～VI は手術も考慮します．症例 3 は肩峰下端と鎖骨下端が 17 mm と離れており，Type III 以上の肩鎖関節脱臼の診断となりました（図11）．

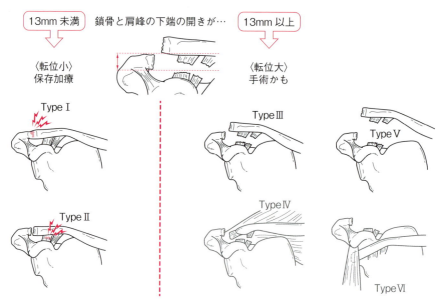

＊Type IV と VI は稀なので非整形外科医は知らなくても OK

図10 非整形外科医のための肩鎖関節脱臼の分類 （Rockwood の分類より著者編集）

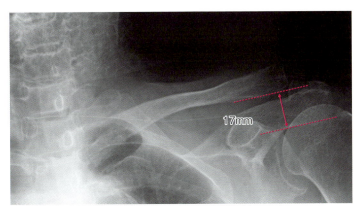

図11 症例3の肩正面レントゲン（再掲載）

肩鎖関節脱臼の診断は難しい？

　肩鎖関節脱臼は，コンタクトスポーツや転倒などで受傷し，男性に多い外傷です（男女比5：1）[78]．レントゲンは肩関節の正面像で評価しますが，特異度90％，感度41％とされ，画像で除外はできません．これはType I / II の肩鎖関節脱臼では転位がなく，レントゲンが正常となるためです．

　そこで肩鎖関節脱臼の診断はレントゲンに身体診察を加えた総合判断となります．『身体所見⇔検査』という具合に2つの情報を行き来して診断します．肩鎖関節脱臼を疑う画像所見があり，飛び上がった鎖骨をポコポコと押せる『ピアノキーサイン』を認めれば，Type III 以上の肩関節脱臼です．Type I / II は転位がないのでピアノキーサインもレントゲンも陰性ですが，肩鎖関節の圧痛があれば疑い診断としてマネジメントします（図12）．

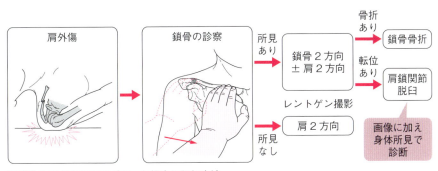

図12 鎖骨外側に圧痛があった場合の評価方法

肩鎖関節脱臼の初期対応

　肩鎖関節脱臼の固定は三角巾±バストバンドで行い，クラビクルバンドは使用しません．Type Ⅰ で約 1 週間，Type Ⅱ で約 3 週間固定する 帰宅保存 です．紹介状には「転位はないが，肩鎖関節に強い圧痛があり，臨床的に肩鎖関節脱臼を疑いました」と記載します．

　Type Ⅲ 以上では，機能予後を求める場合は手術が考慮されます．紹介状には上肢運動にかかわる趣味や職業を記載し， 帰宅手術 または 帰宅保存 とします．

肩鎖関節脱臼ハンターへの道

- ➡ レントゲンだけでなく身体所見を合わせて診断する．
- ➡ 分類は転位あり（Type Ⅰ / Ⅱ）と転位なし（Type Ⅰ / Ⅱ 以外）が区別できれば OK．
- ➡ 固定は三角巾±バストバンドで帰宅，再診は翌日か週明けの整形外科外来へ．
- ➡ 転位がなければ数週間の保存加療，転位があれば手術の可能性を伝える．

　ここで一度，鎖骨を含めた肩のレントゲンの骨折線イメージを確認しましょう．肩関節のレントゲンは 2 方向をオーダーしますが，非整形外科医に必要な情報は 9 割以上が正面像です．まず読影前に鎖骨を診察し，あたりをつけてから鎖骨の骨折線，肩鎖関節脱臼の評価，また高齢者であれば上腕骨近位部外科頸に骨折線をイメージします（図 13）．

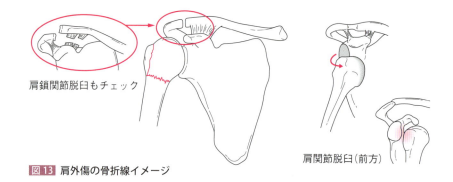

図 13　肩外傷の骨折線イメージ

第6章 ● 高齢者/成人・肩関節痛ハンター

では，骨折線イメージを持って最後の症例を考えてみましょう．

> **症例5** 30歳 男性 主訴: 右肩痛
> サッカーで右肩から転倒し右肩痛あり．鎖骨や肩鎖関節には圧痛を認めず肩関節2方向のレントゲンのみ実施．疼痛で腕が上がらず時間外外来受診．

鑑別診断とマネジメントを答えてください．

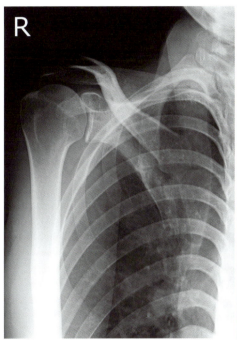
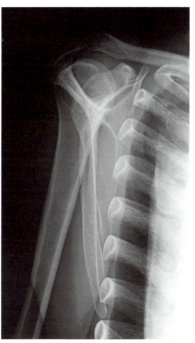

今回の症例は研修医が初療に当たりました．鑑別に上腕骨近位部骨折と鎖骨骨折を挙げ，骨折線をイメージしながら読影しましたが，レントゲンで異常はありません．再度診察しましたが，肩鎖関節に圧痛はありませんでした．しかし肩の痛みはあり，患肢は挙上できません．そこで上級医に診断を相談すると，いくつかの身体所見をとってから言いました．「これはおそらく『腱板損傷』だね．三角巾で固定して紹介状を書いて次の整形外科外来へ受診で OK ですよ」．今回は腱板損傷の診断で 帰宅保存 または 帰宅手術 となりました．

Part I ● 診断編

そもそも腱板とは？

　肩関節は，上腕骨の骨頭と肩甲骨の臼蓋から形成されます．これはケン玉に似ています（玉が骨頭，皿が臼蓋）．肩関節は自由度が高い分，ケン玉のように不安定な骨頭を臼蓋に引き寄せて安定させる必要があります．**この骨頭を臼蓋につなぎとめる4つの小筋が腱板の正体**です．前方から肩甲下筋，棘上筋，棘下筋，小円筋の順で並びます（図14）．

　腱板は英語で rotator cuff と呼ばれます．Rotator（回転する）肩関節を4つの小筋肉が cuff（シャツの袖）として包む様子をうまく表現していますね．肩関節自体を大きく動かす筋肉は三角筋，大胸筋，広背筋ですが，腱板はその下に潜み，肩の回転運動をサポートする縁の下の力持ちといった役どころです．

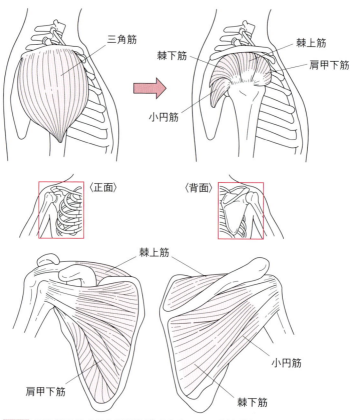

図14 三角筋をめくると腱板を構成する4つの小筋がある

腱板損傷の診断は難しい

　急性の腱板損傷は，転落して肩を直接ぶつけるなどの直達外力で起こる一方，転倒で手をついた際や，重いものを持ち上げて急激に負荷がかかった際にも発生します．疼痛と外転障害をきたしますが，これは他の肩関節外傷でも認める症状です．
　レントゲンで肩峰と骨頭の間が狭い時（6 mm 以下）は腱板損傷を疑いますが，感度も特異度も低く，急性期では認めないことも多いです[79]．軟部組織の損傷なので，レントゲンや CT では診断できないのです[80]．一方エコーや MRI は有用で，感度・特異度は 90% 近いですが，部分断裂では著しく感度が下がります（表1）．

表1 完全断裂の腱板損傷に対するエコー・MRI 検査の有用性[81]

	感度	特異度	陽性尤度比	陰性尤度比
エコー	91% (68%)	93% (94%)	13.0 (11.3)	0.1 (0.3)
MRI	90% (67%)	93% (94%)	12.9 (11.2)	0.1 (0.4)

（　）は部分断裂の場合

腱板損傷の診断が難しい真の理由

　腱板損傷は肩の酷使や，加齢変化で生じることもあります．一般的に急性の腱板損傷が 10%で，慢性が 90%とされます．50歳を超えると『無症候性腱板損傷』という，症状がなくてもエコーで腱板損傷がわかるような状態が増え始め，70歳以上では半数が『無症候性腱板損傷』と報告されます[82,83]．そのため高齢者では腱板損傷の画像所見があっても陳旧性か急性かの判断が困難です．ベテラン医師は外転筋力や外旋筋力の低下で判断しますが[84]，これは専門医だからこそなせる業です．

> **腱板損傷の診断は難しい**
> ①レントゲン・CT ではわからない！
> ②エコー・MRI では完全断裂はわかるが，部分断裂はわからない時もある
> ③高齢になると約半数が無症候性腱板損傷となる

腱板損傷を疑うための4つの身体所見

　腱板損傷は専門医でも診断が難しいです．非整形外科医は，肩関節外傷で上腕骨や鎖骨を確認し，これらの外傷が除外された場合に疑うことができれば合格です．

疑ったら，感度と特異度の比較的高い4つの身体所見（図15）を確認します．全部評価しても1分かからないので，確認して紹介状に記載しましょう．

Painful arc testとdrop arm testは棘上筋に負荷をかけるテストです．Painful arc testは，『気をつけ』の姿勢から腕を体に平行に頭上まで上げてもらいます．90〜120°で棘上筋に負荷がかかり，断裂があると疼痛で腕が上がらなくなりますが，120°以上では棘上筋の負荷がとれ，疼痛が軽快し，腕が上がります（図15①）．

Drop arm testは，90°の位置で患者さんに腕を保持してもらい，棘上筋に負荷をかけます．痛くて保持できなければ陽性とします（図15②）．

External rotating lag testは，棘上筋と棘下筋に負荷をかける検査です．『小さく前へならえ』の姿勢から掌を上に向け，手を外側に移動させ保持してもらいます．痛くて外側保持できず，最初の『小さく前へならえ』へ戻れば陽性です（図15③）．

最後のinternal rotation lag testは，肩甲下筋に負荷をかける検査です．腕を後ろに回し腰をトントンと叩く姿勢を取ってもらいます．手背が腰についた位置から開始し，次に腰から離した場所で保持してもらいます．痛くて手背が腰につけば陽性です（図15④）．

① Painful arc test 陽性例

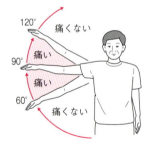

② Drop arm test 陽性例

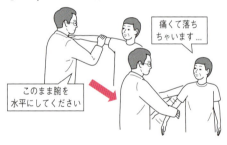

③ External rotation lag test 陽性例

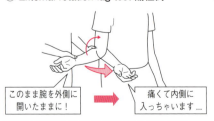

④ Internal rotation lag test 陽性例

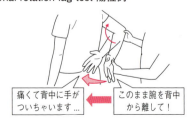

図15 腱板断裂の診断に有用な身体所見

第6章 ● 高齢者/成人・肩関節痛ハンター

表2 腱板断裂に対する身体所見の有用性[85]

腱板損傷	身体所見	感度	特異度	陽性尤度比	陰性尤度比
棘上筋	Painful arc test	71%	81%	3.7	0.36
	Drop arm test	24%	93%	3.3	0.82
棘上筋＋棘下筋	External rotation lag test	47%	94%	7.2	0.75
肩甲下筋	Internal rotation lag test	97%	83%	5.6	0.04

※小円筋を評価する有用な身体所見はない.

感度は internal rotation lag test 以外は低いですが，特異度はすべてで高く，陽性時には腱板損傷を強く疑います（**表2**）．1つでも陽性所見を認めたら，その所見名を紹介状に書き，「腱板損傷疑い」として整形外科外来受診を指示します.

腱板損傷の治療について

腱板損傷は **帰宅手術** または **帰宅保存** となります．部分断裂では2〜3週間の固定とリハビリで保存加療をし，完全断裂や若年では関節鏡下の修復術の実施を検討します．高齢になると，画像所見と症状がパラレルでないこともあり，治療選択は整形外科医でも意見の分かれるところです[86].

実際には，腱板損傷の44〜88%は保存加療となります[87,88]．他の肩外傷と同様にゴールは機能的予後，手術か保存かには患者背景が影響します．そのため紹介状には仕事や趣味など機能に関わるキーワードが必要となります.

帰宅時は三角巾固定と痛み止めの内服だけで OK．肩関節へ注射して鎮痛するのは腱板を余計に傷つけるリスクがあるので，ER での手出しは無用です．後日整形外科外来を受診するよう指示し，診断は難しいので専門外来でつけてもらうものと説明しましょう．また，手術という選択肢もあるが整形外科医と相談して決めること，ただし多くは保存治療となることを伝えます.

腱板損傷ハンターへの道

➡ 肩外傷で上腕骨や鎖骨に身体所見，画像所見がない場合は，最後に腱板損傷を疑う.

➡ レントゲン・CT では診断できない．MRI とエコーで判断する.

➡ そのため ER では身体所見から腱板損傷を疑い，評価を終了してよい.

➡ 多くは保存加療．正確な診断と治療方針決定は整形外科医へ依頼.

Part I ● 診断編

年齢ごとの肩の診断手順

　成人・高齢者・小児の肩周辺外傷をどのような手順で診断するか，疾患頻度から確認していきましょう（表3）.

　まず，成人の肩外傷は鎖骨骨折が最多. 必ず鎖骨を内側から外側まで診察します. さらに肩関節脱臼，肩鎖関節脱臼，腱板損傷も必ず鑑別に挙げるべきでしょう. 上腕骨近位部骨折は高エネルギー外傷でのみチェック. ただし，明確骨折タイプのため，レントゲンを撮れば診断できてしまいます.

　高齢者では，鎖骨骨折はやはりコモンであり評価します. そして上腕骨近位部骨折が最多，成人と違い低エネルギー外傷で起こります. また肩関節脱臼では上腕骨大結節骨折を伴います. 一方，肩鎖関節脱臼は稀ですし，腱板損傷は判断が難しいので，この2つは後日整形外科で評価すればよいでしょう.

　最後に小児の場合は，鎖骨骨折だけ評価すればOK. 他の外傷は稀です.

表3 年齢別にみた肩周辺外傷の頻度

	上腕骨近位部骨折	肩関節脱臼	鎖骨骨折	肩鎖関節脱臼	腱板損傷
高齢者	◎	○±大結節骨折	○	▲	▲
成人	▲	○	◎	○	○
小児	▲	◆	○	◆	◆

◎多い，○やや多い，▲稀，◆非常に稀

　このような疾患頻度から，画像前はまずは鎖骨⇒上腕骨⇒腱板の順に診察して，疼痛が強ければその時点で診察はいったん止め，画像を実施します. 小児と高齢者では画像確認後に診断がつきますが，成人では画像正常の場合は転位のない肩鎖関節脱臼や腱板損傷の評価を忘れないようにしましょう.

肩関節外傷の鑑別の手順

①鎖骨に疼痛あり⇒鎖骨骨折・肩鎖関節脱臼疑い（小児はここまで）

②鎖骨に疼痛なし⇒上腕骨近位部骨折・肩関節脱臼疑い（高齢者はここまで）

③身体所見と画像で①・②がなければ腱板損傷疑いで診察

　診断後の対応として，肩関節脱臼整復はぜひとも実施してください. いずれの外傷も 帰宅手術 または 帰宅保存 です. 固定はすべて三角巾±バストバンドでOKです（鎖骨骨折はクラビクルバンドでも構いません）.

114

最後に，肩関節痛のフローチャートと骨折線イメージの確認です（図16, 17）．

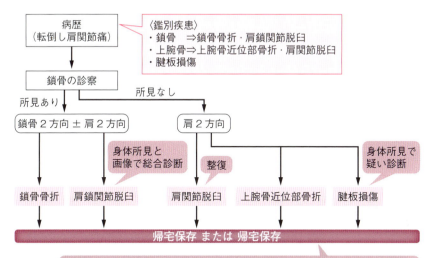

図16 肩関節痛の対応フローチャート

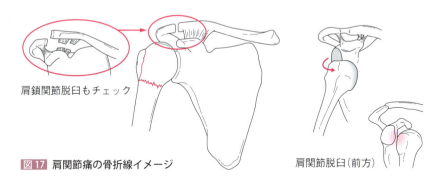

図17 肩関節痛の骨折線イメージ

肩関節痛ハンターへの道

➡ 肩外傷は全年齢で鎖骨から診察開始，疼痛があれば鎖骨2方向で評価．
➡ 疼痛が強い場合は，高齢者⇒上腕骨近位部骨折，成人⇒肩関節脱臼．
➡ 肩関節脱臼は非整形外科医も整復できるようになろう．
➡ 成人は肩鎖関節脱臼と腱板損傷を身体所見から暫定診断する．

FRACTURE HUNTER

第 **7** 章
成人・肘関節痛ハンター

> **症例 1**　21 歳 男性　主訴: 左肘激痛
> 柔道で倒され左手をついて支えた直後に左肘激痛あり．
> 疼痛強く画像検査をすぐに実施した．

画像を確認後のマネジメントを答えてください．

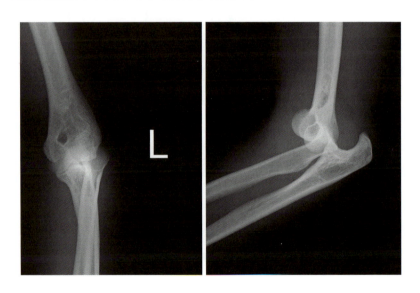

　今回の診断は肘関節脱臼となります．非整形外科医も速やかに自分で脱臼整復，その後肘関節外固定とし 帰宅保存 となります．みなさんは整復はできますか？

肘関節は脱臼のナンバーツー

　肘関節脱臼は全脱臼の 20％ を占め，肩関節脱臼の次に多い脱臼です．ほとんどが後方脱臼です[89]．10〜20 代の男性に多く，50％ がスポーツでの受傷という報告もあり，本症例は 21 歳男性の柔道中と，まさに典型例です[90]．

　受傷メカニズムの多くは FOOSH です．FOOSH とは Fallen On OutStretched Hand の略で，「フーッシュ」と読みます．転倒 (fallen on) した時に肘を伸ばし，

掌をついて（outstretched hand）体を支える姿勢のことです（図1）．このFOOSHは他の上肢外傷も起こす有名な受傷機転なので，ぜひとも覚えておいてください．

肘関節脱臼では強い痛みのため身体所見はまずとれないので，余計なことはせずレントゲン検査へ直行するのが正解です．肘の側面像の脱臼所見は明確で，診断に困ることはありません．なお，稀ですが**脱臼"骨折"の場合は緊急で整形外科コンサルト**をします．緊急で手術室で整復することもあるためです．

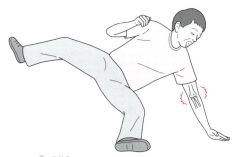

図1 FOOSH（Fallen On OutStretched Hand）
転倒し肘を伸ばし掌をついて体を支える姿勢．さまざまな上肢外傷を起こす．

肘関節脱臼の整復

診断できたら，可及的速やかに脱臼整復を行います．患者さんの多くは若く，筋肉の多いスポーツマンのため，力技での整復は困難．そこで私は経静脈麻酔で十分に鎮静・脱力状態としてから，整復を実施しています．第1助手が上腕にカウンタートラクションをかけ，術者が前腕を牽引しつつ屈曲すると整復されます（図2）．うまくいかない時は屈曲位にしても構いません．最初は経験者に手伝ってもらい，最終的には1人で実施できることを目指しましょう．

身体所見は整復後に落ち着いてから評価します．神経では正中神経・尺骨神経・上腕神経の損傷を評価し，所見があれば紹介状に記載します．周囲の靱帯損傷も頻度の高い合併症ですが，判断が難しいので後日整形外科外来で評価してもらいます．

図2 肘関節脱臼の整復

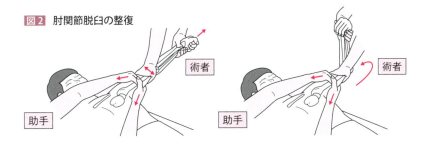

経静脈麻酔→330ページ　　肘関節脱臼整復術→340ページ

肘関節脱臼で注意したい合併症

　肘関節脱臼で注意したい合併症として，脱臼骨折と鉤状突起骨折の2つがあります．まず「脱臼骨折は緊急で整復して，ただの骨折にすること」．これは全関節骨折の大原則です．しかし，レントゲン室で整復（非観血的整復）を試みても骨折していて戻せなかったり，戻しても再脱臼してしまう場合もあります．このような時は手術室でメスを入れて整復します（観血的整復）．不安定ならそのままプレートで固定する場合もあります．

　図3のような脱臼骨折では非整形外科医が1回は整復をトライしてもよいです．しかしワントライして整復できない場合は，それ以上はトライせずに整形外科医へ整復依頼するのが望ましい対応です．あるいは，整復に自信がなければファーストトライから整形外科医に手技を依頼しても構いません．

　もう1つの合併症である鉤状突起骨折は，肘関節脱臼の10～15％に合併するとされます．鉤状突起は肘頭の反対側，"カギヅメ"の前の部分にあたります（図4）．脱臼によりツメが折れてしまうのです．小さい骨折で，探すとやっと見つかることも多いです．これも広い意味では肘関節脱臼骨折に入ります．しかし整復は難しくないので，一般的な肘関節脱臼と同様の整復で対応して構いません．整復前は骨折がわからないことも多く，前後のレントゲンでは必ず評価して紹介状へ記載することを目指しましょう．

　脱臼骨折には，整復に影響しない剥離骨折と，関節面や骨幹部に大きくかかり整復が難しい骨折があります．自分で整復可能か，整形外科へ依頼すべきかの判別を，今後の症例で経験的に身に付けることが脱臼整復ハンターへの道です．

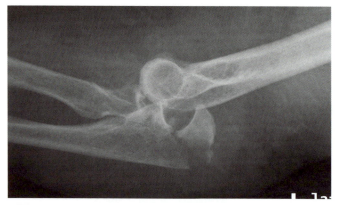

図3　転位が強く関節面にかかる肘関節脱臼骨折

第7章 ● 成人・肘関節痛ハンター

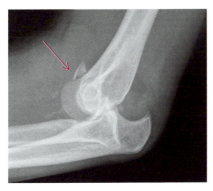

図4 鉤状突起骨折（脱臼骨折ではあるが，非整形外科医でも整復トライ）

　肘関節脱臼の整復後は，肘関節を 90°屈曲位で上腕から手関節までのシーネ固定し，三角巾を加えます（図5）．肘関節の外傷はすべてこの固定で対応するので覚えておきましょう．紹介状に整復前後のレントゲンを添付し，後日整形外科外来受診を指示して帰宅とします．

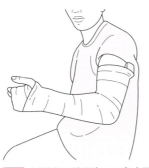 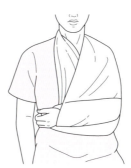

図5 肘外傷の外固定＋三角巾固定

肘関節外固定→345ページ

肘関節脱臼ハンターへの道

- ➡ 診断は容易．速やかに整復できるかどうかが最大のポイント．
- ➡ 経静脈麻酔下で整復してから，神経症状を評価して紹介状に記載．
- ➡ 整復されればシーネ固定＋三角巾，後日整形外科受診でOK．

Part I ● 診断編

> 症例2　52歳 女性　主訴: 右肘痛
> 階段で転倒し右肘を強打，以降右肘痛があり搬送となる．

レントゲン画像の前に鑑別を挙げ，画像確認後のマネジメントを答えてください．

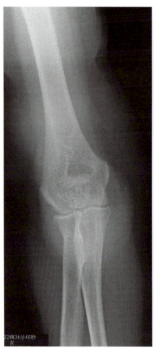
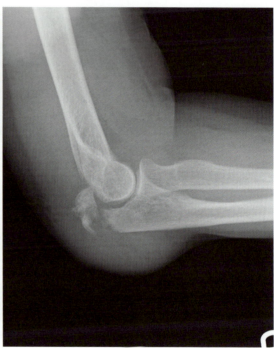

　今回は病歴から肘頭骨折が疑われ，レントゲンでも骨折が確認されました．診断後に外固定＋三角巾で 帰宅手術 または 帰宅保存 とし，後日整形外科外来受診を指示します．

成人の肘関節の激痛は肘頭骨折と肘関節脱臼

　成人の外傷後肘関節で激痛ならば，肘頭骨折と肘関節脱臼の2つを鑑別に挙げます．肘を直接ぶつける直達外傷なら肘頭骨折を，FOOSHなら肘関節脱臼を想定します（図6）．
　この両疾患はとにかく疼痛が強いので，迷う暇があればさっさとレントゲンを

撮ってしまうのが正解です．いずれも肘のレントゲン側面像ですぐに診断がつく明確骨折（脱臼）タイプです．

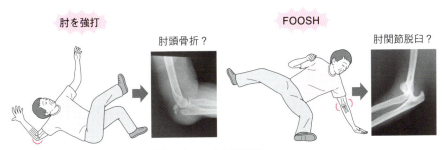

図6 肘関節痛は撮影前に受傷機転から2つを予測可能

神経症状の評価は画像検査後でOK

　画像評価で肘頭骨折と診断されたら，尺骨神経障害をチェックしましょう．肘頭の近位には尺骨神経が通過しており，骨折に伴い尺骨神経障害が10％に起こるとされます（図7）．

　みなさんも，肘を"軽く"ぶつけて小指と薬指がビリビリした，という経験があると思います．まさにこれが尺骨神経障害の症状です．症状が進むと，痺れが知覚鈍麻となり，さらに小指・薬指の麻痺症状も出ます．神経症状がある場合は，骨転位が強く緊急手術となる可能性があるため，すぐに整形外科医へ連絡し対応を相談しましょう．

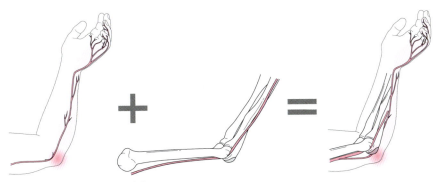

図7 肘頭骨折と尺骨神経障害

肘頭骨折の分類と治療

肘頭骨折のイメージを Mayo 分類で確認しましょう（図8）．直達外力で粉砕骨折となるか横骨折かのいずれかのパターンとなる明確骨折タイプがほとんどです．

さらに，『2 mm 未満の骨折が保存加療になる』ことは非整形外科医でも知っておくとよいです．帰宅手術 か 帰宅保存 かの説明に役立ちます．固定は肘関節脱臼と同様に肘関節外固定＋三角巾で対応します．

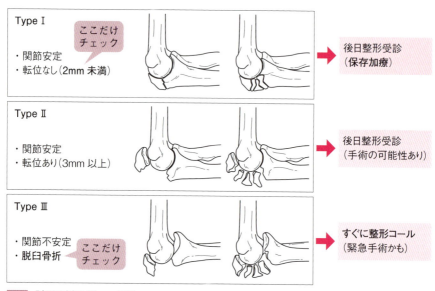

図8 肘頭骨折の Mayo 分類

肘頭骨折ハンターへの道

- 直達外力による強い肘痛では肘頭骨折を疑い，速やかにレントゲンで確認すべし．
- 尺骨神経障害が 10％ に併発する．小指と薬指のしびれを確認し，症状があれば整形外科医へ即日コンサルトすべし．
- 骨折線が 2 mm 未満で保存，2 mm 以上で手術と知っておくと便利．
- 合併症がなければシーネ固定＋三角巾で固定し，後日に整形外科受診とする．

第 7 章　成人・肘関節痛ハンター

症例 3　45 歳 女性　主訴: 左肘痛
躓いて肘を伸ばして掌を地面につく形で受傷.
以降左肘痛があり時間外外来へ受診となる.

レントゲン画像の前に鑑別を挙げ，画像確認後のマネジメントを答えてください.

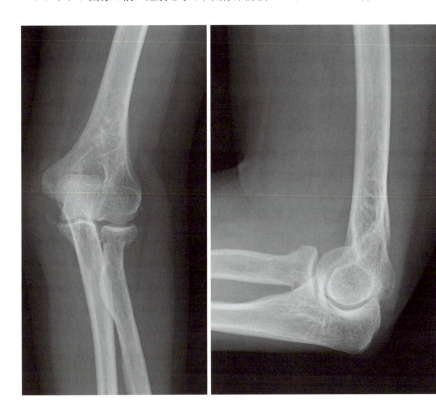

成人のFOOSHでの肘痛は，橈骨頭骨折を鑑別に挙げます．レントゲンをよく見ると骨折があり（図9），橈骨頭骨折と診断．肘関節外固定＋三角巾で対応し，帰宅保存 として後日整形外科受診を指示します．

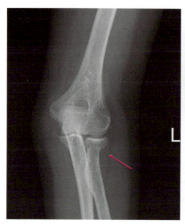
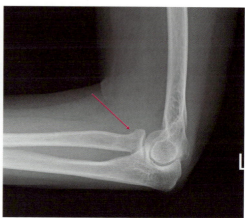

図9 わずかだが橈骨頭の骨折（←）を認める

見逃しやすい橈骨頭骨折

　橈骨頭骨折は成人の肘骨折の半分以上を，骨折全体でも5.4%を占める超コモンディジーズです[91]．ただし，症例3のように骨折線がわかりにくいため初学者がよく見逃してしまう骨折でもあります．

　肘関節脱臼（症例1）と肘頭骨折（症例2）は，救急車で来院し，レントゲンでは明確骨折タイプ，というのが典型例です．一方，橈骨頭骨折は，独歩で外来受診し，微妙骨折タイプ，というのが典型例です．激痛はなく，画像も派手さはない，こんな橈骨頭骨折の患者さんをどうすればハンティングできるのでしょうか？

橈骨頭骨折を見逃さないためのポイント

　見逃し防止のためにはやはり，外傷による肘痛で必ず橈骨頭骨折を鑑別に挙げるコトです．肘外傷骨折の半分以上を占めるのですから，**肘を痛がっていたら全例で橈骨頭骨折を疑ってかかることが重要です**．

　受傷機転はFOOSHが多いです．画像所見は今回のようにわずかな骨折であることが多く，橈骨頭自体も小さいので，写真を拡大して，「ここに骨折があるに違いない…違いない！」と一所懸命探すことが重要です．さらに身体所見と合わせ技で確

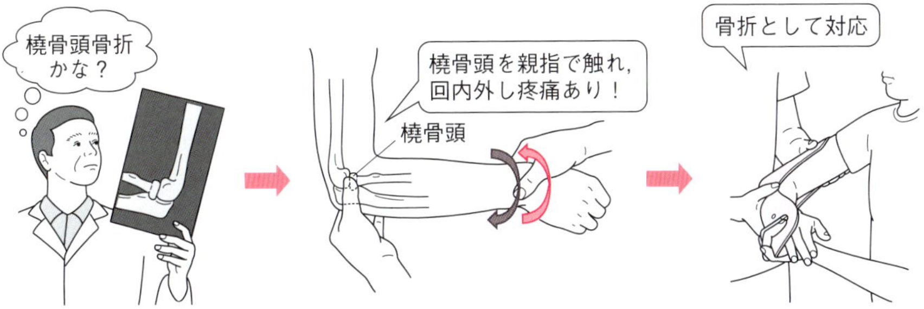

図10 橈骨頭骨折はレントゲンと身体所見の合わせ技で判断

認します．画像で迷ったら橈骨頭を触れて回内外し，疼痛があれば画像が微妙でも橈骨頭骨折として扱って構いません（図10）．

橈骨頭の位置をイマイチ把握できない場合は，自分の腕で確認してみましょう．図11のようにして手を回内外すると，橈骨頭がくるくる回るのがわかります．この橈骨頭を触れる身体診察は小児の肘内障整復でも必須の手技です．非整形外科医も絶対にマスターしてください．

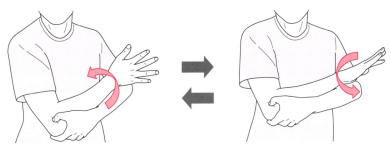

図11 肘を回内・回外すると，自分でも橈骨頭の回転が触れる！

橈骨頭骨折ハンターへの道（その1）

➡ 橈骨頭骨折は成人肘外傷で最多の骨折．肘外傷では必ず鑑別に挙げるべし．
➡ FOOSHでwalk in受診し，画像はハッキリしないのが典型例．
➡ 画像で迷った時は，橈骨頭を触れながら回内外で疼痛があれば骨折として扱うべし．

橈骨頭骨折の診断と治療

微妙タイプの橈骨遠位端骨折の骨折線をイメージするためにHotchkiss の分類（改訂 Manson 分類）を見てみましょう[92]．橈骨頭のくびれに骨折線が入る，あるいは橈骨の頭部に骨折線が入るのが典型例です．骨折線は 2 mm 以内のことがほとんど（62%）です．

また，転位が 2 mm 未満なら保存加療，2 mm 以上なら手術です．帰宅手術 または 帰宅保存 の説明に役立つので，覚えておきましょう．

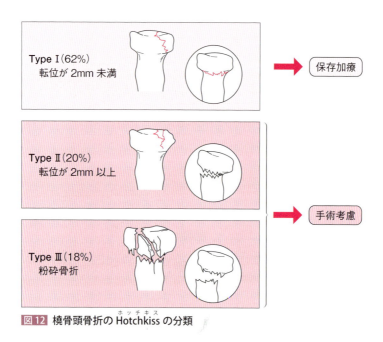

図12 橈骨頭骨折の Hotchkiss の分類

橈骨頭骨折の合併症として血管神経症状は稀です．一方で橈骨頭周囲の靱帯損傷や筋挫傷が約 30% に合併しますが，評価が難しいので整形外科外来で評価してもらえば OK です[93]．非整形外科医は橈骨頭骨折の診断ができれば十分合格点．外固定＋三角巾固定で後日整形外科外来へ受診を指示します．

> **症例 4**　50歳 女性　主訴: 右肘痛
> 転倒して肘を伸ばした状況で右手をついた．
> 以後，右肘が痛くて夜間時間外外来を受診．
> 肘のレントゲン正面は全く異常なく，側面像を示す．

診断と対応を答えてください．

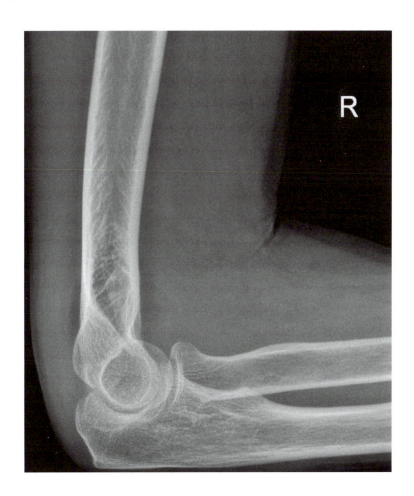

Part I ● 診断編

橈骨頭を含めて骨折線は認めません．しかし fat pad sign が陽性であり，橈骨頭骨折疑いの診断．外固定＋三角巾対応として後日整形外科受診を指示しました．

Fat pad sign とは？

Fat pad sign とは，骨折による2次的な画像所見のコトで，骨折が関節内で起こると，骨からの出血が骨と脂肪層の間に入り，脂肪層（fat）が盛り上がって（pad sign）見えます（図13）．

肘の fat pad sign は，レントゲンの側面像で，上腕骨顆上部の前と後を確認します（図14）．

上腕骨後面は posterior fat pad と呼ばれます．上腕骨後面はすぐに脂肪組織になるため，**わずかでも上腕骨後面に所見があれば posterior fat pad 陽性の異常所見**です．図14B は posterior fat pad 陽性と判断します．

上腕骨前面は anterior fat pad と呼ばれます．前面はもともと脂肪層と骨の間に若干のスペースがあるので，図14A くらいなら anterior fat pad 陰性と判断し，正常です．図14B のように**前面に張り出すと anterior fat pad 陽性と判断**します．

図14B のように posterior fat pad と anterior fat pad が両方とも陽性の場合は，2つの pad がヨットの帆（sail）のように見えるので sail sign と呼ばれます．

ちなみに，エコーでも fat pad がわかるという報告もありますが，描出には慣れが必要なので，まずはレントゲンで判断できることを目指しましょう[94]．

なぜ fat pad sign が重要なのか？

成人肘外傷で fat pad sign を認めた場合の75%で occult fracture があり，そのほとんどが橈骨頭骨折（86.6%）とされます[95]．橈骨頭骨折の多くは Hotchkiss の分類の Type I ＝転位のほとんどないパターンでしたね．**橈骨頭骨折で，初回レントゲンで骨折線がはっきりせず fat pad sign のみ陽性，というのは珍しくありません．**そこで，肘のレントゲンでは橈骨頭の微細な骨折と fat pad sign を血眼になって探します．橈骨頭骨折がなく，fat pad 陽性なら，橈骨頭骨折として対応します．肘の外固定＋三角巾で固定し『橈骨頭骨折疑い』として後日の整形外科受診を指示します．

初学者で fat pad sign の判断にどうしても迷う時は，熟知している年長者に何度かダブルチェックしてもらうとよいです．最終的には1人で fat pad sign が判断できることを目指しましょう．

図15 に成人肘骨折の骨折線イメージを掲載します．典型的な骨折線に加えて fat pad sign も確認するのが，他の整形外傷と少し違うところです．

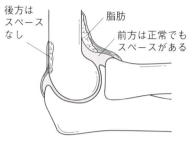
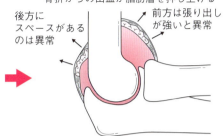

図13 Fat pad sign が起こるメカニズム

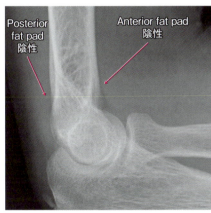
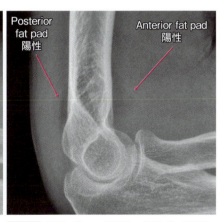

図14A 正常（fat pad 陰性）の画像　　図14B 異常（fat pad 陽性，症例4）の画像

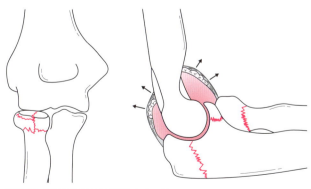

図15 成人肘外傷の骨折線イメージ

Part I ● 診断編

> 症例5　42歳 女性　主訴: 右肘痛
> 転倒して腕を伸ばした状態で手をついた．右肘痛で時間外外来受診．

診断と治療方針を考えてください．

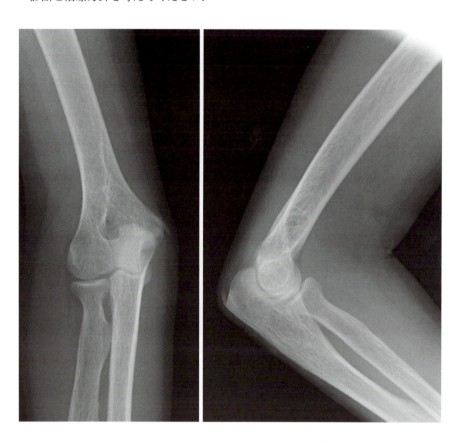

Fat pad sign が陰性で，判断に迷う時は？

　症例5のレントゲンは骨折線なし，fat pad sign 陰性で，異常所見は全くありませんでした．この場合の対応はどうすればよいでしょうか？　また，anterior fat pad が張り出しているか判断に迷う時や，posterior fat pad の有無に迷う時はどうしましょうか？

この際に役立つのが肘伸展試験です．回外したまま肘を伸展できるかどうかを診ます．肘伸展試験は感度 98.4％，陰性尤度比 0.03．肘の骨折の除外に非常に有用です[96]．Fat pad sign が陰性で肘が伸ばせる（肘伸展試験陰性）なら，まず骨折の可能性は否定的なので，鎮痛薬のみで帰宅経過観察とします（図 16）．

一方，fat pad sign が陰性で肘が伸ばせない（肘伸展試験陽性）場合，どちらも特異度は低くないため骨折とは診断できないのですが，この場合は最悪のケースを考え骨折があるものとして対応します．私は患者さんに「痛くて腕が伸ばせないなら，骨折がないと整形外科医にお墨つきをもらうまで，安静に固定しましょう」と説明し，外固定＋三角巾として後日整形外科コンサルトとしています．

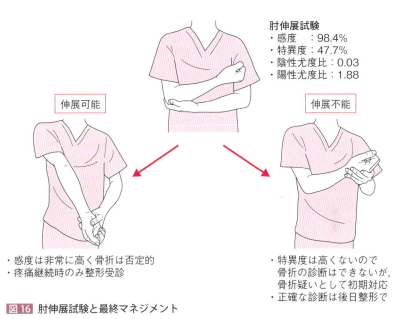

図16 肘伸展試験と最終マネジメント

橈骨頭骨折ハンターへの道（その 2）
- ▶ レントゲンで骨折線が見えないのがコモン．
- ▶ 骨折線がなくても，fat pad sign と肘伸展試験のどちらかが陽性なら骨折として対応．

Part I ● 診断編

成人の外傷後肘痛のマネジメント

最後に，成人の外傷後肘痛のマネジメントについてまとめます（**図17**）.

激痛の場合は肘関節脱臼と肘頭骨折を鑑別に挙げ，レントゲンへ直送し診断します．肘関節脱臼であれば非整形外科医でも1人で脱臼整復し，[帰宅保存]とします．

肘頭骨折（または上腕骨顆上骨折）では神経症状を必ず評価し，しびれや麻痺症状があれば[即時整形]で指示を仰ぎます．一方，神経症状がない場合は外固定＋三角巾で[帰宅手術]または[帰宅保存]となります．

こうした明確骨折タイプの肘外傷より，微妙骨折タイプの方が多く，注意が必要です．骨折線イメージをしっかり持っておきましょう（**図18**）．また骨折線がなくても fat pad sign 陽性の場合や肘伸展試験で陽性の場合は occult fracture として固定し，[帰宅保存]として整形外科受診を指示します．

逆に fat pad sign が陰性で肘伸展試験も陰性ならば，骨折の可能性は極めて小さいため，固定なし，[再診不要]で経過観察とします．

なお，上腕骨顆上骨折や上腕骨骨幹部骨折は成人では稀であり，また明確骨折タイプのため，鑑別診断に挙げなくても診断可能です．

COLUMN

骨の端の骨折の呼び方

上腕骨の近位が折れると「上腕骨近位部骨折」，遠位は「上腕骨遠位端骨折」よりも「上腕骨顆上骨折」がよく使われます．橈骨の近位端骨折は「橈骨頭骨折」ですが，遠位端骨折は「橈骨遠位端骨折」です．こうした各長幹骨の近位と遠位の骨折名を確認してみましょう（**表1**）.

表1 骨の端の骨折の呼び方

	近位	遠位
上腕骨	上腕骨近位部骨折	上腕骨遠位端骨折 （多くは上腕骨顆上骨折）
橈骨	橈骨頭骨折	橈骨遠位端骨折
尺骨	肘頭骨折	茎状突起骨折
大腿骨	大腿骨頚部骨折・大腿骨転子部骨折 ※大腿骨近位部骨折はなるべく使わない	大腿骨遠位端骨折
脛骨	脛骨高原骨折	足関節内果骨折
腓骨	（あまり使われない）	足関節外果骨折　または 腓骨遠位端骨折

第7章 ● 成人・肘関節痛ハンター

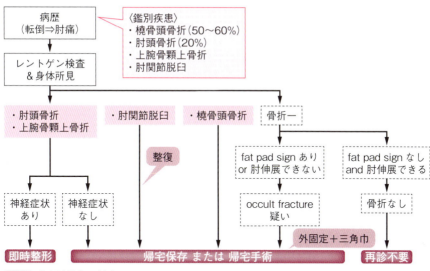

図17 成人肘外傷の対応フローチャート

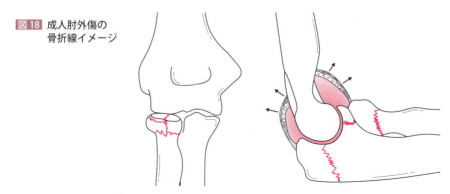

図18 成人肘外傷の
　　　 骨折線イメージ

成人・肘関節痛ハンターへの道

- ▶ 肘関節脱臼は非整形外科医でも1人で整復できるようになろう．
- ▶ 肘頭骨折・上腕骨顆上骨折は神経症状があれば即時整外コンサルト．
- ▶ 成人肘外傷の半分は橈骨頭骨折，レントゲンで骨折線がハッキリしないのが典型例．
- ▶ Fat pad signと肘伸展試験のどちらかが陽性なら骨折として扱う．
- ▶ 帰宅可能な肘外傷はすべて外固定＋三角巾で対応可能．

FRACTURE HUNTER

第 8 章
小児・肘関節痛ハンター①

> **症例1** 6歳 男児 主訴: 左肘激痛
> 公園の遊具から落下し左手をついた．直後より左肘に激痛あり．

レントゲン画像の前に鑑別を挙げ，画像確認後のマネジメントを答えてください．

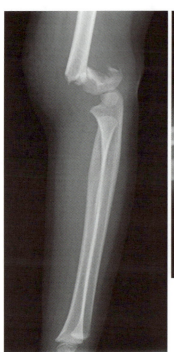
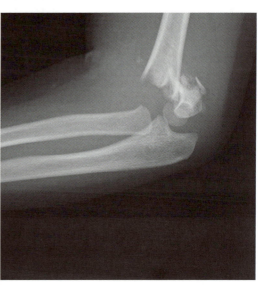

6歳の外傷後肘の激痛は上腕骨顆上骨折を強く疑います．画像でも上腕骨顆上骨折の診断です．転位も強く，**即時整形** でコンサルト，その後は手術となりました．

🩼 小児骨折といえば上腕骨顆上骨折

小児骨折の約半分が肘で起こります．その中でも上腕骨顆上骨折は小児の肘関節骨折の6割以上，全骨折の約3割を占める超コモン骨折です．小児の肘痛では肘内

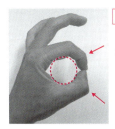 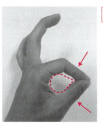

図1 前骨間神経損傷と teardrop sign

正常時
示指（DIP），母指（IP）
は屈曲できるため，
O sign は円になる

異常時
（前骨間神経損傷時）
示指（DIP），母指（IP）
は屈曲できないため，
O sign を作ると
涙雫状になる
【Teardrop sign 陽性】

障も有名ですが，上腕骨顆上骨折は5〜10歳（平均6歳）に好発，肘内障は1〜4歳に好発するため，年齢である程度鑑別できます[97]．小学生の肘痛は上腕骨顆上骨折，幼稚園児までなら肘内障と覚えましょう．上腕骨顆上骨折の受傷機転の95%はFOOSHで，今回は典型的な受傷エピソードとなります．

神経損傷は上腕骨顆上骨折の19〜49%に起こる頻度の高い合併症です[98,99]．中でもいちばん多いのが前骨間神経損傷です．前骨間神経は正中神経の枝です．この神経障害では，母指と示指の第1関節の屈曲ができなくなります．感覚障害はありません．麻痺で母指と示指で"丸"を作ろうとすると，母指の第1関節と示指の第1関節が過伸展となり，きれいな"丸"でなく，しずく状になります．これは tear-drop sign と呼ばれ，上腕骨顆上骨折を疑う身体所見です（図1）．

上腕骨顆上骨折のマネジメント≒神経損傷のマネジメント

肘に激痛がある小児で teardrop sign を評価するのは難しいです．また神経症状は来院直後にはなくても数日後に後発することも多いです．非整形外科医が上腕骨顆上骨折で神経所見なしと判断し，翌日再診時に整形外科医が後発した神経所見を見つけることは珍しくありません．

その場合に，両親に「初診医が見逃した！ 最初から整形外科医に見せればよかった!!」と解釈され，トラブルとなる可能性があります．さらに神経症状の継続は約1カ月で，後遺症として改善しないと，最悪，訴訟のリスクもあるでしょう．

そこで私は**神経症状がないと断言できない上腕骨顆上骨折は** 即時整形 **でまずはコンサルト**することを推奨します．同様に**骨折線がはっきりしている上腕骨顆上骨折も神経合併症リスクが高いため** 即時整形 でコンサルトすべきでしょう．一方転位が全くなく，神経症状がないと断言できる上腕骨顆上骨折をコンサルトなしで帰宅させる場合は，神経症状後発の可能性をていねいに説明することが重要です．

では，どこから骨折線や転位がはっきりしていると言えるのか，骨折分類を用いてイメージ化してみましょう．

上腕骨顆上骨折の骨折線イメージ

　上腕骨顆上骨折のGartland分類を用いて骨折線をイメージします．まずType Iは骨折線が前方にわずかに見えるかoccult fractureの場合で，Type IIは骨折が前方のみで後方はまだ骨が離れていないパターンです．分類からわかるのは，上腕骨顆上骨折はoccult fractureが少なくないコト，骨折線が前方に少し見える微妙骨折タイプは典型例だというコトです．Type IIIは前方～後方まで骨折し，連続性が破綻した完全転位型ですが，明確骨折タイプなので，診断は難しくありません．

　なお，Type Iは保存加療，Type IIIは手術となります．Type IIは転位の強さや神経症状などで，整復して保存か手術かを決めます[100,101]．

　Type Iは骨折線や転位がないので，神経症状がなければ後日受診でOKです．Type II/IIIは骨折線や転位があるので神経リスクが高く，即時コンサルトです．コンサルト後には整復や手術の可能性もあります（図2）．Type IとIIで迷った場合，骨折線があると判断したらType IIとしてコンサルトすることを推奨します[102]．

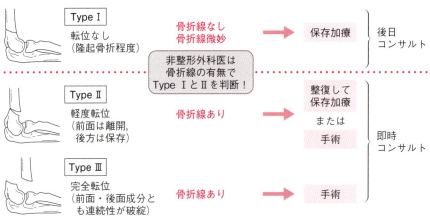

図2 上腕骨顆上骨折のGartland分類による骨折線イメージとマネジメント

　非整形外科医が初診の重症度評価を誤り，後日神経症状が出た場合，トラブルは必至です．この時のトラブルシューターは整形外科医です．であればオーバートリアージであってもトラブル前に声を掛けてほしいと感じる整形外科医は多いもの．そのタイミングが『神経症状がある場合』と『レントゲンで骨折線を見つけた場合』なのです．来院時間のほとんどは小児の活動時間ですから，日中や夕方です．このタイミングなら整形外科医も病院まで足を運んでくれます．

上腕骨顆上骨折ハンターへの道（病歴・身体所見編）

- 小児の整形外傷では肘外傷が最も多く，2大鑑別疾患は上腕骨顆上骨折と肘内障．
- 幼稚園児の肘痛は肘内障，小学生の肘痛は上腕骨顆上骨折．
- ERでの上腕骨顆上骨折のマネジメントは神経合併症のマネジメント．
- 神経症状がある場合と，非整形外科医でも指摘できるような骨折がある場合は 即時整形 ．

症例2 9歳 男児 主訴: 右肘痛
サッカーの試合で転倒し右手をついた．以降右肘が痛い．

レントゲン画像の前に鑑別を挙げ，画像確認後のマネジメントを答えてください．

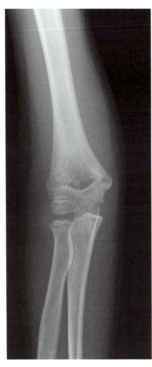
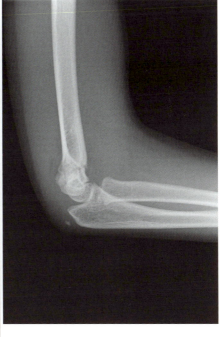

Part I ● 診断編

　小児の肘痛で，肘内障と上腕骨顆上骨折が鑑別に挙がります．症例 2 は 9 歳での FOOSH ですから，上腕骨顆上骨折を疑いレントゲン検査を実施，画像で骨折線を認めました．骨折線を見つけた上腕骨顆上骨折は 即時整形 でコンサルト，最終的に同日に手術室で整復し内固定術の方針となりました．

患側（正面/側面）

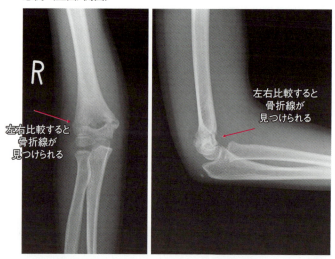

健側（正面/側面）

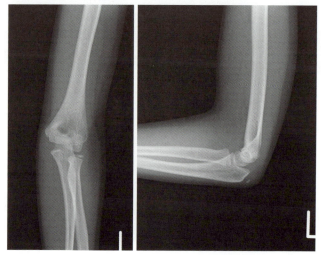

図3 骨折判断が難しい時は左右を比較する

第8章 ● 小児・肘関節痛ハンター①

　小児の場合は，骨折線の判断に迷うようであれば健側と比較します（図3）．ただし，やみくもに左右を比較してもうまく判断はできません．今回の症例のように，小児の肘痛なら上腕骨顆上骨折を疑い，骨折線がありそうな場所をピンポイントで左右比較することが重要です．今回であれば側面像で上腕骨顆部前面にあたります．そして比較して見つけた骨折もType Ⅱとして整形外科コンサルトします．

> **症例3**　5歳 女児　主訴：左肘痛
> 自転車で転倒した際に手をついて以降左肘が痛い．

レントゲン画像の前に鑑別を挙げ，画像確認後のマネジメントを答えてください．

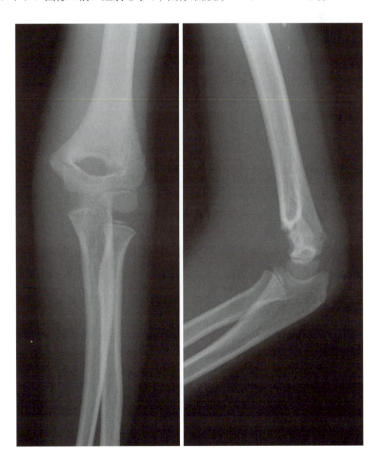

わからない時は健側と確認してみましょう．

右肘正面（健側）

左肘正面（患側）

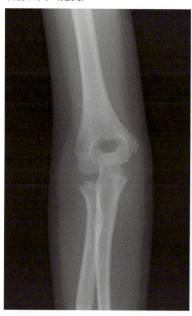
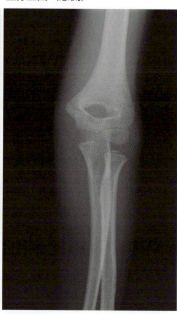

右肘側面（健側）

左肘側面（患側）

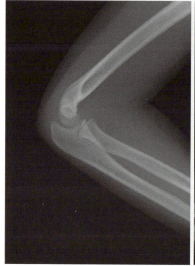
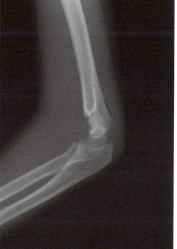

前方成分の骨折は伸展骨折で起こる

　上腕骨顆上骨折が上腕骨の前方成分に多い理由は，伸展骨折のしくみがわかれば理解できます．伸展骨折とは，骨折部で肘が伸展方向に折れる骨折です（図4左）．逆に，肘が屈曲方向に折れるものは屈曲骨折と呼ばれますが（図4右），こちらはかなり稀です．上腕骨顆上骨折の98%が伸展骨折なので，『上腕骨顆上骨折≒伸展骨折』です[103]．上腕骨顆上部が伸展骨折を起こすと，まず上腕骨の前面に亀裂が入り，軽度であれば後方成分は保たれます．そこで，微妙骨折タイプでは上腕骨前面の骨折線を探すのです．

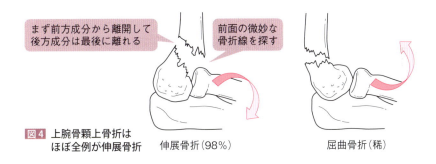

図4　上腕骨顆上骨折はほぼ全例が伸展骨折
伸展骨折（98%）　　屈曲骨折（稀）

前方成分の骨折は若木骨折

　前方成分の骨折線を探す時は，小児独特の骨折形状を知ると見つけやすいです．成人の骨は固いのでボキッと折れますが，小児の骨は柔らかいため，グニャッと曲がることがあります．茶色に硬化した木枝が成人骨，青い，しなりのある若木が小児骨だとイメージしてください．成人では骨折線が前後へ貫通することが多いですが，小児では一側に亀裂が入っても反対側はしなりがあるだけになることが多いのです（図5）．こうした小児独特の骨折は『若木骨折（green stick fracture）』と呼ばれます．今回の症例でも前方成分に若木骨折を認めます．

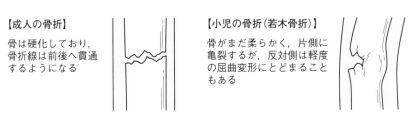

図5　小児骨折と成人骨折の形状の違い

補助線を引いて伸展骨折を確認する

上腕骨顆上骨折では，伸展骨折により上腕骨幹部は前に，上腕骨小頭（遠位端）は後ろに移動します．そこで骨折を骨幹部と小頭の位置関係で間接的に判断しようというのが2つ目の方法です．

そこで役立つのが，anterior humeral line（上腕骨前縁の延長線）という補助線です（図6）．正常では anterior humeral line は上腕骨小頭の中央1/3を通過しますが，骨折時は小頭が線の後ろにきます．症例3では anterior humeral line の延長が小頭の真ん中にこないため，上腕骨顆上骨折の間接所見として判断します（図7）．

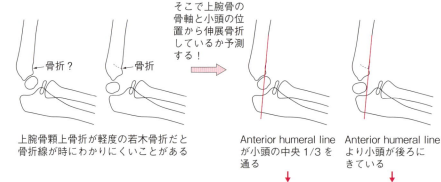

図6 Anterior humeral line を用いて骨折評価する

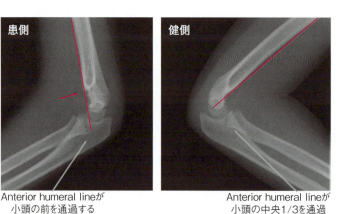

図7 症例3の患側と健側の anterior humeral line

第8章 ● 小児・肘関節痛ハンター①

上腕骨顆上骨折ではこれが唯一の異常所見となることもあるので[104]，必ず確認するようにしてください．

症例3は，微妙骨折タイプの上腕骨顆上骨折 Type I と判断しました．神経所見はないとハッキリ評価できたため，病状と神経所見後発の可能性をていねいに説明し，帰宅保存 として外固定＋三角巾で対応して，翌日の整形外科外来へ再診となりました．

症例 4　10歳 男児　主訴: 右肘痛
柔道で転倒しそうになり右手をついた．以降右肘が痛い．

レントゲン画像の前に鑑別を挙げ，画像確認後のマネジメントを答えてください．

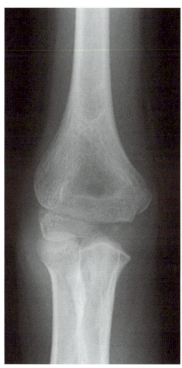
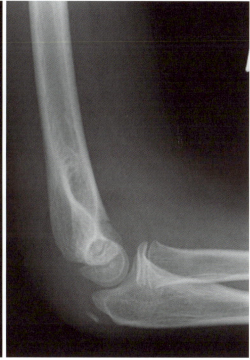

今回は前方成分に骨折線が認められません．Anterior humeral line の延長は小頭の真ん中を通ります．しかし，よく見ると fat pad sign があります（図8）．小児の外傷性肘痛で fat pad 陽性の場合は，上腕骨顆上骨折疑いとします．症例4は両親に 帰宅保存 の病状説明をし，外固定で後日整形外科へ通院加療としました．

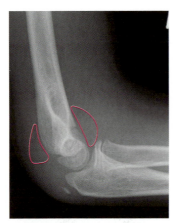 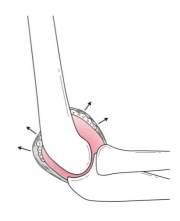

図8 症例4は fat pad sign が唯一の異常所見となる

小児肘外傷における fat pad sign の役割

Skaggs らは，fat pad sign を認めた小児の76％が実際に骨折しており，そのうち上腕骨顆上骨折が53％だったと報告しています[105]．Fat pad sign だけでも上腕骨顆上骨折として対応するのが正解なのです．

Fat pad sign は，骨折の診断だけでなく，除外にも使えます．骨折に対する前方 fat pad sign の感度は96.4％（95％ C.I. 86.6-99.4％），陰性的中率は98.2％（95％ C.I. 93.1-99.7％）です．Anterior fat pad sign が陰性なら，骨折がない可能性は大です[106]．

ただし，実際には「fat pad があるような…ないような…」症例に私もときどきぶつかります．そんな時は成人と同様に肘伸展試験が役立ちます．小児骨折において肘が伸展できれば感度94.6％，陰性尤度比0.11と除外に強く傾きます．Fat pad が微妙な時に肘が問題なく伸ばせれば，骨折なしとして固定せず 再診不要 の方針です．一方，fat pad が微妙で肘が伸ばせなければ，fat pad 陽性と判断し，骨折疑いで 帰宅保存 の対応をします． 帰宅保存 の時の固定は肘関節90°屈曲位とし，外固定＋三角巾で対応します．

上腕骨顆上骨折の骨折線イメージ

ここで，小児の肘外傷の骨折線イメージを確認しましょう（図9）．Gartland分類のTypeⅢのような明確骨折タイプなら画像診断に困りません．非整形外科医は前方成分の微妙な若木骨折，さらにanterior humeral line，さらにfat pad signといった間接的な骨折所見にも目を光らせることが大切です．

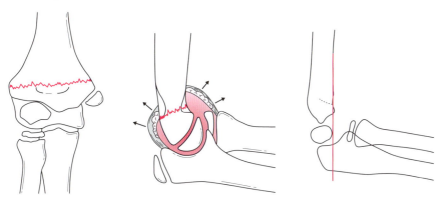

図9 小児上腕骨顆上骨折の骨折線イメージ

小児上腕骨顆上骨折の画像読影のコツ【暗記しよう！】
- 側面で上腕骨顆上部・前方成分の骨折線（若木骨折）
- Anterior humeral line の延長が小頭の真ん中を通過するか
- Fat pad sign　　　　　……以上3つのポイントに注意して左右を比較すべし

帰宅前の説明が重要！

外来ブースの裏で聞き耳をたてていると，研修医が上腕骨顆上骨折疑いの患児の両親へ説明する声が聞こえます．「たぶん折れているかもしれないのですが，骨折はありません…．でも後で整形外科医から折れていると言われることもあるので，念のため固定をしておきましょう…」．両親の顔がくもり，「折れてるの？　折れてないの？　この先生，自信がないだけじゃないの？」という心の声が聞こえてきた時には，とっさの助け舟が必要になります．

Fat pad signのみ陽性，肘伸展試験のみ陽性の場合の骨折の説明は難しいです．上腕骨顆上骨折に限らず，見えないoccult fractureを，どうすれば一般の人に理解してもらえるでしょうか．目に見えないものをコトバで伝えるにはちょっとした

Part I　診断編

コツが必要です．そこで，私がよく使う解説方法を掲載しますので参考にしてください．

　骨折というと，割りばしがバキッと2つに折れるようなものを想像するかもしれません．しかし中には，亀裂だけわずかに入って折れていない場合もあります．さらに，亀裂もわずかでレントゲンでは見えないこともあります．

　今回のレントゲンで亀裂は見えませんでした．しかし，骨の角度や歪み，骨の周りの変化，さらには診察では，わずかな亀裂で写真には写らない骨折を疑うサインがいくつかありました．こうしたレントゲンで見えない骨折は10%ぐらいあると言われており，今回はそのような状況を疑っています．

　亀裂のみであれば手術せずに固定のみで治療できることもあるので，初期対応は骨折に準じてしっかり固定させてください．固定せずに，わずかな亀裂が大きな骨折となって手術が必要となるといけないじゃないですか．

　本当に骨折しているか，さらにどこがどの程度折れているかは，時間をあけてレントゲンを撮る，あるいは日中であれば他の画像検査などで評価します．そのために後日整形外科を受診し，骨折の最終診断と，今後の安静期間やいつから腕を使えるかを説明します…

既成事実を伝えるのでなく，いかに両親の心に届く言葉を選ぶかが重要です．

上腕骨顆上骨折のマネジメント

　最後に上腕骨顆上骨折のマネジメントを確認しましょう（**図10, 11**）．明確骨折タイプの Gartland 分類 Type II / III や神経症状がある場合は 即時整形 です．これらの上腕骨顆上骨折は，初期対応で整形外科医による神経合併症の評価や対処が必要です．

　微妙骨折タイプの Gartland 分類 Type I の場合は，fat pad sign と肘伸展試験を実施します．Fat pad sign 陽性または肘が伸展できないならば，上腕骨顆上骨折疑いとして外固定＋三角巾で対応し 帰宅保存 です．神経症状が出ることは少ないですが，可能性はゼロでないので，前述のような両親の心へ届く病状説明をします．Fat pad sign 陰性で肘伸展可能ならば，骨折の可能性はかなり低いです．固定なしで 再診不要 とします．

　第8章は上腕骨顆上骨折を中心に解説しました．他の小児の肘外傷については，第9章と第10章で解説していきます．

146

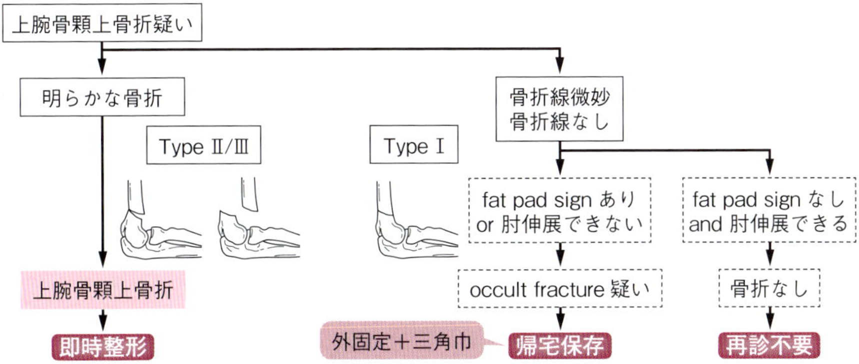

第8章 ● 小児・肘関節痛ハンター①

図10 上腕骨顆上骨折の対応フローチャート

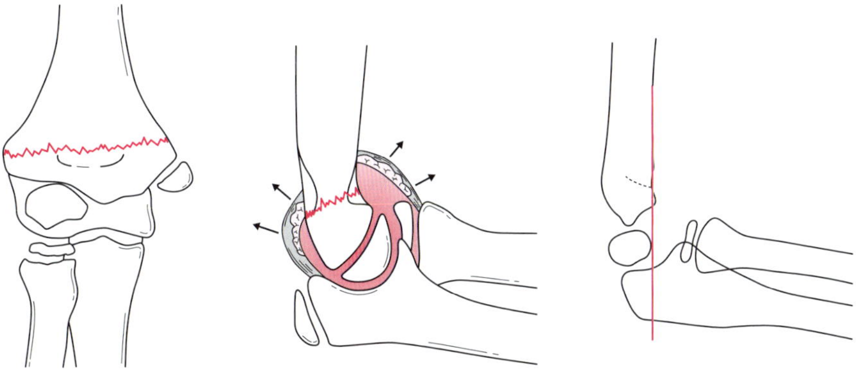

図11 上腕骨顆上骨折の骨折線イメージ

上腕骨顆上骨折ハンターへの道（画像編）

➡ 小児の肘痛では上腕骨顆上骨折が超コモン．鑑別に挙げレントゲンで確認すべし．

➡ 明らかな骨折や神経症状がある場合は即時整形外科コンサルト．

➡ レントゲンでわかりにくい時は左右で，①前方成分の骨折線（若木骨折），②anterior humeral line の延長が小頭の中心を通過するか，③fat pad sign の3つをチェックする．

➡ Fat pad sign 陰性＋肘伸展が可能なら骨折は否定的．

➡ Fat pad sign のみ陽性で occult fracture 疑いでも，両親の心に届く言葉で伝えること．

147

FRACTURE HUNTER

第 9 章
小児・肘関節痛ハンター②

症例1 3歳 男児　主訴: 左上肢痛？
受傷機転は不明だが，夕方ごろから左手を痛がっている．

レントゲン画像の前に鑑別を挙げ，画像確認後のマネジメントを答えてください．

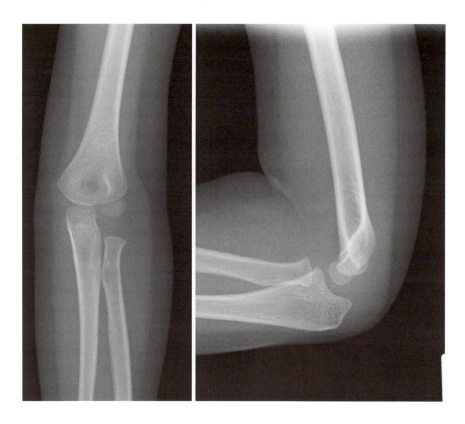

本症例は研修医が初療にあたりました．受傷機転がはっきりしませんが，肘を痛がっていると判断し，上腕骨顆上骨折疑いでレントゲン検査を実施しました．しかし画像では明らかな骨折は認めません．Anterior humeral line も正常，fat pad

148

sign も陰性です．画像撮影後に肘伸展試験をしましたが，3歳児なので評価が難しく，判断できませんでした．そこで上級医に相談することにしました．

研修医 （状況説明）…という症例で診断に困っています．
上級医 なるほど，それは肘内障かもしれないね…1回整復してみようか？

そこで両親へ説明し，一度整復することにしました．しかし肘内障の整復で確認できるクリック音はありませんでした．患児の疼痛もまだ継続しています．

上級医 クリック音は確認できないけど，画像も異常がないし，おそらく肘内障なんだろうね…．たぶんだけど…．
研修医 どうして整復時のクリック音が確認できないんですかね？
上級医 レントゲン検査に行った時に整復"されちゃった"んだよ．
研修医 そんなこともあるんですね．まだ患児は痛がってますがどうしましょう？
上級医 整復された後も，痛みの『記憶』で腕を動かそうとしない患児も結構いるからね．両親へその点を説明して帰宅でいいですよ．
研修医 両親への説明はちょっと自信がないです．診断もはっきりしない，痛みもたぶんとれる…なんて言ってうまくわかってもらえるかな…．
上級医 確かにそうだね．今回の説明は私がやっておくよ．
研修医 お願いします．ところで先生，最初は上腕骨顆上骨折かと思ったのですが，今回のように肘内障が鑑別に挙がる時はレントゲン撮影しない方がよかったのでしょうか？　画像検査で整復"されちゃう"のであれば，診断がわからなくなっちゃうじゃないですか？
上級医 ……．

今回の症例は肘内障"疑い"となり，診断はつきませんでした．肘内障と上腕骨顆上骨折が初診で鑑別に挙がり，診断のためにとレントゲン検査を実施すると，今回のように整復され，逆に診断がつかないことがあります．

このような場合にはどうすればよいのでしょうか？　まずは肘内障について掘り下げてみていきましょう．

肘内障を解剖学的に正確に理解すべし

肘内障は**輪状靱帯の亜脱臼**であり，脱臼ではありません．この解剖は，両親への説明に加え，後述するエコー評価に必要ですから，確実に理解しておきましょう．

肘の回転運動の軸となる橈骨頭は，輪状靱帯で取り囲まれています．これは車軸とベルトの関係に似ています．肘内障では腕の牽引などで橈骨頭が引っ張られると，ベルトのように巻き付いている輪状靱帯がずれてしまいます．ずれた輪状靱帯の一部は橈骨頭と上腕骨の間に挟まったままで痛みが起こる，これが肘内障のメカニズムです（図1）．

つまり肘内障は骨が定位置から転位するのではなく，骨は定位置のままで輪状靱帯だけがずれた状況なのです．骨の異常はないのでレントゲン画像は正常です．画像診断は，エコーで輪状靱帯が橈骨頭と上腕骨の間にはまり込んでいることを確認します．

整復は，肘関節を90°屈曲し，前腕を回内（あるいは回外）させ，輪状靱帯が元の位置に戻れば成功です．

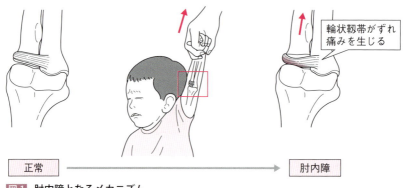

図1 肘内障となるメカニズム

典型的な肘内障とは？

肘内障の好発年齢は1～4歳です．5歳を過ぎると，輪状靱帯が肥厚して丈夫になるので起こらなくなります．上腕骨顆上骨折の好発年齢が5～10歳で，小学生は上腕骨顆上骨折，幼稚園児は肘内障と覚えるのでしたね．ただし，肘内障リピーターは例外です．5歳以降の発症もあるので，過去に同じエピソードがないか確認しましょう．再発率は20％と結構高いのです[107]．

受傷機転は，両親が"手を引っ張った"というのが典型例です（図1）．しかし，この"引っ張った"という病歴がわかるのは約50％[108,109]で，残りの半分は「転んで腕を痛がる」とか「よくわからないが腕を痛がる」などと両親が訴えます．

病歴で判断できずレントゲンをオーダーすると，肘の側面像の撮影姿勢は『肘を

90°屈曲させ前腕を回旋』で，これはまさに肘内障の整復法ですから一部は治ってしまうのです．放射線技師さんはクリック音を確認できないので，レントゲン室で整復されると診断は迷宮入りです．最終的な両親への説明も「たぶん大丈夫だと思います…．でも診断は不明で…」となんだか苦しくなります．

肘内障の裏ワザ！伝授　肘内障のエコー①

そこで，肘内障疑いの患児は最初に超音波検査で評価します．まずは健側から肘を伸展位にして，肘窩にプローベを当てます（図2）．橈骨頭と上腕骨が並んで見えるところを抽出します．よく見える場所で一度フリーズ．健側なので痛くありません．ここまでで患児をあやしつつ超音波検査に対する安心感を与えます．

患児とコミュニケーションがとれたら，患側で健側と同じ画像を出してみます．先述した輪状靱帯が橈骨頭と上腕骨の間に入り込んでいる所見，『Jサイン』がみつかれば，肘内障の確定診断です（図2）．患側と健側の画像を出しながら肘内障の病態を両親に説明します．

肘内障のエコー感度は64.9％，特異度は100％[110]．Jサインがあれば確定診断です．コツはとにかくプローベを当て，迷った場合は患側と健側を比較することです．数をこなせば研修医でもマスターできますので，ドンドン挑戦してください．

健側

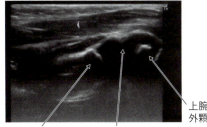

橈骨頭　正常では橈骨頭と上腕骨外顆の間は何もない　上腕骨外顆

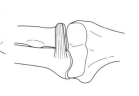

患側

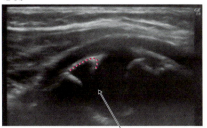

肘内障では輪状靱帯の入り込み『サイン』を認める

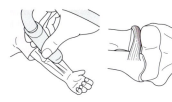

図2 エコーを用いた肘内障の診断・治療の確認

肘内障のエコー②

　エコーで困るのは，Jサインが見つけられない時です．その際はエコーで骨折を除外します．探すのは『エコーの posterior fat pad sign (PFPS)』．肘外傷における骨折の特異度は70％，感度は98％と除外に有用です[111,112]．

　見つけ方は，軽く肘を曲げ，肘頭の少し上にプローベを当てます（**図3**）．上腕骨の窪みと三頭筋の間に囲まれる脂肪濃度層がPFP．正常では窪みから出っ張ったりしません．しかし **PFPが盛り上がり筋肉を押し上げるような所見は PFPS 陽性で異常所見です**（図3）．PFPSを長軸と短軸で評価します．Jサインがなくても，PFPSがなければ骨折なしと判断し，肘内障疑いで整復をトライします．一方，JサインがなくPFPSがあれば，骨折疑いでレントゲン撮影し評価します．

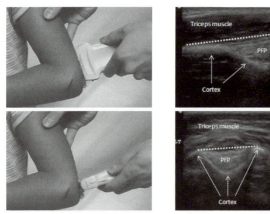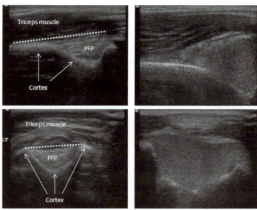

図3 エコーの posterior fat pad sign

エコーを使った肘内障マネジメント
- Jサインあり　　　　　　　⇒　肘内障確定・整復トライ
- Jサインなし & PFPS なし　⇒　肘内障疑い・整復トライ
- Jサインなし & PFPS あり　⇒　骨折疑い・整復せずレントゲン評価

肘内障の整復

　では，肘内障の整復について解説しましょう．整復をする術者は患児の前に立って，まずしっかりと親指で橈骨頭をホールドします．そして肘を90°に曲げ，愛護的に回内させます（**図4**）．回内は患児の掌が術者の方に向く方向です．

ちなみに，回内の方が回外より整復時に痛みが少なく[113]，整復率も回内の方が回外より高いため（回内 80～95％，回外 69～77％）[114,115]，まずは回内からチャレンジし，うまくいかなかったら回外でリトライします．橈骨頭をホールドした親指にクリック音が確認されれば成功です．

整復後に再度プローベを当て，患側のJサインが消えていれば，整復が成功したことを両親に客観的に証明できます[116]．この方法であれば，＜エコーで診断⇒整復⇒エコーで治療確認＞と，ERのベッドサイドで診断・治療を貫徹可能です（図5）．

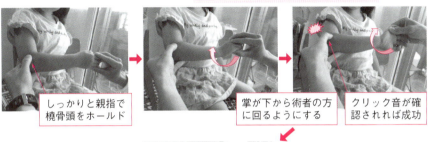
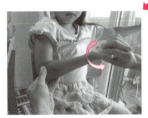

図4 肘内障の整復法

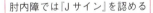
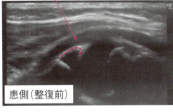
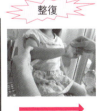
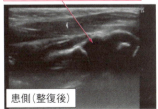
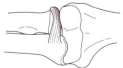
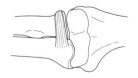

図5 肘内障の整復前後でJサインの消失を確認する

手羽先法で成功体験を共有する

Jサインがハッキリしない時は，クリック音が唯一の治療判断となります．しかし，上級医が整復すれば研修医にクリック音を教えられないし，研修医に整復させると上級医はクリック音があったかどうかを確認できません．

そこで私が捻出した裏ワザが『手羽先法』です．まず**整復前に，両親や研修医に橈骨頭のすぐ近くを触ってもらいます**（図6）．これで整復時のクリック音を術者以外とシェアすることが可能になります．「手羽先を捻って骨が外れるような感覚があれば成功です」と伝え，整復します．手羽先法ならば上級医のクリック音を研修医が確認する，あるいは研修医にさせた手技を上級医が確認することができます．

さらに両親にもクリック音を確認してもらえれば，整復したことを理解してもらいやすくなります．整復の確認ができないため，患児が腕を動かすまでERに滞在してもらう必要もありません．

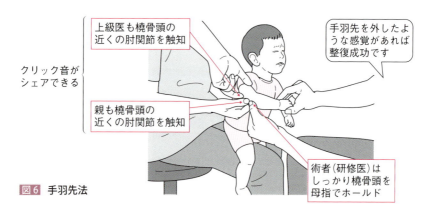

図6 手羽先法

肘内障のマネジメントは年齢と受傷機転がポイント

最後に，小児の肘痛をみた場合の肘内障と上腕骨顆上骨折のマネジメントについておさらいしましょう（図7）．

まずは，『5歳以上』&『FOOSHのエピソード』があれば上腕骨顆上骨折の可能性が高いので，レントゲンへ直行します．

4歳以下の『牽引のエピソード』か『受傷機転不明』なら肘内障としてエコー評価をします．エコー検査で特異度の高いJサインが陽性なら，肘内障確定で整復します．整復時は手羽先法によりクリック音を，整復後はJサインの消失を両親にも確認してもらいましょう．

また，Jサイン陰性でもPFPSが陰性なら骨折は否定的なため，肘内障疑いとして整復をトライします．Jサインがなくても手羽先法で成功体験はシェアできます．
　Jサイン陰性，PFPS陽性なら，肘内障疑いに紛れ込んだ骨折の可能性を考慮して，腕を動かさないようにレントゲン検査とします．このような場合，レントゲンは正常で，その後整復してもクリックは確認できないことがときどきあります．これは肘内障が来院までに自然整復されてしまったものでしょう．その事実を両親へていねいに説明し，帰宅経過観察でOKです．

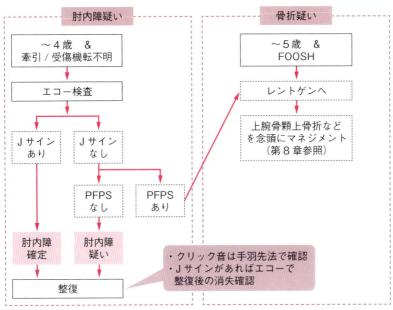

図7　小児の肘関節痛の対応フローチャート

肘内障ハンターへの道

➡ 4歳以下の牽引後・受傷不明の上肢痛はレントゲンではなく，まずエコーで評価すべし．
➡ エコーでJサインがあれば肘内障．整復後にサイン消失を確認すべし．
➡ Jサインがなくても PFPS陰性なら肘内障として整復にトライすべし．
➡ 整復は回内からトライし，手羽先法でクリック音をシェアすべし．

FRACTURE HUNTER

第10章
小児・肘関節痛ハンター③

症例1　6歳 女児　主訴: 左肘痛
自転車の練習中に左手をついて転倒し，以降左肘痛がある．

画像を見て，診断名と方針を考えてください．

健側正面（右）　　　　　　　患側正面（左）

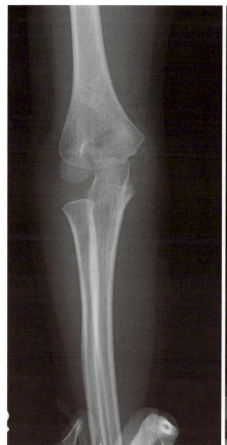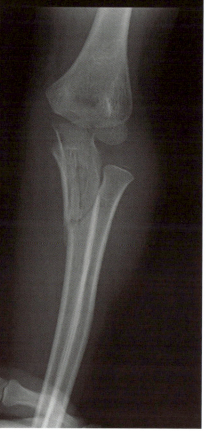

（本症例提供: トヨタ記念病院　西川佳友先生）

第 10 章 ● 小児・肘関節痛ハンター③

　第10章は小児肘外傷・上級編です．知っていれば，初期研修医でも診断・対応できますので，一度挑戦して，類似症例に出会った際には対応できるよう，診断を考えてみましょう．

健側側面（右）　　患側側面（左）

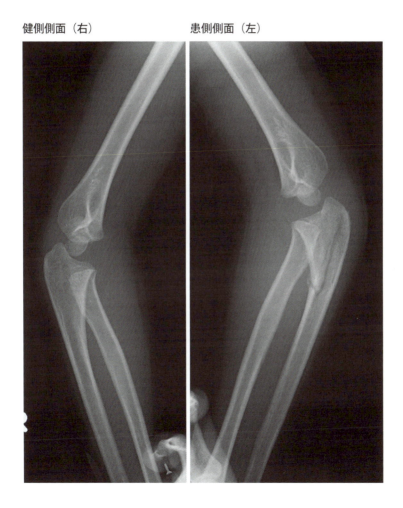

Part I ● 診断編

『尺骨近位部骨折』または『尺骨骨幹部骨折』と回答した人は，残念ながら不正解です．尺骨骨折に加え橈骨頭脱臼も併発しています．正解は…『Monteggia 骨折』，
即時整形 へ脱臼整復を依頼します．

Monteggia 骨折とは？

Monteggia 骨折は，尺骨近位部骨折に橈骨頭脱臼を伴う脱臼骨折です．Monteggia 骨折は，初期対応をきちんと行っても 10～20％に神経症状を認めるとされます[117]．非整形外科医が尺骨骨折だけと判断して固定帰宅としてしまうと，あとで神経予後が併発してトラブルとなります．

肘外傷の 1％未満と稀なのですが，見逃しやすく，早期介入しないと機能予後に影響するため，非整形外科医も知っておく必要がある外傷です

Monteggia 骨折は FOOSH で起こります．肘関節が脱臼するかわりに，尺骨が折れ，橈骨頭だけが脱臼してしまうのです．Monteggia 骨折の好発年齢は 4～10 歳で，小学生の外傷性肘痛では上腕骨顆上骨折と一緒に鑑別に挙げる疾患となります．

非整形外科医が尺骨近位部骨折を見逃すことは少ないので，"微妙な"橈骨頭脱臼をいかに拾い上げられるかが診断の分かれ目です．その判断のためには，橈骨の真ん中に radiocapitellar line という補助線を引きます（図 1）．正常では radiocapitellar line の延長線が小頭の真ん中を通過しますが，線が小頭の上や外側を通過する時は，橈骨頭脱臼がある Monteggia 骨折と判断します．

ただし，正常な小児の肘関節でも radiocapitellar line は 15.6％で小頭の正中を通過しないとされ，ルーチンで肘のレントゲンに引くと迷ってしまうことになります[118]．そこで私は，小児尺骨骨折を診た時に radiocapitellar line をチェックし，異常時は Monteggia 骨折と判断しています．

Monteggia 骨折で radiocapitellar line がどこを通過するかのイメージを Boha 分類で確認してみましょう（図 2）．まず，側面像で radiocapitellar line が小頭の上を通過するのが最も多い Type I（70％）です．次に多いのが，正面像で小頭の外側を通過する Type III（25％）です．非整形外科医はこの 2 タイプを覚えておけば十分です．

それぞれの radiocapitellar line は，正面/側面の片方しか異常が見つからない場合もあるので，必ず 2 方向で確認します．なお，Type II や Type IV は稀で，radiocapitellar line も結局は小頭の中央を通過するので覚える必要はありません．

第10章 ● 小児・肘関節痛ハンター③

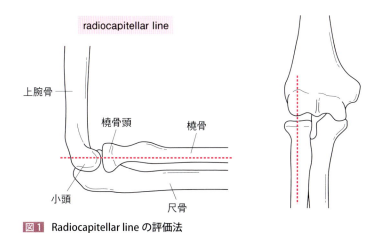

図1 Radiocapitellar line の評価法

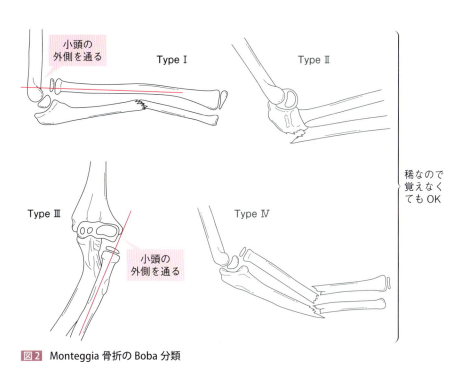

図2 Monteggia 骨折の Bado 分類

159

今回の症例で radiocapitellar line を引くと，正面像で外側にシフトするため脱臼があると判断されます（Boba 分類の Type Ⅲ）（図 3）．Monteggia 骨折と判断し，即時整形 へ脱臼整復目的でコンサルトしましょう．

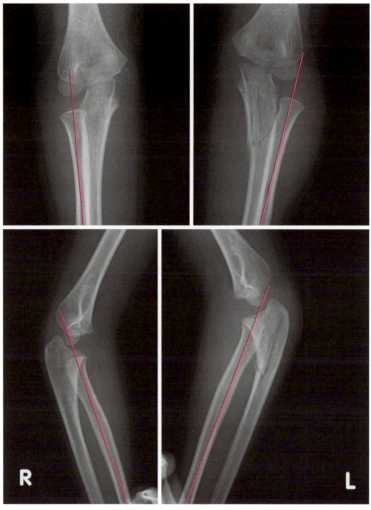

図3 症例 1 に radiocapitellar line を引くと Monteggia 骨折がわかる

第 10 章 ● 小児・肘関節痛ハンター③

Monteggia 骨折ハンターへの道

➡ 尺骨骨折を見たら Monteggia 骨折を疑い全例橈骨頭脱臼を探すべし.

➡ Radiocapitellar line が小頭の上や外側に転位していたら橈骨頭脱臼あり.

➡ Monteggia 骨折は神経損傷も多いので, 即時整形コンサルトして整復が必要.

C O L U M N

骨間神経損傷

Monteggia 骨折は 10〜20％に神経損傷を伴います. 最も多いのが後骨間神経 (posterior interosseous nerve: PIN) の損傷です. 後骨間神経は橈骨神経の枝です.

さて, 似たような名前で, 前骨間神経 (anterior interosseous nerve: AIN) というのが出てきたのを覚えていますか？ 前骨間神経の損傷は上腕骨顆上骨折で最も多い神経損傷でした. 前骨間神経は正中神経の枝です.

後骨間神経損傷では下垂指 (drop finger) という MP の伸展障害が起こります. 一方, 前骨間神経損傷では母指と示指の屈曲障害が起こり, 指で OK サインが作れなくなる teardrop sign が陽性となります. なお, 両方とも感覚障害は起こりません. 図4 にまとめます.

	前骨間神経損傷	後骨間神経損傷
外傷	上腕骨顆上骨折に随伴	Monteggia 骨折に随伴
分枝	正中神経の枝	橈骨神経の枝
運動障害	Teardrop sign 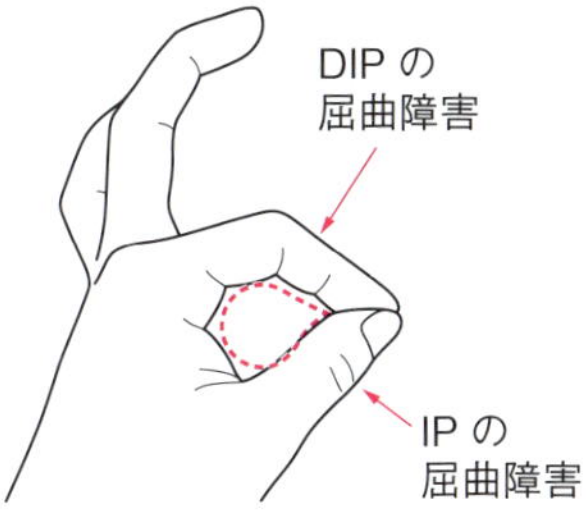	下垂指 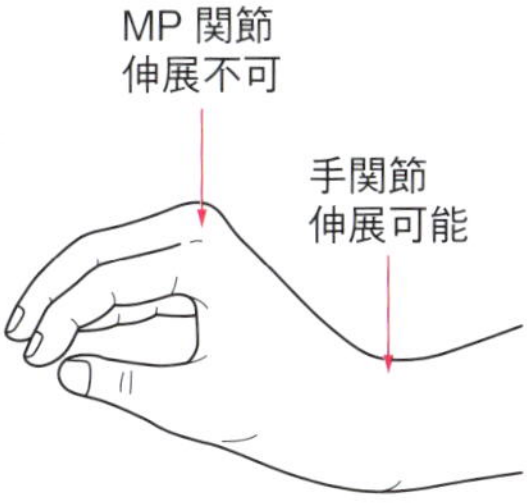

図4 前骨間神経損傷と後骨間神経損傷

Part I ● 診断編

症例2　8歳 女児　主訴: 右肘痛
トランポリンから転倒し右肘を伸ばし掌をついて体を支え，以降右肘痛がある．

レントゲン画像の前に鑑別を挙げ，画像確認後のマネジメントを答えてください．

患側正面（右）

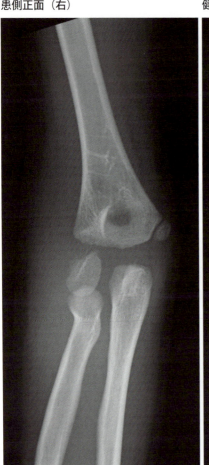

健側正面（左）

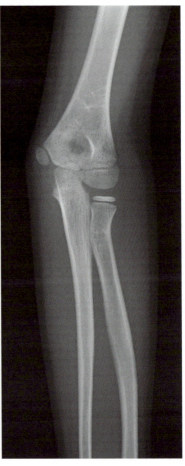

第 10 章 ● 小児・肘関節痛ハンター③

患側側面（右） 　　　　　健側側面（左）

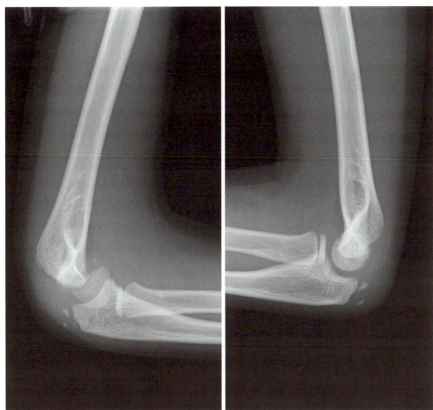

上腕骨外顆骨折

今回の診断名はズバリ『上腕骨外顆骨折』です．転位も強いため 即時整形 とし，その後は手術目的で入院となりました．

上腕骨外顆骨折

上腕骨外顆骨折は小児の肘骨折の15％を占め，上腕骨顆上骨折の次に多い肘部の骨折です[119]．ほとんどがFOOSHで発症し，好発年齢も上腕骨顆上骨折と非常に似ています．そのため，小児の肘外傷ではレントゲン前に上腕骨顆上骨折と上腕骨外顆骨折を鑑別に挙げます．そして画像読影ではいちばん多い上腕骨顆上骨折の所見をまず探し，所見がなければ次に多い外顆骨折がないか探します．

では，上腕骨外顆骨折のイメージをJakob分類で確認しましょう（図5）[120]．上腕骨外顆骨折では外顆の付着筋が骨片を引っ張り，小頭は外側へ回転転位します．上腕骨外顆骨折は骨折線がわかりにくいことも多く，骨折線が指摘できなくても小頭が外側転位していれば骨折と判断できます．

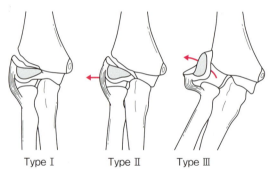

Type Ⅰ：完全離断なし
Type Ⅱ：完全離断あり，転位なし
Type Ⅲ：完全離断あり，転位あり

図5 上腕骨外顆骨折のJakob分類

この小頭の外側転位は，正面レントゲンがいちばんわかりやすいです．Jakob分類のTypeⅢなら明確骨折タイプなので，骨折線イメージさえあれば診断できるでしょう．Jakob分類のTypeⅠやⅡのような微妙骨折タイプならradiocapitellar lineを引いてみます．延長線が小頭から外側へ外れていれば骨折と判断します（図6）．わかりにくい時は，radiocapitellar lineの左右差を比較します．

小児の骨端線骨折はあえて分類する

本書では「手術をしない非整形外科医は，手術のための分類を覚える必要はない」としています．でも，小児の骨端線骨折のSalter-Harris分類だけは覚えてください（図7）[121]．なぜなら，骨折イメージを作るのに必要だからです．小児の骨端線

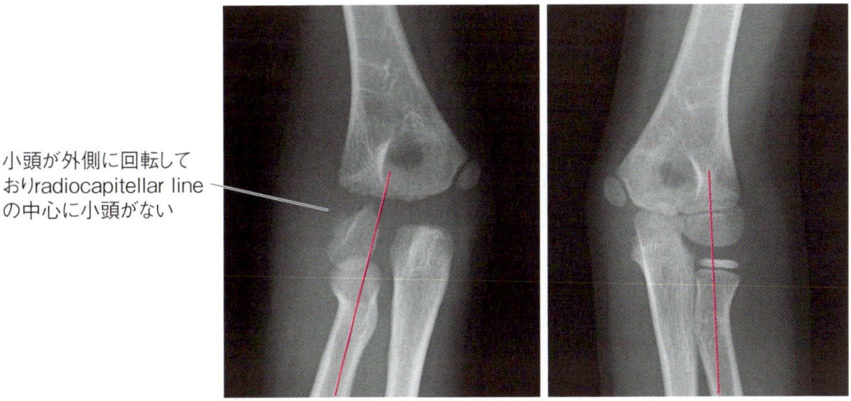

第10章 ● 小児・肘関節痛ハンター③

患側（外顆骨折あり）　健側（外顆骨折なし）

小頭が外側に回転しておりradiocapitellar lineの中心に小頭がない

図6 上腕骨外顆骨折疑いなら radiocapitellar line を引いてみる

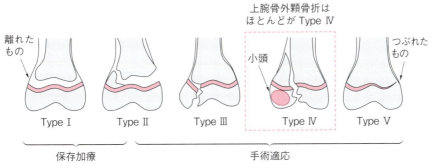

図7 小児骨端線骨折の Salter-Harris 分類

は，それぞれの骨折分類に Salter-Harris 分類を加えた 2 つの分類を用いて骨折線イメージを作ります．

今回の上腕骨外顆骨折では Jakob 分類と骨端線骨折の Salter-Harris 分類を用いて骨折線イメージを作っていきましょう．Jakob 分類からは上腕骨外顆骨折は外側回転転位する骨折線イメージです（図5）．これに Salter-Harris 分類のイメージを加えます．

上腕骨外顆骨折の多くが Salter-Harris 分類の Type IV となります．見た目は小頭だけが転位しているように見えますが，実際は上腕骨遠位端で関節面から骨折線が入り，正常板を越えて骨折線が入ることをイメージしてください（図7）．

上腕骨外顆骨折は，Salter-Harris 分類の Type IV の骨折線が外顆に入って，Jakob 分類のような外側転位をするというイメージが完成します．

Part I ● 診断編

小児骨端線骨折の治療方針

骨端線の損傷は小児の骨折の 18％と多く，その予後と治療については非整形外科医も知っておくことが必要です[119]．小児の骨は，長管骨の端にある骨端線の成長により伸びることができます．そのため，骨端線骨折で骨が伸びなくなると，四肢の長さの不一致が起こることもあります[121]．

Type I は低リスクで保存となり，Type II は場合によっては手術，Type III 〜 V は高リスクで手術となることは覚えておきましょう（**図7**）．

上腕骨外顆骨折のコンサルト

では，診断後のコンサルトについて考えてみましょう．症例 2 は Jakob 分類だと Type III，Salter-Harris 分類では Type IV の上腕骨外顆骨折ですが，紹介状の記載やコンサルト時の病名はどうすればよいでしょうか．私は『右上腕骨外顆骨折（Salter-Harris Type IV）』と表現しています．Salter-Harris 分類以外の分類についてはあえて触れません．他の小児の骨端線骨折も『○○骨折（Salter-Harris Type ○）』で OK です．

コンサルトのタイミングですが，転位が小さい時は 帰宅保存 で後日整形外科受診，転位が大きい時は 即時整形 とします．骨折部が 2 mm 以上の場合は手術適応とされ，転位が大きいと判断します．迷ったらオーバートリアージし，「右上腕骨外顆骨折（Salter-Harris Type IV）で，転位も 2 mm 以上ありそうで…」と電話します．子どもの怪我は日中受診が多く，相談しやすい時間帯のはずです．帰宅の場合は肘関節の外固定＋三角巾で OK です．

上腕骨外顆骨折ハンターへの道

➡ 小児の肘骨折では 2 番目に多い骨折．

➡ 発症年齢（幼稚園年長〜小学生低学年），FOOSH など，上腕骨顆上骨折と類似．

➡ 典型例は外顆が外側へ回転．迷ったら radiocapitellar line を引いて左右を比較．

➡ 骨端線骨折となるので Salter-Harris 分類を実施．多くは Type IV．

➡ 2 mm 以上の転位は手術となる．迷ったら整形外科医へ方針を相談．

第 10 章 ● 小児・肘関節痛ハンター③

症例3 8歳 男児 主訴: 左肘痛
公園の遊具にぶら下がっていたが誤って転倒し左肘をぶつけた．
左肘に腫脹あり．

レントゲン画像の前に鑑別を挙げ，画像確認後のマネジメントを答えてください．

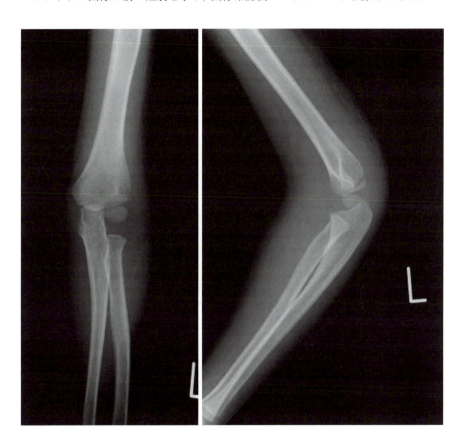

8歳児がFOOSHの受傷ですから，上腕骨顆上骨折と上腕骨外顆骨折を鑑別に挙げます．レントゲンを見ると上腕骨顆上骨折を疑う所見がないので，次に上腕骨外顆骨折の異常を探します．

外顆の強い転位はありませんし，小頭はradiocapitellar lineの延長線上に位置しています．しかし外顆の正面と側面にそれぞれ骨折線があります（図8）．外顆骨折はSalter-Harris Type IVになることが多いため，今回のように骨折線は小頭の上の上腕骨部に入ることが多いです．微妙骨折タイプ（Jakob Type I）の上腕骨外顆骨折としては比較的典型的なレントゲンですので，骨折線イメージを持っておきましょう．

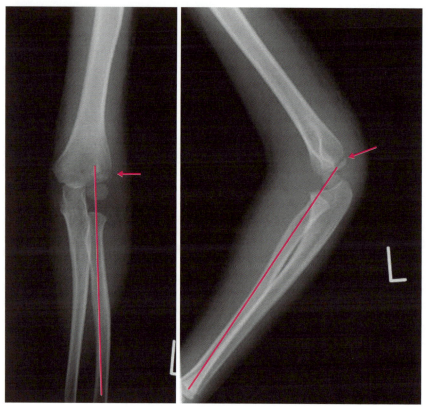

図8 症例3（再掲載） Radiocapitellar lineは正常だが，外顆に骨折線（矢印）がある

第 10 章 ● 小児・肘関節痛ハンター③

今回の症例のマネジメント

　今回の上腕骨外顆骨折は転位が 2 mm 以内と小さいため保存加療の可能性が高く，**帰宅保存** で固定・後日受診とします．ここで重要なのが病状説明です．

　実は，保存加療を試みる上腕骨外顆骨折はとても転位が起こりやすいのです．整形外科医がきれいに作ったシーネの中でも，外顆がずれてくることは珍しくありません．Jakob Type I で，転位 2 mm 未満の保存加療とした上腕骨外顆骨折も，あとから転位が強くなって 8.5～10% が手術になるとされます[122,123]．さらに，整形外科医が介入しても，後日肘の屈曲・伸展障害が約 10% に起こるとされます[124]．

　転位が強い時に手術の可能性を説明するのはもちろんですが，**転位が小さい時も 10 人に 1 人は手術となり，初期対応にかかわらず肘の運動障害が 10 人に 1 人出ることを説明するのがポイント**です．

　軽症の上腕骨外顆骨折であれば，夜間や休日にこの説明のためにわざわざ整形外科医を病院に呼びつけるわけにはいきません．非整形外科医は，軽症の上腕骨外顆骨折でも手術となり，合併症が怪我の特性として起こりうる事実を両親に説明して，しっかり理解してもらう必要があるのです．

上腕骨外顆骨折の帰宅前説明のポイント

- 最軽症ならまずは保存加療，シーネ固定で後日整形外科受診となる
- 最軽症でも，後日手術が 10%，後日合併症が 10%，その判断のために再診が必要
- 上記を両親の心に届く言葉で誠意を込めて伝えるべし

COLUMN

横文字表記の骨折名

　今回の Monteggia 骨折以外にも，本書では次のような「横文字表記の骨折」を紹介しています．名前を聞いて骨折がイメージできるか，確認してみましょう．

- ・Bennett（ベネット）骨折　→第 11 章，186 ページ
- ・Plateau（プラトー）骨折　→第 15 章，234 ページ
- ・Pilon（ピロン）骨折　→第 18 章，274 ページ
- ・Tillaux（チロー）骨折　→第 19 章，300 ページ

では最後に，小児の肘外傷のマネジメントについて確認してみましょう（図9）．まずは5歳以降のFOOSHの子どもでは上腕骨顆上骨折・上腕骨外顆骨折を疑い，レントゲン検査を実施します．転位の強い上腕骨顆上骨折は診断に迷いません．むしろ注意が必要なのは，若木骨折で上腕骨前面にのみ所見がある場合です．この時は anterior humeral line の延長線に小頭があるかどうかを確認しましょう．さらに fat pad sign が陽性であれば，骨折線がなくても骨折として扱い， 帰宅保存 で固定して再診を指示します（図10）．

これらの所見がない場合も上腕骨外顆骨折の所見を探します．外顆の転位が微妙な場合は，正面像で radiocapitellar line の延長線上に小頭が位置するか，左右差を比較し判断します．小頭の近位の外顆にわずかな骨折線がないかチェック．もし骨折を見つけたら Salter-Harris 分類を確認します．多くは Type Ⅳ となります．

稀ですが，尺骨近位端に骨折線があれば，Monteggia 骨折がないか橈骨頭の脱臼を必ずチェックしましょう．わかりにくい場合は radiocapitellar line の延長線上に小頭が位置するかを確認します（図10）．

最終的にこれらの画像所見が全くなければ，肘伸展試験を実施します．十分伸展できれば骨折は否定的なので 再診不要 です．

一方，骨折していた場合の小児の肘外傷は，神経合併症が起こる可能性が高いです．転位が強い場合や Monteggia 骨折の場合は 即時整形 とし，方針を確認しましょう．また転位が少なく，非整形外科医だけで対応する際は，後日の合併症などについても両親の心に届く言葉で説明しましょう．

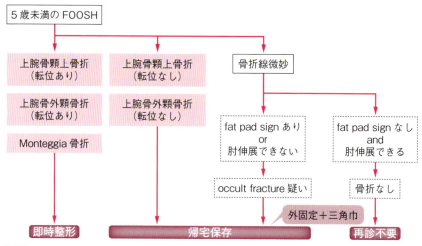

図9 小児の肘外傷の対応フローチャート

第 10 章 ● 小児・肘関節痛ハンター③

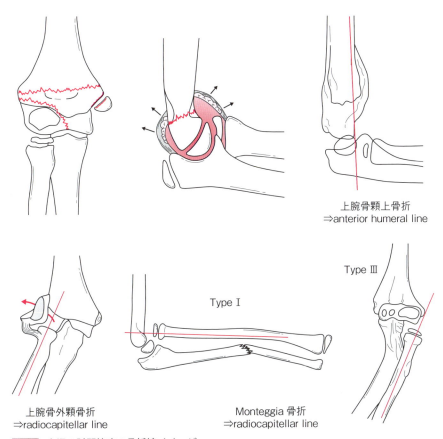

図10 小児の肘関節痛の骨折線イメージ

小児・肘関節痛ハンターへの道

- 小児の肘外傷は，上腕骨顆上骨折と上腕骨外顆骨折を鑑別に挙げる．
- 微妙骨折タイプは骨折線イメージと補助線で骨折を探すべし．
- もし尺骨近位端骨折を見つけたら，Monteggia 骨折疑いで橈骨頭脱臼を探すべし．

FRACTURE HUNTER

第11章
小児/成人・手関節痛ハンター

症例1　10歳 男児　主訴: 右手関節痛
自転車に乗っていて転倒し，肘を伸ばし右手をついた．
以降右手関節痛があり時間外外来へ受診となる．

レントゲン画像の前に鑑別を挙げ，画像確認後のマネジメントを答えてください．

患側

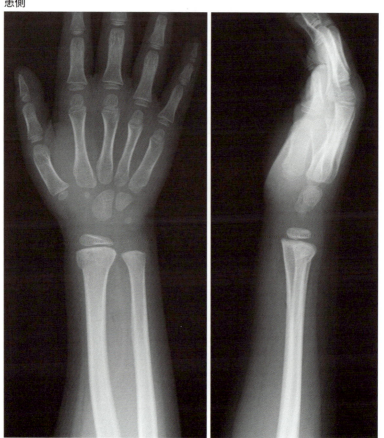

第 11 章 ● 小児/成人・手関節痛ハンター

　本章では，小児と成人の手関節痛について見ていきます．まずは小児の 2 症例，最後に成人の 1 症例について考えてみましょう．

健側

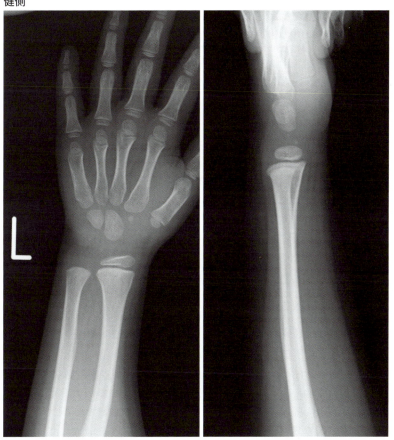

小児の手関節痛の鑑別は，橈骨遠位端骨折の一択です．そこで骨折線を探すと，わずかですが橈骨遠位端に異常所見があります（図1）．　帰宅保存　で sugar tong splint＋三角巾固定をして，両親へ病状説明し，近隣の整形外科へ紹介としました．

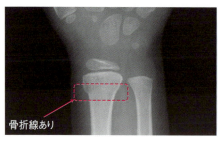

図1 症例1の骨折線
※若木骨折のため対側には骨折線は認めない

橈骨遠位端骨折は小児と高齢者に好発する

橈骨遠位端骨折と言えば，高齢者の脆弱性骨折の代表疾患ですが，小児でも大変多い疾患です．そのため有病率は小児で高く，成人で低くなって高齢者で再度高くなる2峰性の図式となります．ちなみに小児は Colles 骨折とは呼ばないので注意してください．

橈骨遠位端骨折は小児骨折の 23～36％を占め[125]，上腕骨顆上骨折と同様，小児の超コモン骨折．上腕骨顆上骨折と橈骨遠位端骨折が小児骨折のツートップです．

上腕骨顆上骨折は幼稚園年長～小学校低学年に多いですが，小学校高学年から中学生ぐらいになると橈骨遠位端骨折の方が多くなります．これは小学校低学年ぐらいまでは上腕骨顆上部がまだ脆弱で骨折しやすいが，中学生ぐらいになると上腕骨顆上部は頑丈で折れなくなり，そのかわり橈骨遠位端が損傷を受けるためです．

成人と違って，小児の手関節痛では手根骨を含めた他の骨折は稀であり，鑑別は橈骨遠位端骨折の一択で OK です．

小児の橈骨遠位端骨折の診断

鑑別は橈骨遠位端骨折の一択とシンプルですが，微妙な骨折をきちんと診断できるかがポイントとなります．高齢者ではほとんどが転位の強い明確タイプ骨折となりますが，小児の場合は若木骨折のような微妙骨折タイプが典型例なのです．

小児の橈骨遠位端骨折では若木骨折（第8章141ページ参照）が起こりやすいです．症例1のように背側は骨折線が見えず，掌側のみで確認できるという骨折線イメージを持っておきましょう（図1）．迷ったら左右を比較します．

また，微妙骨折タイプであれば『画像所見⇔身体所見』を繰り返して診断します．橈骨遠位端は体表面から触れるところなので圧痛を確認しましょう．ただし圧痛のみでは感度79％，特異度63％で，単一の診察評価では不十分です[126]．そこで①橈側の圧痛，②腫脹，③回内・回外制限を確認します．これらがすべてなければ感度99.1％になります[127]．

小児の手関節痛で若木骨折を含めた微妙な骨折線がなく，3つの身体所見がなければ，橈骨遠位端骨折は否定的としてよいでしょう．一方，若木骨折がありそう，または身体所見があり骨折を疑う場合は，骨折疑いとして 帰宅保存 の方針です．Sugar tong splint＋三角巾固定とし，後日整形外科外来で再評価してもらいます．

> **症例2**　9歳 男児　主訴: 左手関節痛
> 校庭の遊具から落下し左手をついて受傷直後より左手関節痛があり，時間外外来へ受診となる．

診断と初期対応を考えてください．

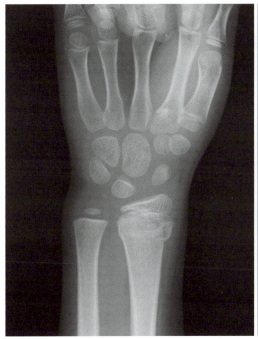
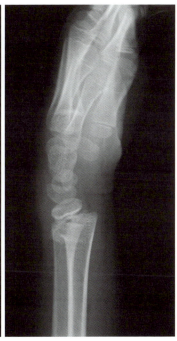

小児の手関節痛なので，鑑別は橈骨遠位端骨折，画像でも骨折線が確認されます．転位が強いため 即時整形 としました．整形外科医が来院後に全身麻酔下で整復処置を実施し，通院加療となりました．

小児の橈骨遠位端骨折で整形外科へコンサルトするタイミング

橈骨遠位端骨折は骨端線骨折になりやすい骨折で，Salter-Harris 分類の Type Ⅰ/Ⅱ が多いです（図2）．症例2のように TypeⅡ で転位が強いこともありますが，TypeⅡ 自体が低リスクのためまずは保存治療を目指します．転位が15°以内ならそのまま固定して保存加療を，15°以上で転位が強い時は整復してずれを戻してから固定し，保存加療とします[128]．

こうした小児骨折では，麻酔のリスクや患児への負担もあり**原則1人の医師が1回で整復を決める**のが業界ルール．非整形外科医が一発整復に自信がない時は整形外科医をコールして OK です．この点，高齢者の橈骨遠位端骨折では非整形外科医もいったん整復をトライするのとは異なりますので注意してください．

小児の場合は，いったん整復されると安定性はよく，保存加療となることが多いのですが，高齢者では整復されても安定性が悪いため手術となることも多く，それが小児と高齢者の違いとなります．固定は高齢者の橈骨遠位端骨折と同様に sugar tong splint＋三角巾で対応します．

転位が強い小児橈骨遠位端骨折は整復のために 即時整形 ですが，整復後は 帰宅保存 の疾患なのです．

橈骨遠位端骨折は Type Ⅰ と Ⅱ が多い

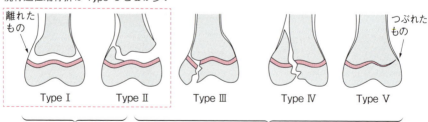

図2 橈骨遠位端骨折は Salter-Harris 分類 TypeⅠ/Ⅱが多い

橈骨遠位端骨折整復術→334ページ
Sugar tong splint の固定法→343ページ

> **小児の橈骨遠位端骨折ハンターへの道**
> - 小児 FOOSH の手関節痛では橈骨遠位端骨折を鑑別に挙げよ.
> - 骨折線に迷ったら身体所見と併せて評価. どうしても迷ったらシーネ固定が正解.
> - 転位が強い橈骨遠位端骨折は即日整形外科へ整復依頼も考慮する.

次に, 成人の手関節骨折について見ていきましょう.

症例 3　25 歳 男性　主訴: 左手関節痛
雪道で滑って肘を伸ばした状態で左手をついて受傷した.
直後より左手関節痛があり時間外外来へ受診となる.

ずばり, 診断名と初期対応を答えてください.

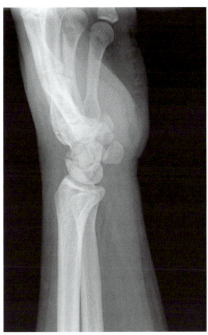
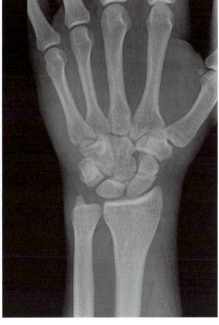

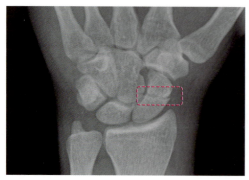

図3 症例3の異常所見

今回は少し難しかったでしょうか？ 診断は『舟状骨骨折』となります（図3）．診断後は固定をして 帰宅保存 または 帰宅手術 で再診指示をします．舟状骨骨折をはじめとする手根骨骨折は診断が難しいです．その診断と治療について確認していきましょう．

手根骨は舟状骨・三角骨・月状骨の3つを押さえる

手根骨骨折は手関節外傷の20％を占め，橈骨遠位端骨折の次に多い外傷です．手根骨には似たような名前の骨がたくさんあり，学生時代に必死に覚えた読者も多いでしょう．しかし臨床で非整形外科医が覚えるべき手根骨は，舟状骨・月状骨・三角骨の3つでOKです（図4）．

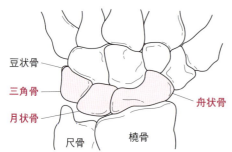

図4 臨床で暗記すべき手根骨は3つでOK！

まず最初に舟状骨骨折をマスターします．そして余裕が出てきたら三角骨骨折，さらに極みを目指したければ月状骨脱臼，の順で学習するのがスマートです．舟状骨骨折が手根骨骨折の70％を占め，次に多いのが三角骨骨折（20％）です[129]．この2つが手根骨骨折の大半を占めるのですが，微妙骨折タイプのため，知らないと見逃してしまいます．最後に，月状骨脱臼は稀ですが，知っていれば診断できます．

他の手根骨骨折も数％ありますが，多くは高エネルギー外傷による複数の手根骨骨折や中手骨骨折と併発する重症例で，明確骨折タイプ．診断も容易であり，初期対応で見逃すことはまずありません．

見逃しが多い舟状骨骨折

　舟状骨骨折は15〜30歳に多く，FOOSHが受傷機転となります．手根骨骨折の70%，骨折全体でも6%を占め[129]，比較的メジャーな骨折です．見逃しが多い骨折でもあり，整形外科医でも初診の10%で見逃しているという報告もあります[130]．

　見逃しが多い理由は，①鑑別に挙げられないこと，②鑑別に挙げても画像で骨折がわかりにくいことです．これは舟状骨骨折に限らず，すべての骨折診断に当てはまります．今回の症例は骨折線が明確であり，診断できなかったのであれば，鑑別に挙がらない・鑑別を知っていても舟状骨の位置や原形がわからないことが理由になります．そこで，まずは舟状骨の位置と形を再確認しましょう．

舟状骨骨折を見逃すと問題になる理由

　舟状骨は中央がくびれ，ピーナッツの殻のような形で，橈骨の直上に位置します．月状骨・有頭骨・大菱形骨と関節を形成し，手関節の運動で重要な役割を果たします．骨折は中央で縦に骨折線が入るのが典型例．イメージを固めましょう（図5）．

　舟状骨は血行性に乏しく，栄養血管は遠位からのみのため，軽微な骨折でも容易に阻血となり，骨壊死や偽関節といった合併症を引き起こします（図5）．特に血流の乏しい近位部で合併症や骨癒合不全が顕著です．偽関節は近位部の20〜30%，中位部の10〜20%に起こり，虚血壊死は近位部の10%，中位部の5%に起こるとされます[129]．

　一般的な骨折の骨癒合期間は1カ月ほどですが，こうした解剖学的理由のため舟状骨骨折では骨癒合に6カ月かかることもあります．初診医が見逃してしまって，後日に整形外科で診断された時，治療に半年もかかり，後遺症まで残ったのは初診医が見逃したせいだと責められる可能性があるのです．

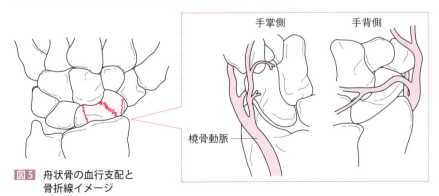

図5　舟状骨の血行支配と骨折線イメージ

Part I ● 診断編

表1 舟状骨骨折に対する各検査の有用性（文献131より作成）

	感度	特異度	陽性尤度比	陰性尤度比
レントゲン	80%	100%	∞	0.20
レントゲン fat pad sign	82%	72%	2.7	0.24
10〜14日後のレントゲン	41%	93%	4.7	0.67
超音波検査	80%	87%	5.6	0.27
CT	83%	97%	15.4	0.23
MRI	96%	98%	0.09	22.0
骨シンチ	91%	86%	6.6	0.11

　舟状骨骨折を診断できない理由は occult fracture が非常に多いからです．初回レントゲンで10〜20%の舟状骨の骨折線が指摘できないとされ，フォローアップのレントゲンでも診断できるのは20%未満とされます（**表1**）．

　表1に各検査の診断率を掲載します．レントゲンだけでは診断は難しく，超音波やCTでも完璧ではありません．最終的にMRI検査をしてやっと診断できたということは珍しくありません．舟状骨骨折では，微妙骨折タイプのイメージを持つことと，occult fracture がコモンだと認識することの両方が重要です．

　しかし，非整形外科医が対峙する舟状骨骨折疑いの患者さんは，MRIが実施できない時間帯に来院されます．レントゲン画像で骨折線がはっきりしない舟状骨骨折のマネジメントはどうすればよいでしょう？

初回レントゲン陰性・舟状骨骨折"疑い"のマネジメント

　どこで初回レントゲン陰性の舟状骨骨折を疑うかというと，これはもう身体所見にかかっています．**舟状骨骨折の身体所見で重要なのは，特異度の高い所見で診断を当てにいくのでなく，感度の高い所見で除外を試みるコト**です．もし感度の高い所見が1つでもあれば舟状骨疑いとして対応します．その感度の高い身体所見が，『snuffbox の圧痛』，『scaphoid tubercle』，『thumb compression』という3つの圧痛所見です（**表2**）．『Resisted supination』も感度は高いのですが，慣れないと評価がちょっと難しいので，まずは前述の3つでOK．**これらのうちの1つでも所見がある場合は，舟状骨骨折疑いで固定をして整形外科外来へ紹介します**．

　『Snuffbox の圧痛』と『scaphoid tubercle』はセットで覚えます．Snuffbox は学生時代に"嗅ぎタバコ入れ"として習った人も多いと思います．母指を背屈させると手背に2本の腱が見えますが，この間が snuffbox（**図6A**）です．この真下に舟状骨があるので，圧痛を確認します（**図6B**）．手背から押す『snuffbox の圧痛』に対し，手掌から押すのが『scaphoid tubercle』です（**図6C**）．私は，変則的ですが表裏から挟んで『snuffbox の圧痛』と『scaphoid tubercle』を同時に確認し

180

表2 舟状骨骨折の各身体所見の有用性（文献131より作成）

	感度	特異度	陽性尤度比	陰性尤度比
snuffbox tenderness	96%	39%	1.5	0.15
thumb compression	82%	58%	2.0	0.24
vibration pain	67%	57%	1.8	0.56
clamp sign	73%	92%	8.6	0.44
ulnar deviation pain	77%	42%	1.4	0.53
radial deviation pain	69%	32%	1.0	0.97
scaphoid tubercle	92%	47%	1.7	0.23
resisted supination	94%	73%	6.1	0.09
swelling	61%	52%	1.3	0.76
discoloration	22%	76%	0.9	1.0

ます（図6D）．手指で表裏で同時に骨を挟み込んで診察できます．この方法は他の骨の評価でも使えるので覚えておきましょう．

2つの圧痛所見がなければ，『thumb compression』で最終チェックします．母指を舟状骨側に強く押し込んで，長軸方向からの圧痛を評価します（図6E）．

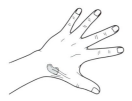

A. Snuffbox は母指背側で見える2本の腱の間

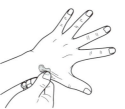

B. Snuffbox の圧痛（真下の舟状骨を押す）

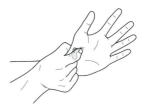

C. Scaphoid tubercle は掌側から舟状骨を押す

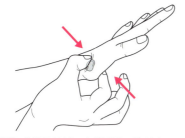

D. Snuffbox の圧痛（背側）と scaphoid tubercle（掌側）を同時にチェック

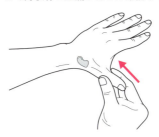

E. Thumb compression は母指を押し込んで舟状骨に圧痛があるか確認する

図6 舟状骨骨折の身体所見の取り方

固定と外来予約時のコツ

舟状骨に骨折線を認めた場合，あるいは骨折がなくても身体所見から舟状骨骨折を疑った場合は，外固定し，次回整形外科で評価します．外固定は thumb spica splint で行います（図7）．固定は前腕の途中までなので，三角巾はなくても OK．

骨折線が明確な場合でも離開が 1 mm 以内であれば保存加療としますが，レントゲンだけでは評価が難しいので，再診時に CT があると整形外科医は助かります．一方，骨折線がハッキリしない場合は，受傷 10〜14 日後のレントゲンで仮骨形成があれば骨折と判断するのが教科書的対応ですが，診断できるのは 20％程度です．そのため再診時に MRI があると整形外科医は助かります．このような理由から，舟状骨骨折を見つけた場合，私は整形外科外来受診前に可能なら CT や MRI を適時予約検査で実施して，再診時に情報提供できるよう心がけています．

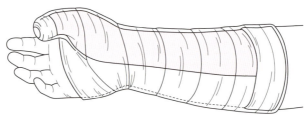

図7 Thumb spica splint

Thumb spica splint の固定法→346 ページ

舟状骨骨折ハンターへの道

- 成人の FOOSH では必ず鑑別に挙げるべし．
- 初回レントゲンで骨折線が見えないのが典型例．
- 骨折線がなくても，身体所見で3つの圧痛所見が1つでもあれば骨折とする．
- Thumb spica splint で次回整形外来へ．可能であれば再診時に，骨折線がある場合は CT を，ハッキリしない場合は MRI を確認できるように準備を試みる．

第 11 章 ● 小児/成人・手関節痛ハンター

症例 4 45 歳 男性　主訴: 右手関節痛
喧嘩をして相手を殴ったあとから右手関節付近に疼痛あり．
研修医が診察したところ snuffbox に圧痛があった．

画像を見て，診断と初期対応について答えてください．

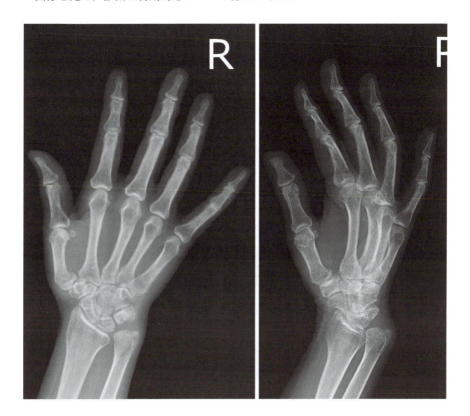

183

舟状骨骨折の occult fracture だと思った人もいるかもしれませんが，正解は『第 1 中手骨基部骨折』です．Thumb spica splint で固定し 帰宅保存 または 帰宅手術 として，次回整形外科外来でフォローアップとします．

第 1 中手骨基部骨折とは？

第 1 中手骨基部骨折では，骨折した中手骨中枢側（基部）に腫脹と疼痛があります．ちょうどここは snuffbox の近くのため，画像撮影前は舟状骨骨折と誤解されることが多いです．

第 1 中手骨基部骨折は，ボクシングや転倒で母指の先端部から根元に向かって強い力が加わることで，母指の中手骨の根元に骨折が起こります（図 8）．舟状骨骨折が FOOSH で起こるのとは受傷機転が違います（図 9）．また舟状骨骨折は母指が比較的動くのに対し，第 1 中手骨基部骨折は運動制限があることが鑑別のポイントとなります（COLUMN 参照）．

慣れてくれば，画像前にどちらであるか推測することも可能ですが，最初はレントゲンを撮り，身体所見を取り直してから鑑別すれば OK です．第 1 中手骨基部骨折では occult fracture はとても稀なので，鑑別に挙がれば明確骨折タイプとして見つけられます．

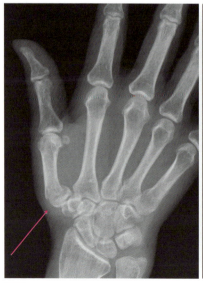
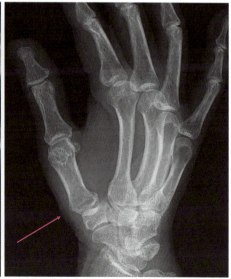

図 8 第 1 中手骨基部に骨折線を認める

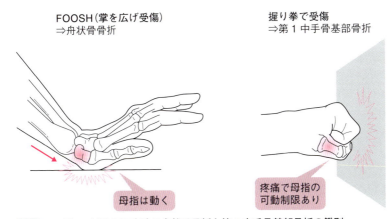

図9 Snuffbox付近の圧痛時の舟状骨骨折と第1中手骨基部骨折の鑑別

COLUMN

親指には関節が3つある

 示指から小指はDIP・PIP・MPの3つの関節からなります．一方，母指にも3つの関節があります．IP・MP…あと1つはCM関節です．CMは中手骨と手根骨からなる関節です．中手骨を固定して親指をくるくる回してみてください．次に中手骨を自由にして同様に回してみてください．この可動域の違いはCM関節に由来するものです．

 そのためBennett骨折といったCM関節に関わる骨折は機能予後に強く影響するので，手術を念頭に置いた対応が必要になってきます．

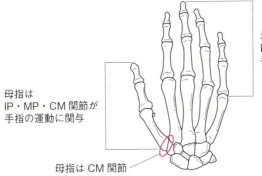

図10 手指の運動に関わる関節

関節内骨折と関節外骨折を区別する

第1中手骨基部骨折にはいくつかのタイプがあります．骨折線イメージを作るためだけでなく，コンサルト前の病歴説明に必要なこともあるので確認しましょう．まずは CM 関節の関節内骨折（帰宅手術）と関節外骨折（帰宅保存）を区別します（図11）．

さらに，関節内骨折は Bennett 骨折と Rolando 骨折に分かれます．Bennett 骨折は中手骨に付着する長母指外転筋（APL）が末梢骨片を橈側へ牽引・転位する脱臼骨折です．この時，基部に三角骨片は残ります（参考症例）．多くは非観血的な整復が難しく，手術となります．Rolando 骨折は Y 字の粉砕骨折ですが，こちらは稀なので何となく名前を知っていれば OK です．

症例4であれば「第1中手骨基部骨折で横骨折の関節外骨折…」と記載します．参考症例であれば「Bennett 骨折です…」などと書き分けられるとよいでしょう．

> **参考症例** 30歳 男性 主訴: 右手痛【Bennet 骨折】
> 格闘技の試合後に右手痛で来院．
> 第1中手骨基部に三角形の骨片が見える（矢印）．

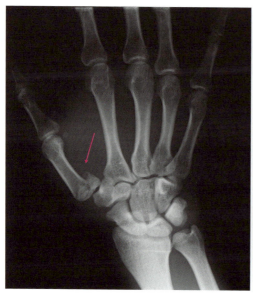
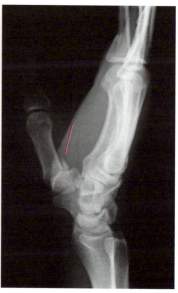

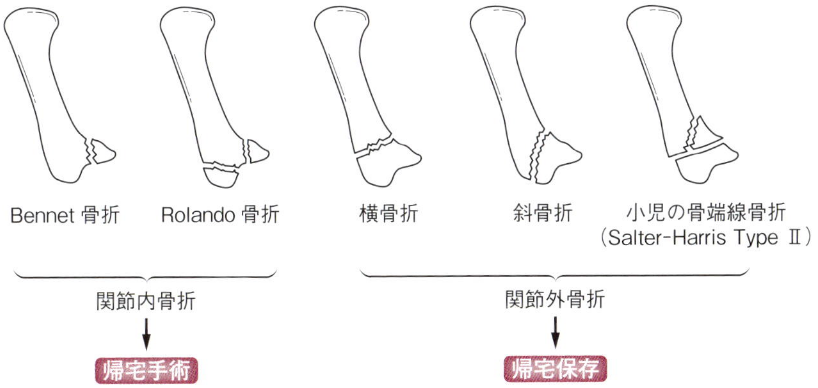

第11章 ● 小児/成人・手関節痛ハンター

Bennet 骨折　Rolando 骨折　　横骨折　　斜骨折　小児の骨端線骨折
（Salter-Harris Type Ⅱ）

関節内骨折　　　　　　　　　関節外骨折

帰宅手術　　　　　　　　　　帰宅保存

図11 第1中手骨基部骨折の分類

小児の第1中手骨基部骨折

小児の第1中手骨基部骨折も稀ではありません．受傷機転や固定などは成人と同じですが，問題は見つけられるかどうかです．多くは Salter-Harris 分類 TypeⅡで成人より転位が小さいため，見逃されることが多いのです（**図11**）．

見つけるには，母指球のあたりに疼痛があれば第1中手骨基部骨折があるものとしてレントゲンを見直すことです．舟状骨骨折は，小児では稀なので考えなくてOK．どうしても迷ったら，固定して後日整形外科医に判断してもらっても構いません．

固定は，分類によらず thumb spica splint とし，後日の整形外科外来対応とすればOK です．横骨折や小児の場合は保存が多いですが，Bennett 骨折は手術適応となるので，手術対応が可能な病院を受診とします．

第1中手骨基部骨折ハンターへの道

➡ Snuffbox の近くに疼痛と腫脹があるため舟状骨骨折と勘違いされる．

➡ 掌を握ってぶつけて，母指の運動制限が強い場合は本疾患を疑う．

➡ レントゲンでは関節外の横骨折か，関節内の Bennett 骨折かを鑑別し，紹介状に記載する．

➡ 小児の第1中手骨基部骨折（Salter-Harris TypeⅡ）も稀ではない．

➡ 固定は thumb spica splint．Bennett 骨折なら手術対応病院へ紹介．

Part I ● 診断編

三角骨骨折

　症例問題とはしませんが，比較的重要な三角骨骨折について確認しましょう．
　三角骨骨折は手根骨骨折の 18.3％を占め，舟状骨骨折の次に多い骨折です．三角骨は尺骨の延長線上の小指球の真下に位置します．圧痛の確認は，舟状骨骨折と同様に掌側・背側の両方から行います（図12）．

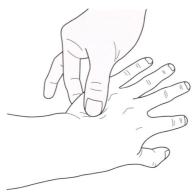

図12　三角骨骨折を疑った時の診察

　三角骨骨折は別名『背側チップ骨折』とも呼ばれる背側の靱帯剝離骨折となります．斜位像や側面像がわかりやすいので，身体所見で疑ったら斜位像もオーダーし

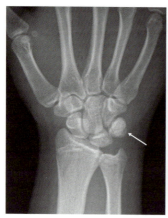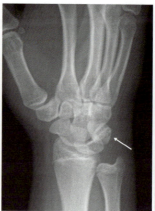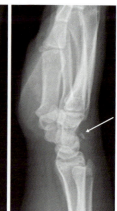

図13　三角骨骨折のレントゲン像（左から正面・斜位・側面）
　　　（LearningRadiology.com より許諾を得て転載）

第11章 ● 小児/成人・手関節痛ハンター

ましょう（図13）．

　固定はちょっと特殊なので，整形外科医がいればお願いして OK です．不在の場合は橈骨遠位端骨折と同様の sugar tong splint＋三角巾固定で 帰宅保存 または 帰宅手術 とし，後日整形外科外来で再固定してもらいます．

FOOSH: 年齢別の鑑別疾患

　FOOSH はすべての年齢で起こる受傷機転ですが，鑑別疾患は年齢ごとに異なるので，ここでまとめて確認してみましょう（図14）．

　まず高齢者の場合は，橈骨遠位端骨折が圧倒的に多いです．ただし認知症があったりするとFOOSHのエピソードが確認できない場合もときどきありますが，手関節痛があれば橈骨遠位端骨折はほぼ間違いなしで，骨折も明確骨折タイプなので診断に困りません．

　成人の場合は，肘に外傷があれば橈骨頭骨折を，手関節に疼痛があれば舟状骨骨折を疑います．病歴は聴取できますが，画像診断がいずれも微妙骨折タイプや occult fracture であることもありますので適宜対応していきましょう．

　最後に小児の場合は，幼児～小学校低学年で肘に外傷があれば上腕骨顆上骨折を疑います．小学校高学年～中学生で手関節に外傷があれば橈骨遠位端骨折を疑います．いずれも若木骨折など微妙骨折タイプや occult fracture のこともありますので適宜対応していきましょう．

FOOSH（fall on outstretched hand）

幼児～小学校低学年	小学校高学年～中学生	成人1	成人2	高齢者
↓	↓	↓	↓	↓
上腕骨顆上骨折	橈骨遠位端骨折	橈骨頭骨折	舟状骨骨折	橈骨遠位端骨折

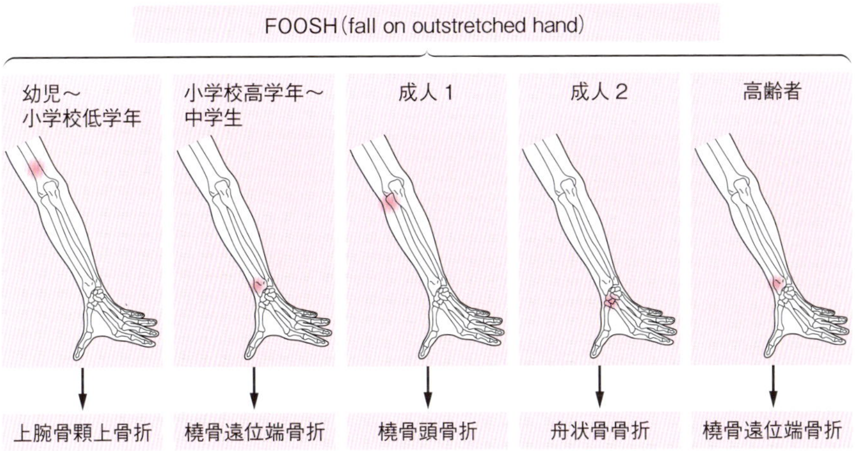

図14 年齢別にみた FOOSH 外傷の鑑別疾患

では最後に，フローチャートと骨折線イメージを確認し，手関節痛のマネジメントを振り返ってみましょう（図15〜18）．

高齢者では橈骨遠位端骨折を挙げ，転位があれば整復固定するまでを初期対応としましょう．成人のFOOSHでは舟状骨骨折と三角骨骨折を鑑別に挙げ，画像を確認します．Occult fractureが多いので，画像で所見がなくても身体所見で異常を認める場合は骨折疑いとして固定し，後日評価とします．喧嘩の受傷歴であれば，舟状骨骨折でなく第1中手骨基部骨折を評価します．

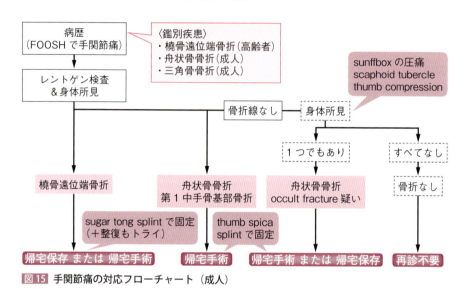

図15 手関節痛の対応フローチャート（成人）

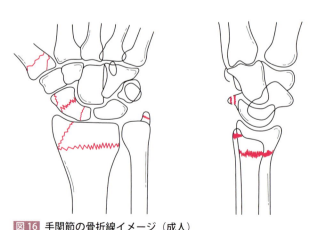

図16 手関節の骨折線イメージ（成人）

小児の手関節は橈骨遠位端骨折が最多です．高齢者と違い，転位が強い場合は整形外科医にコンサルトしての整復依頼を検討します．

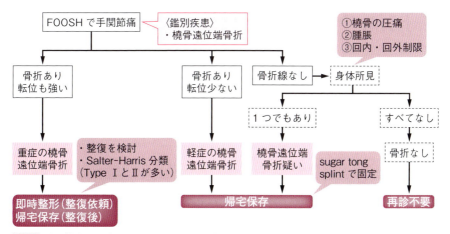

図17 手関節痛の対応フローチャート（小児）

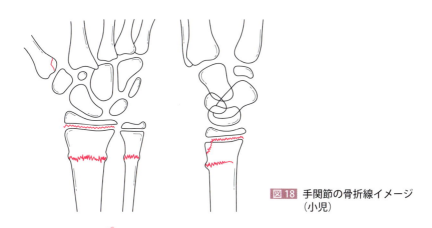

図18 手関節の骨折線イメージ（小児）

> **手関節痛ハンターへの道**
> - 小児と高齢者の手関節痛の鑑別は橈骨遠位端骨折の一択．
> - 高齢者と小児の初期対応の違いについて非整形外科医も留意すべし．
> - 成人の手関節痛は舟状骨骨折をマーク．画像が正常でも身体所見があれば骨折対応．

FRACTURE HUNTER

第12章
手指痛ハンター①

> **症例1**　40歳 男性　主訴: 右手中指の変形
> 過去に外傷を受けたため右手中指の変形あり.

　これは私の右手中指の写真です．学生時代にバスケットボールの試合でPIP関節を脱臼しましたが，コーチに「引っ張れば治る！」と言われてすぐに整復され，少し冷やしテーピングして試合続行となりました．試合直後の日曜日に病院を受診．レントゲンでは異常がなく，固定せず経過観察となりました．再診も不要と説明されたので様子を見ていたところ，拘縮が残ってしまいました．

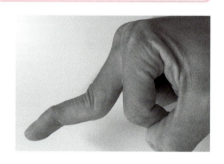

　このエピソードが『coach finger』という外傷だということは医師になってから気づきました．初診医の不適切対応のため，指の変形はもはや戻りません．鉛筆も持ちにくいし，パソコンのタイプもちょっと苦労します．得意のギターも，指の怪我がなかったらもっと美しいメロディーを奏でられたかもしれません….

多くの手指外傷は不適切対応されている！

　手指外傷はER来院患者の10％を，手指骨折は四肢外傷の20％を占める[132,133]超コモンディジーズで，非整形外科医でもそのマネジメントは必修科目です．

　また，家庭医が初期対応した手の骨折では，5％以上が不適切対応だったという報告もあります[134]．不適切な初期対応と間違ったフォローアップのタイミングのため後遺症が残っている手指外傷症例は多く，私の例がまさにそうです．

　見逃しの原因は，手指外傷では骨折だけでなく腱損傷が多いことです．レントゲンで正常＝経過観察とは限りません[135]．さらに，腱損傷は骨折より治療期間が長く，後遺症も残りやすいです．骨は一般的に4週間で修復されますが，腱の修復には6週間以上かかり，厄介な外傷となります．

　そこで，すべての手指外傷で，非整形外科医が適切な診断と固定ができることをゴールとして，以降の症例を通じて学習していきましょう．

手指外傷での心得
- 手の外傷は頻度が高く非整形外科医も診療が求められるが，見逃しも多い
- 骨折に加えて腱損傷の診断と治療にも精通する必要がある
- 手指外傷の診断名をつけ，固定し，適切なタイミングで紹介することを目指す

症例2　30歳 男性　主訴: 右手指痛
夜の繁華街で飲酒し喧嘩をした．素手で相手顔面を殴ったあと手の小指側が腫脹し疼痛あり，深夜に受診した．

レントゲンの前に鑑別を挙げ，治療方針を答えてください．

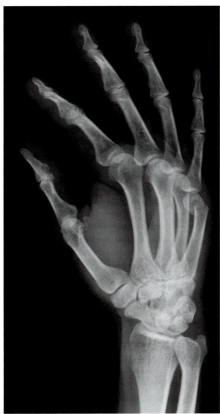
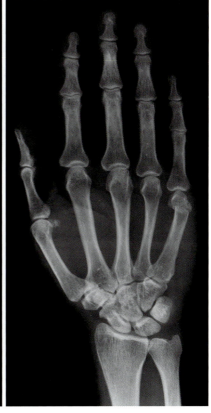

Part I ● 診断編

　手指外傷は一発診断です．骨折か腱損傷かにかかわらず，典型的な病歴から1つの診断に絞り込めることが多いです．たくさん鑑別を挙げるより一発診断が有用であることを症例を通じて確認してください．『成人の拳で殴った後，手の尺側腫脹と疼痛』と聞けば，尺側の中手骨骨折が一発診断．画像で『第5中手骨頸部骨折』と診断しました．帰宅手術 または 帰宅保存 で gutter splint で固定し再診指示をしました．

中手骨頸部骨折はボクサーの骨折

　外傷の中手骨骨折は第1と第2～5とに分けて考えます．第1中手骨については第11章で解説したので，本章では第2～5中手骨について解説します．中手骨は解剖学的に頭部・頸部・骨幹部・基部に分かれます（図1）．骨折は頸部がいちばん多く，2番目が骨幹部です[136,137]．ともに関節外骨折のため，転位が少なければ保存加療となります．頭部と基部は稀ですが，関節内骨折であれば手術となります．

　中手骨頸部骨折は第4・5中手骨が多く，第2・3中手骨は少ないです．受傷機転は握りこぶしで中手骨の長軸方向に力が入るのが典型例であり，『ボクサー骨折』とも呼ばれます（図2）．

　本症例もボクサー骨折を疑う外傷のため，レントゲンで第5中手骨頸部骨折が確認されました．なお，中手骨での2方向は正面と斜位です．側面では骨が重なり判断できないためです．中手骨骨折は2方向で確認すればほぼ明確骨折タイプとして診断できます．

頭部骨折（関節内）	頸部骨折（関節外）	骨幹部骨折（関節外）	基部骨折（関節内）
・稀だが関節内骨折で手術になることが多い	・いちばん多い ・別名ボクサー骨折	・2番目に多い	・多くは第1中手骨（第2～第5では稀）

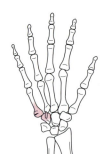

図1 中手骨骨折の分類

ボクサー骨折では合併症の評価・対応を忘れない

ボクサー骨折では素手で相手の顔面を殴った際に握りこぶしが歯に当たり，裂創を伴うことがあります（図2）．これは fight bite とか clenched-fist injuries（握りこぶしの怪我）と呼ばれます[137]．

Fight bite では，門歯が手背を貫通して伸筋腱断裂となったり，傷口から細菌が入り腱鞘炎や骨髄炎となることもあります．Fight bite の75％に手指の腱・関節・骨の合併症が起こったという報告もあります[138]．そこで感染防止のため初診医は十分に傷洗浄を実施して，異物を確認・除去し，抗菌薬を経静脈投与します．感染の起因菌は口腔内・表皮常在菌が多く，ユナシン-S®（SBT/ABPC）を点滴します．帰宅時にはサワシリン®とオーグメンチン®を処方し，整形外科外来へ再診とします[139,140]．

Fight bite（clenched-fist injuries）の抗菌薬投与例

［外来時］ユナシン® 3 g を生食 100 mL に溶解し点滴投与
［帰宅時］サワシリン® 250 mg 4錠分4（朝食後・昼食後・夕食後・寝る前）
　　　　　オーグメンチン®
　　　　　　　　375 mg 4錠分4（朝食後・昼食後・夕食後・寝る前）

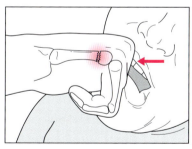
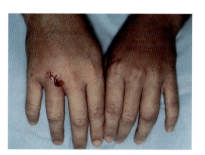

図2 Fight bite（clenched-fist injuries）

感染症に加え，精神科の評価も必須です．喧嘩をしたのが実は人格障害のためであれば，同様の外傷を再発するリスクがあるためです[141]．中手骨頚部骨折では，骨折だけでなくその背景にある精神疾患，その後の感染症もケアする必要があります．

Gutter splint をマスターする

　中手骨頚部骨折の固定はちょっと特殊ですが，非整形外科医でも修得は必須です．国内の整形外科ではナックルスプリントという装具を使用する医師が多いですが，慣れないと非整形外科医にはちょっと難しいので，私は gutter splint をお勧めします．Gutter splint は中手骨頚部骨折だけでなく，中手骨骨幹部骨折や基節骨骨折などに広く対応できるので，1人で固定できるように覚えてください．

　第2・3中手骨（または基節骨）は radial gutter splint で，第4・5中手骨（または基節骨）は ulnar gutter splint で対応します（図3）．

> Gutter splint の固定法→347，348ページ

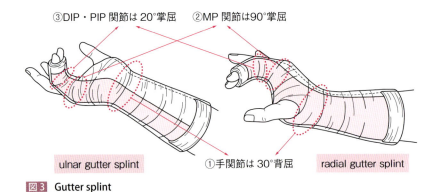

図3 Gutter splint

　固定前に転位が強い場合は"教科書的"には整復すべきですが，慣れていなければ非整形外科医は整復なしで固定して OK です．なぜなら，整復の目標値が整形外科医でも意見が分かれるからです．中手骨頚部骨折の整復目標値は古典的には 20～70°でしたが[136]，やはり 30°以内がよいという報告[142]が出たかと思えば，いやいや 70～75°未満でも大丈夫という報告[143,144]もあり様々です．

　そこで，ER では整復をせず gutter splint で仮固定とし，帰宅手術 または 帰宅保存 で再診指示をします．そして再診時に整復が必要であれば実施し，仮固定の gutter splint は整形外科でお気に入りの固定法に変えてもらえばよいのです．中手骨頚部骨折の初期対応では最初から完璧を目指すのでなく，必要十分な対応で整形外科外来までつなげることを目標とします．

第 12 章 ● 手指痛ハンター—①

中手骨頚部骨折ハンターへの道

- 通称ボクサー骨折．合併症としての感染症と精神疾患に思いをはせ評価する．
- ER では gutter splint で仮固定．整復は次回の整形外科外来で OK．

症例 3 65 歳 女性　主訴: 右手指痛
プレス機に指を挟んで ER に来院した．

診断と初期対応で注意すべきことを答えてください．

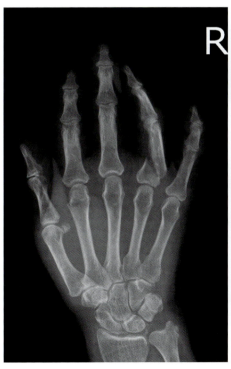
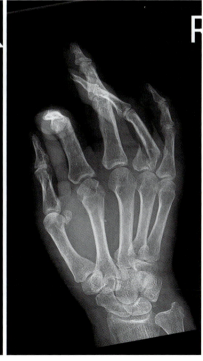

手背から強い外力があった時は，直下の手指骨の骨幹部骨折が一発診断です．レントゲンを確認すると『環指基節骨骨幹部骨折』がありました．対応は「ベッドサイドに行って方針を決める」が正解です．

手指骨の骨幹部骨折の対応

非整形外科医は，示指〜小指の中手骨・基節骨・中節骨の骨幹部骨折は全部同じ対応でOKです（末節骨は爪があるので例外）．ただし，必ずベッドサイドで診察してから方針を決めてください．レントゲンだけではマネジメントはできません．

例を挙げましょう．今回のエピソードでベッドサイドに行った場合，図4Aと図4Bでは対応を変えないといけないのですが，違いがわかりますか？

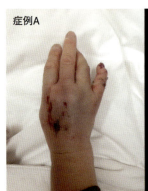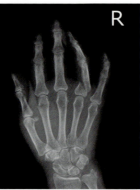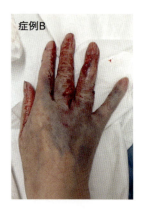

図4 同じ中手骨骨幹部骨折でもマネジメントが変わる

症例Aは閉鎖性骨折なので 帰宅手術 または 帰宅保存 ，一方症例Bは開放骨折なので 即時整形 です．この判断はレントゲンだけではできません．

中手骨・基節骨・中節骨の骨幹部骨折の受傷機転は，ほとんどが背側から強い力が加わったものです．骨と皮下の距離も近く，直達外力から裂創＋開放骨折となることが少なくありません．そして骨折部に数mmでも裂創があれば開放骨折として扱います．自信がない場合は，整形外科医にベッドサイドへ来て評価してもらうことを躊躇してはいけません．

開放骨折でなければ，非整形外科医が固定し，後日整形外科受診で構いません．ERでの固定は，中手骨と基節骨の骨折は骨折部によらずgutter splintでOKです．転位が強い場合は整復した方がよいのですが，中手骨頚部骨折と同様に整復目標が難しいので，非整形外科医はできなくてもOKです[145]．中節骨は転位が強ければgutter splintを使いますが，転位が小さい時はバディ固定としても構いません．

閉鎖骨折の場合は手背の伸筋腱損傷のリスクがあるのですが，初診では可動域制限があっても，骨折の疼痛が原因なのか腱損傷のためなのかの評価が難しいため，正確な腱損傷の評価は再診時の整形外科医にまかせればOKです（図5）．

最終的な治療は，横骨折なら転位が小さいので 帰宅保存 ですが，斜骨折や螺旋骨折は転位が大きいので 帰宅手術 が多いです．今回の症例は閉鎖骨折でしたが，斜骨折で転位も大きく，後日手術となりました．

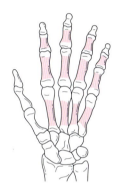

図5 成人の示指〜小指中手骨・基節骨・中節骨の骨幹部骨折の対応
非整形外科医であれば…
・初期対応はすべて同じでOK
・手背からの外傷がほとんど．そこで…
　①開放骨折の有無を必ず評価
　②伸筋腱障害があるものとして対応
　③固定はgutter splint（整復なしでOK）
※母指だけは例外

最後に稀ですが，成人の頭部・基部骨折を診断した場合も，初期対応は骨幹部骨折と同様でOKです．開放骨折を除外できればgutter splintで固定し，整形外科受診でかまいません．ただし関節内骨折となり，手術の可能性が高いことを伝えるのを忘れないようにしましょう．

ここで手指骨・中手骨骨折の骨折イメージを確認しておきます（図6）．

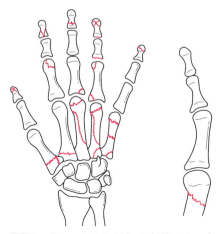

図6 手指骨・中手骨骨折の骨折線イメージ

Part I ● 診断編

> **症例4**　12歳 男児　主訴: 左手指痛
> 体操教室でマット運動をしていた際に手を捻った．小指の付け根が痛い．

レントゲン画像の前に鑑別診断を挙げ，画像を見て診断名を答えてください．

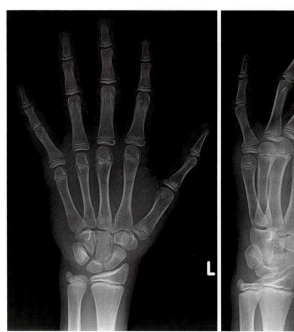
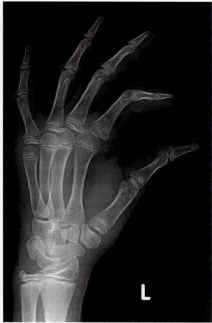

小児の手指骨骨折

　今回は正解を示す前に，小児の手指骨骨折全般についての解説から始めましょう．小児の手指骨骨折は小学校高学年から増え，中学生ごろでは最も多い骨折となります[146]．中でも多いのが**基節骨基部骨折**．成人で多い中手骨頸部骨折や手指の骨幹部骨折は，小児では少ないのです．

　基節骨基部骨折は，MP関節の過度の撓屈や尺屈に回旋運動が加わる肢位で起こります．多くが小指で，たまに環指，中指で起こり，示指で起こることは稀です．骨折形態としてはSalter-Harris分類TypeIIとなることが多く，イメージを持って探さないと見逃してしまいます（図7）．

第 12 章 ● 手指痛ハンター-①

　基節骨基部骨折は診断できれば gutter splint で固定し，成人と同様に後日整形外科への受診を指示します．図8で成人と小児の手指骨骨折の違いを確認しましょう．

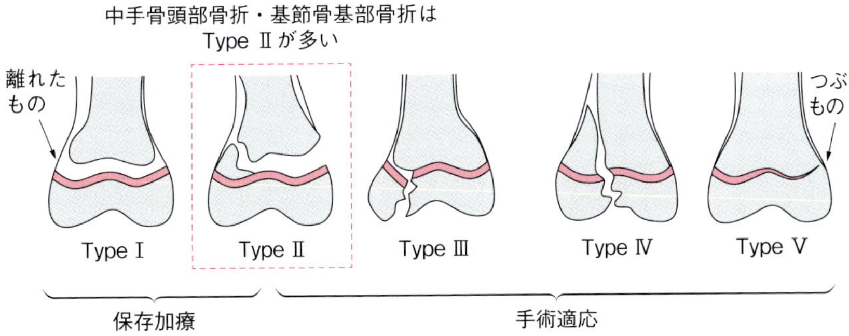

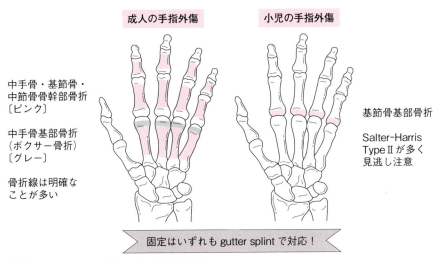

図7　小児の手指骨骨折と Salter-Harris 分類

図8　小児と成人の手指骨・中手骨骨折の違い

　では，小児の骨折線イメージを確認した上で，症例4の画像で骨折線を探してみましょう．

201

Part I ● 診断編

迷ったら補助線を引いてみる

　小指基節骨基部骨折（Salter-Harris 分類 Type Ⅱ）があるのがわかったでしょうか（図9左）．さらに，今回のように転位が小さい時は補助線を引くとわかりやすくなります（図9右）．基節骨の頭部と基部の中央を結んだ正中線は，骨折がなければ中手骨の頭部を通過します．示指〜環指の基節骨の正中線は中手骨頭部の中央を通過しています．しかし，小指の基節骨の正中線は，基部が骨折転位するため第5中手骨の頭部中央からずれています．

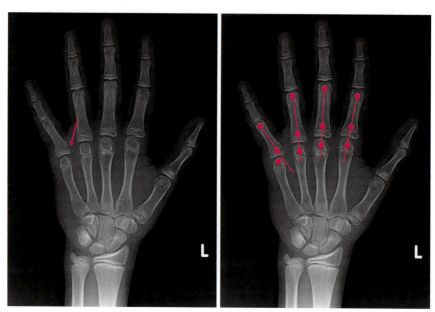

図9　正中線を用いた小児基節骨骨折の評価方法

　今回の症例は小指基節骨基部骨折（Salter-Harris 分類 Type Ⅱ）と診断し，ulnar gutter splintで固定して 帰宅手術 または 帰宅保存 とし，次回の整形外来受診を指示しました．

　なお，基節骨基部骨折の治療は転位が強い場合（25°以上，1.5 mm 以上の離開）や Salter-Harris 分類 Type Ⅱ は手術を考慮しますが，このあたりの判断は整形外科医に任せれば OK です．

第 12 章 ● 手指痛ハンター①

小児の手指骨骨折ハンターへの道

- 基節骨基部骨折が多い．
- Salter-Harris 分類 Type Ⅱ で骨折イメージを持って探さないと見つからない．
- 判断が難しい場合は補助線を引いてみる．
- 骨折があれば gutter splint 固定し，整形外科外来でフォローアップ．

症例5 30歳 男性 主訴: 右手指痛
機械に指を挟み母指が痛いため ER を受診．

写真を見て，固定を含めた方針を具体的に答えてください．

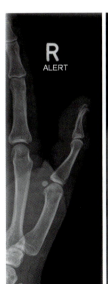
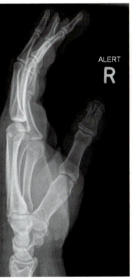
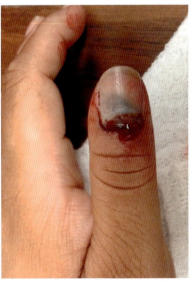

本症例は母指末節骨骨折．診断は難しくなかったと思います．手の骨折で最も多い[147]，超コモンディジーズなのですが，どのように創傷処置してよいか迷うことも意外と多いです．骨の形態が他の手指骨と異なること，さらに爪の外傷も併発することが理由です．そこで，まずは末節骨と爪の解剖から確認していきましょう．

末節骨は房，骨幹部，関節面（基部）に分けられます（図10）．ハンマーや車のドアに挟むなどの爪の上からの外力で受傷します．そのため房の骨折が最も多く，そこへ爪外傷を併発するのが典型例です．次に多いのは骨幹部骨折で，縦骨折は保存加療ですが，横骨折は転位が強いと手術となります（図10）．なお，基部骨折は靱帯損傷を伴い，受傷機転も違うため，第13章で解説します．

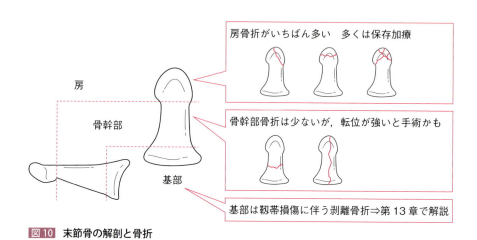

図10 末節骨の解剖と骨折

末節骨骨折の固定は骨折部位や形状にかかわらずすべて同じで，アルフェンスをUの字にして固定します．DIPは固定しても，PIPとMPはフリーになるようにしてください．多くは骨傷だけでなく軟部組織の損傷も併発しており，固定前に爪の周囲はすでに被覆材で太くなっていたりします．また末節骨は爪自体がシーネの役割をするので，あまり神経質に固定しなくてOKです（図11）．

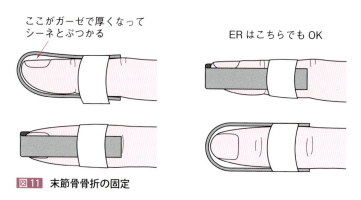

図11 末節骨骨折の固定

爪の解剖と創傷処置

次に，爪の解剖と末節骨骨折に伴う爪外傷（爪床裂創，爪下血腫）について解説します．

爪の解剖では，爪の直下の軟部組織である『爪床（そうしょう）』と，その中枢側で爪の根元付近の『爪母』の2つが重要ですから，位置を確認してくさい（図12）．

末節骨骨折を伴うような外傷では，爪床が鈍的裂創となる『爪床裂創』が起こります（図13左）．また，爪床から裂創や挫創があれば，爪の下に血が溜まる『爪下血腫』が起こります（図13右）．

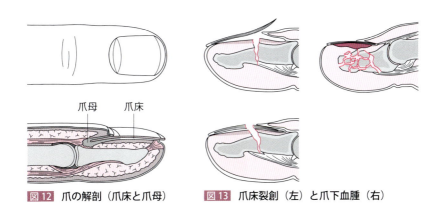

図12 爪の解剖（爪床と爪母）

図13 爪床裂創（左）と爪下血腫（右）

爪床裂創の対応

爪床裂創の処置は，教科書的には「いったん爪を除去して爪床を垂直マットレス縫合し，その後爪を戻す」と記載されます．爪を戻すのは生体のスプリントとして使うためです．ただ，この処置を外来でやり始めると思いのほか時間がかかります．また慣れていないと爪床をどれくらい合わせるかも難しいところです．そもそも抜爪したら実は爪下裂創がなかったという場合もあります．

そこで私は，可能な範囲で洗浄処置をし，サージカルテープで爪がずれないように固定だけして翌日の整形外科外来に診察依頼しています．創傷を伴う末節骨骨折でもローリスクなら抗菌薬投与群と非投与群とで感染症発症に差はないとされます[148]．汚染がひどくなく，洗浄できるのであれば，抗菌薬は処方していません．

爪下血腫の対応

爪下血腫は，血腫が爪の50％以上なら18Ｇ針で穴をあけてドレナージをします．クリップを熱して穴をあける方法もありますが，ERではライターがすぐに手に入らないことや，やけどのリスクがあることから，私は『18Ｇ派』です．

爪下はコンパートメントになり圧がかかると痛みが出現しますが，血腫が除去されれば痛みは消えます．血腫が巨大でも，単純なドレナージと抜爪とで予後は変わらないため，まずはドレナージのみで対応します[149,150]．

穴をあける時のコツは『ビビらない！』ことです．針が爪を貫き，爪床まで貫通しそうになりますが，血腫のために爪下のスペースは意外とあるので大丈夫です．貫通すると穴から血が出てきます．私は貫通穴に4-0ナイロン糸を2～3本入れてからハイドロサイト®などで被覆しています．毛細管現象によって糸が血腫をハイドロサイト®へ吸い上げ，翌日には血腫はほぼきれいに除去されています(図14)．

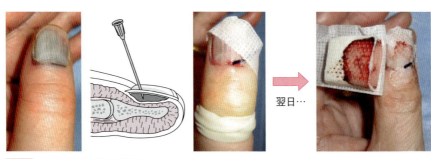

図14 爪下血腫の処置方法例

末節骨骨折の対応
- 併発する爪外傷として爪床裂創，爪下血腫を考慮する
- 爪床裂創は時間がなければ後日整形外科処置依頼でもOK
- 爪下血腫は50％以上の出血があれば除去＋ドレナージ
- 爪自体がシーネとなるため，固定は簡易的でもOK
- 末節骨骨折は爪処置ができれば 帰宅手術 または 帰宅保存 となる

以上，本章では手指の骨折疾患を中心に解説しました．最後に各外傷の典型例と対応法（図15），手指骨の骨折線イメージ（図16）を確認してください．

第 12 章 ● 手指痛ハンター①

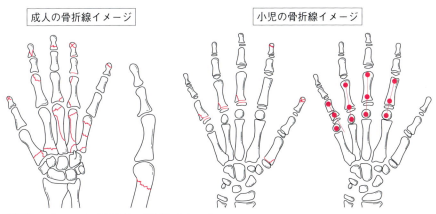

図15 手指外傷の典型例と対応フローチャート

図16 手指骨・中手骨骨折の骨折線イメージ

手指骨・中手骨骨折ハンターへの道

➡ ボクサー骨折では感染症と精神疾患の評価も兼ねること．
➡ 骨幹部骨折なら中手骨・基節骨・中節骨は同じ対応で OK．
➡ 小児の MP 関節痛は基節骨基部骨折の骨端線骨折を探すべし．
➡ ER で使用頻度の高い gutter splint での固定をマスターすべし．
➡ 末節骨骨折では併発する爪外傷にも対応すべし．

FRACTURE HUNTER

第13章
手指痛ハンター②

> **症例1**　18歳 男性　主訴: 左手中指の変形
> バレーボールの試合中に写真のように左手中指が変形した．

レントゲン画像の前に鑑別を挙げ，画像確認後のマネジメントを答えてください．

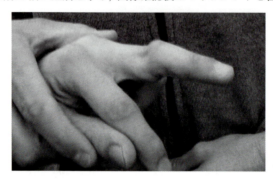

視診からPIP関節脱臼と診断します．レントゲン撮影後に速やかに整復し，バディテープ固定して 帰宅手術 または 帰宅保存 で再診を指示します．

指の脱臼の対応

　PIP関節脱臼は手指で最も多い脱臼です．DIP，MPなど他の手指関節脱臼は稀です[135]．また，PIP関節脱臼は背側脱臼か側方脱臼のいずれかです．したがって非整形外科医は手指の脱臼≒PIP関節脱臼（背側/側方）の対応ができれば十分です．

　PIP関節脱臼は視診で明らかな転位を認めるので診断は容易，見た目一発でわかります．問題はその後スムーズに対応できるかどうかです．私は視診で診断がついたら，診察室でweb blockで最初に鎮痛をします．麻酔が効くまでの時間で整復前のレントゲンを撮り，撮影後に鎮痛されたのを確認して整復します．整復後のレントゲンで整復されていることが確認されれば固定して終了です．整復はPIPの前後をしっかり把持し，愛護的に長軸方向に牽引すれば容易に実施できます（図1）．

　整復前後のレントゲンでは脱臼に伴う剝離骨折を評価します[151]．剝離骨折はWilson骨折とも呼ばれ，中節骨の掌側近位端の骨折です（図2）．骨片が関節面に大きくかかる場合は後日手術となります．骨折がなくても，背側転位している場合

は volar plate 損傷と呼ばれる合併症を伴うことが多いです[152].

　整復後は PIP を 20～30°の屈曲位にしてバディテープで固定し，後日整形外科受診を指示します．固定後は最初の 1 週間は ROM 制限とし，その後は徐々に動かします．固定期間は一般的には 3～6 週ですが，スポーツを継続する時は 6～8 週まで固定することが多いです．

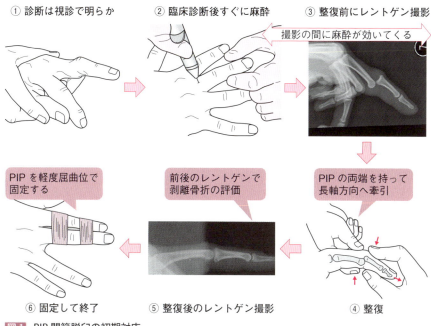

図1　PIP 関節脱臼の初期対応

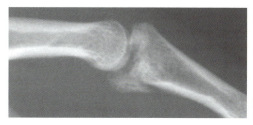

図2　Wilson 骨折（中節骨の剝離骨折）

Web block→331 ページ
PIP 関節脱臼整復術→341 ページ
バディテープ固定→349 ページ

Volar plate 損傷

　PIP の掌側には volar plate（掌板）と呼ばれる軟部組織があり，中手骨と基節骨をつなぎとめています．PIP 関節の背側脱臼などの過度の背屈により，この volar plate が傷つくのが volar plate 損傷です．

　PIP の高度背屈受傷では『PIP 関節脱臼＋volar plate 損傷』もありますし，『volar plate 損傷のみ』もあります．単独の volar plate 損傷では視診で PIP が背屈転位していることが多いですが（図3），これは伸筋腱が徐々に関節を過度に引っ張って変形させるためです．身体所見では患部である PIP 掌側に圧痛を認めます．

　レントゲンでは volar plate 自体は写りませんが，高度損傷では PIP 関節が不全脱臼を起こし，背側の V サインが見えるようになります（図4）．ただし，この評価は非整形外科医には難しいので，後日受診した際の整形外科医に任せて構いません．それよりもレントゲンでは中節骨の近位掌側の剥離骨折（Wilson 骨折）を探す方が重要です（図2）．関節面に高度にかかる骨折であれば手術となります．

　固定は，PIP を軽く屈曲した方が損傷で離開した volar plate が近接するため，PIP を 20～30°の屈曲位にしてバディテープ固定します．これは PIP 関節脱臼と同じ固定で，脱臼時は volar plate 損傷が併発している可能性があるためです．

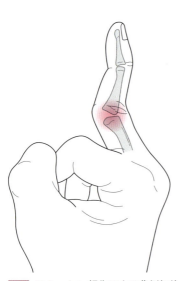

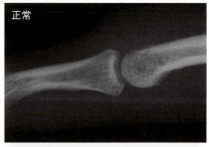

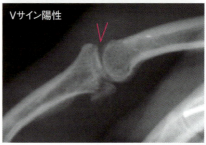

図3　Volar plate 損傷による背側転位　　図4　PIP 関節不全脱臼の V サイン

PIP 関節脱臼に伴う volar plate 損傷は『coach finger』と呼ばれます．スポーツ中に PIP 関節脱臼してもコーチが治しちゃってプレー続行．でも volar plate 損傷があり，変形が残ってしまうことを揶揄しています．第 12 章冒頭で示した私自身のケースがまさにこの外傷です．手指外傷の初診の多くは非整形外科医が対応しますが，こうした後遺症が残るような不適切対応がまだ多いのも事実．非整形外科医であっても正しい初期対応ができるようにトレーニングを続けましょう．

PIP 関節脱臼・volar plate 損傷ハンターへの道

- 指の脱臼で最頻の PIP 関節脱臼は，非整形外科医でも整復・固定できること．
- PIP 高度背屈で volar plate 損傷を疑った場合は固定し，帰宅手術 または 帰宅保存 で必ず再診を指示．

続いて，症例 2 と 3 はクイズ形式です．

症例 2 DIP が伸展できない．

症例 3 DIP が屈曲できない．

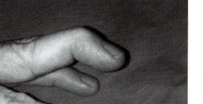
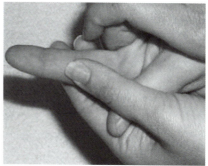

①症例 2 と症例 3 の外傷名を答えてください．
②頻度が高いのは症例 2 or 症例 3 ？
③環指に多いのは症例 2 or 症例 3 ？
④保存加療になるのは症例 2 or 症例 3 ？　手術になるのは症例 2 or 症例 3 ？

Part I ● 診断編

> **クイズの答え**
> ①外傷名は　　　　　　症例2: mallet finger, 症例3: jersey finger
> ②頻度が高いのは　　　症例2: mallet finger
> ③環指に多いのは　　　症例3: jersey finger
> ④保存加療になるのは　症例2: mallet finger,
> 　手術になるのは　　　症例3: jersey finger

この2つの外傷，mallet finger と jersey finger について解説します．

DIP が伸ばせない mallet finger

　Mallet finger（槌指）は DIP の伸展障害です．指の腱損傷で最も多く[153]，受傷機転は指を伸ばした状態でボールなどがぶつかり，DIP の伸筋腱が断裂するのが典型的です（図5左）．

　Mallet（槌）とは木槌のこと．DIP の伸展障害で指の先が槌のように見えるのが病名の由来です（図5右）．いわゆる『つきゆび（突指）』で受傷するのが『つちゆび（槌指）』と覚えましょう．

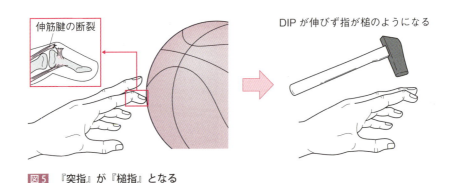

図5　『突指』が『槌指』となる

　指の腱損傷は剝離骨折の可能性が常にあるので，全例で画像を確認します．Mallet finger ではレントゲン側面像で剝離骨折（骨性 mallet finger）を探します．PIP 腱断裂によるものを腱性 mallet finger と呼び，腱断裂はないが伸筋腱付着部が関節内剝離骨折して起こるものを骨性 mallet finger と呼びます（図6）．骨性 mallet finger は少ないですが，状況次第で手術になることもあります[152,154]．

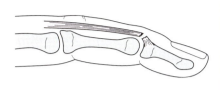 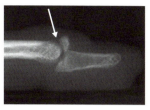

図6 腱性 mallet finger（左）と骨性 mallet finger（右）

固定は6週間伸ばし続けることが重要

　Mallet finger はほとんどが保存加療の 帰宅保存 です[137,140]．固定は，PIP をフリーにしても予後は同じため，DIP のみの固定とします[155]．固定期間は6週間とかなり長いです．途中で指を曲げてしまうと，せっかくつきかけた腱が離れてしまうので，患者さんに伸展しつづけてもらうことが重要です．

　長い固定期間中も快適に使用できる装具を各社が開発・販売しており，後日整形外科医が好みのものを処方します（図7）．ER にはこれらの装具はないので，再診までの固定具で OK です．私は安価で簡易的なペーパークリップを使っています（図8）．シンプルですが，次回の整形外科受診までであれば固定力は十分です．

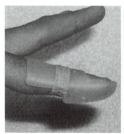 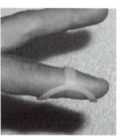 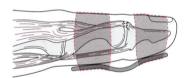

図7 Mallet finger の装具の例

図8 ペーパークリップによる固定

ペーパークリップによる固定
→349ページ

Mallet finger ハンターへの道
- 突指で DIP の伸展障害があれば一発診断．
- レントゲンで骨性 mallet finger（Wilson 骨折）がないかをチェック．
- 保存は伸展固定を絶対曲げずに6週間．ER ではペーパークリップ固定で 帰宅保存．

DIP が曲げられない jersey finger

Jersey とは，スポーツのユニフォームのことです．ラグビーなどで相手のユニフォームを掴み，そのまま指を取られて腱が切れる……だから jersey finger と呼ばれます．指を強く屈曲した状態で伸展する力が加わるエピソードでDIPを屈曲させる深指屈筋腱（flexor digitorum profundus: FDP）が断裂します．国内では，柔道で道着を掴んだ指が持っていかれて切れるというのも典型例です（図9）．

環指が75％と最も多く，DIP の掌側に疼痛と腫脹があります[156]．身体所見は感度100％，特異度76％であり，きちんと診察すれば除外も可能です[157]．エコーも感度は100％，特異度95％と有用なのですが，指にプローベを当て慣れていない非整形外科医は身体所見で対応して構いません[157]．

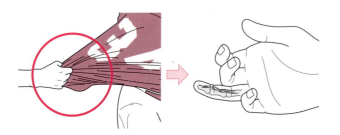

図9 Jersey finger の受傷機転と身体所見

Jersey finger の多くが手術となる理由

Mallet finger はほとんどが保存治療なのとは対照的に，jersey finger の多くは手術となるため 帰宅手術 です．深指屈筋腱は末節骨で1カ所，中節骨で2カ所に付着しています．末節骨の付着部だけ切れるのがTypeⅢ，中節骨の付着部が1カ所切れるのがTypeⅡ，2カ所切れるのがTypeⅠです（図10）．細かい分類は覚えなくてよいのですが，TypeⅡがいちばん多く，この場合はDIPにあった深指屈筋腱の断端はPIPまで引き抜かれてしまうことは知っておいてください．

こうなると保存治療では機能回復は困難で，観血的に腱を引き戻して手術で固定する必要があります．ちなみに手術しても後療法に6～8週間かかることが多く，治療に時間がかかることはERでも説明できるとよいでしょう．

初期対応としては，DIP と PIP を軽度屈曲位にして，ペーパークリップで PIP 関節を固定します．多くは手術となるので，必ず近日中に整形外科へ受診とします．

> ペーパークリップによる PIP 固定→349 ページ

第13章 ● 手指痛ハンター②

| Type Ⅰ | Type Ⅱ（最多） | Type Ⅲ |

深指屈筋腱が奥まで引き抜かれてしまう

図10 Jersey finger の分類

Jersey finger ハンターへの道

➡ たまに見かける靱帯損傷．ユニフォームを掴み引っ張られるエピソードが典型例．
➡ 帰宅手術 で多くは手術となる．ER で見つけ次第，早期に整形外科へ紹介する．

症例4　20歳 男性　主訴: 左手示指痛

ハンドボール競技中に，示指を伸ばした状態でボールがぶつかった．示指の PIP の背側に痛みがある．伸ばしにくいが完全伸展可能．

疑う疾患と，その評価に必要な方法を答えてください．

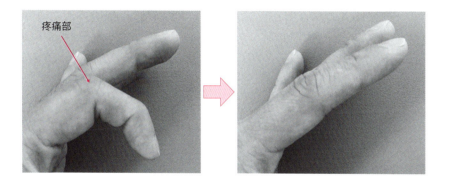

疼痛部

今回は**総指伸筋腱中央索**（central slip of the extensor tendon）の**断裂**を疑います．突指の受傷機転でPIPの伸筋腱が損傷される外傷です．一見正常に見えるのですが，無治療で放っておくと1カ月ぐらいでボタン指変形（図11）となります．その前に診断する必要があります．

注意点は，伸筋腱断裂があっても最初はPIPが伸展できてしまうことです．これは総指伸筋腱が中央索と側索の2種類からなるためです（図12）．断裂するのは中節骨に付着する中央索が多く，末節骨に付着する側索はあまり切れません．側索が残れば受傷後は末節骨と中節骨が一緒に伸展するため，PIPは伸展できてしまうのです．

そこで本疾患の評価は，PIPより中枢側をテーブルの上におき，90°屈曲位にして上から力を加えた時のPIP伸展の左右差で判断します（図13）[158,159]．また，PIPの背側に自発痛や圧痛があることも本新患を疑うヒントになるので確認しましょう．

ERで本疾患を疑った時は，固定し，整形外科での再評価を指示します．固定は

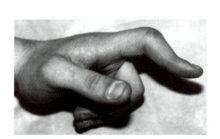

図11 ボタン指変形
1カ月で出現するが，最初は正常なので見逃す．

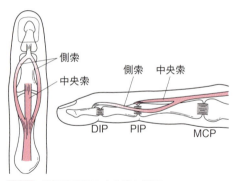

図12 総指伸筋腱の中央索と側索

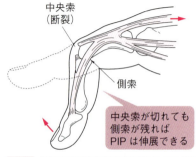

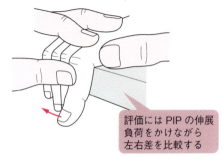

図13 総指伸筋腱中央索断裂後のPIP伸展と評価法

ペーパークリップによる PIP 伸展位固定とします．ER では仮固定とし，整形外科にて診断後に固定具を作ってもらうのは mallet finger と同じです

> ペーパークリップによる PIP 固定→349 ページ

示指～小指の DIP・PIP 関節外傷

　ここで示指～小指の DIP・PIP 関節の 4 つの外傷をまとめます．DIP 関節では伸筋腱断裂の mallet finger と屈筋腱断裂の jersey finger を覚えましょう．Mallet finger は最頻で剥離骨折が多いこと，jersey finger は高率に手術になることが重要です．Mallet finger は DIP のみ固定，jersey finger は PIP まで固定します．
　PIP 関節では総指伸筋腱中央索断裂と coach finger（volar plate 剥離）を覚えておきましょう．臨床診断し，固定後に必ず整形外科医で評価してもらいます．総指伸筋腱中央索断裂は伸展位 PIP 固定，coach finger は軽度屈曲位 PIP 固定とします（図 14）．

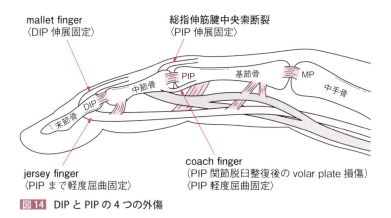

図14　DIP と PIP の 4 つの外傷

> **症例5**　45 歳 男性　主訴: 左親指の付け根が痛い
> 小学校の親子運動会でリレーに出た際にバトンを持ちながら転倒した．以降親指の付け根が痛く改善しないため日曜の時間外外来へ受診．レントゲンで骨折線は認めない．

鑑別診断と評価法，初期対応について答えてください．

診断は**ゲームキーパー母指**です．レントゲンが正常であることを確認し，母指のMCP関節の動揺の左右差を確認します．Thumb spica splint で固定して，`帰宅手術` または `帰宅保存` で再診を指示します．

ゲームキーパー母指とは

ゲームキーパーとは，古くはスコットランドの狩猟管理人たちのことです．狩人が食用ウサギの屠殺で首をひねり続けて本疾患に罹患したことが病名の由来です（図15）．正式名称は母指 MP 関節尺側側副靱帯（ulnar collateral ligament: UCL）損傷．長いので，『ゲームキーパー母指』の方が頻用されます．

UCL は母指と示指（または中指）でモノをつまむ動作に関与します．そのため，ゲームキーパー母指が適切に初期対応されずに放置されると，重大な手指の運動障害をきたしてしまいます．非整形外科医でも疑い，適切に対応することが求められます．

ゲームキーパー母指のポイントは，病歴と身体所見のみで暫定診断をすることです．まず病歴は，母指が橈側に引っ張られて母指尺側靱帯が損傷するエピソードがあれば疑います．教科書的にはスキーのストックによる受傷が有名で，『skier's thumb』とも言われます（図15）．症例5ではストックでなくバトンですが，ゲームキーパー母指を疑う病歴です．

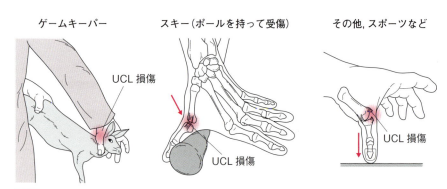

図15 ゲームキーパー母指を起こす受傷機転
母指が過度に橈屈するエピソードが UCL 損傷を起こす．

ゲームキーパー母指の身体所見と検査

　ゲームキーパー母指の身体所見は，母指 MP 関節の尺側に圧痛があるかを確認します．関節可動域は，図 16 のような MP 関節屈曲位で動揺性があるかを診察します[160]．可動域が 30°以上ある，あるいは健側より 15°以上大きければ動揺性があると診断しますが，これは非整形外科医には少し難しいかもしれません．

　ゲームキーパー母指に剝離骨折はなく，純粋な靱帯損傷なので，レントゲンや CT では損傷部はわかりません[152]．靱帯損傷の評価を目的にストレス撮影も用いられますが，疼痛が強い時は正確な評価は難しく，これは整形外科医に任せます．

　つまり，ゲームキーパー母指の可動域評価やストレス撮影など，確定診断の部分は整形外科医に任せてしまいます．非整形外科医としては，病歴と MP 関節尺側の圧痛の 2 つがあればゲームキーパー母指の暫定診断として，固定して整形外科医でのフォローを指示できれば初期対応としては十分です．

　固定は舟状骨骨折や Bennett 骨折と同様，thumb spica splint で初期対応します（図 17）．固定期間は保存的治療なら 4〜6 週間ですが，重症例は手術する 帰宅手術 または 帰宅保存 であると説明します．MRI は感度 96％，特異度 95％ と評価に役立つので，院内の専門外来に後日受診する際は MRI の検査予約も考慮します[161]．

> Thumb spica splint の固定法→346 ページ

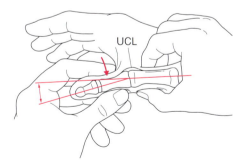

図 16 UCL の診察方法
中手骨をしっかり把持することが重要．

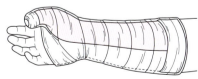

図 17 Thumb spica splint

ゲームキーパー母指ハンターへの道

- 母指の過橈屈のエピソードと MP 尺側部の圧痛があれば暫定診断.
- 可動域テストやストレス撮影は整形外科医に任せて OK.
- 固定期間は"最低"1 カ月,中には手術症例がいることも認識すべし.
- ER では暫定診断で固定し,直近の整形外科外来に紹介できれば合格.

手指外傷のまとめ

　本章でみてきた腱損傷を中心とした手指外傷をまとめてみましょう.多くは病歴から一発診断ができるので,1 対 1 対応のマネジメントとなります.指のどの部分の外傷でどのような固定になるのかも合わせて確認してください(図 18,19).

　また,mallet finger や PIP 脱臼,volar plate 損傷は剝離骨折の可能性があるので,画像で骨折線がないかを確認します.その際の骨折イメージもチェックしましょう(図 20).

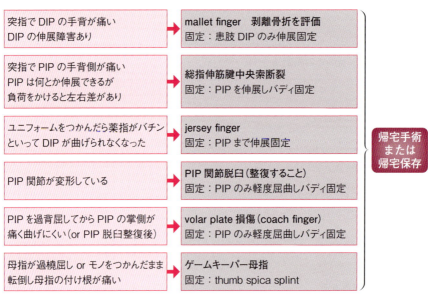

図 18　レントゲンで診断困難な手指外傷の対応フローチャート

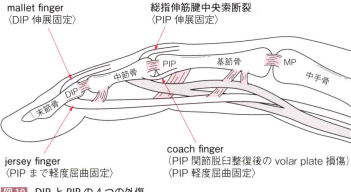

図19 DIPとPIPの4つの外傷

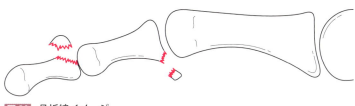

図20 骨折線イメージ

手指痛ハンターへの道

➡ 手指の靭帯損傷は必ず翌日以降の整形外科へフォローアップすべし．
➡ DIPのmallet fingerとjersey fingerの診断・固定ができること．
➡ PIP関節脱臼は1人で整復・固定ができること．
➡ PIP関節脱臼に伴うvolar plate損傷（coach finger）に注意！
➡ 総指伸筋腱中央索は断裂してもPIPが伸ばせる．負荷をかけ左右差で判断．
➡ ゲームキーパー母指は病歴と身体所見で暫定診断し固定すべし．

FRACTURE HUNTER

第14章
小児・骨折ハンター

各章に散らばって解説されている小児骨折について，まとめて確認しましょう．

どの小児外傷が多いのか？

重要なのは，正確な鑑別疾患と骨折線イメージを持つことです．正確な鑑別疾患のためには，どの年齢にどのような小児骨折が多いかを知ることが大切です．

表1は国内の小児に多い外傷を年齢別に示したものです．そのほとんどが上肢外傷です．小学生は低学年までは上腕骨顆上骨折が，小学校高学年以降は橈骨遠位端骨折や手指外傷が多くなります．また，鎖骨骨折は全年齢で起こる外傷で，最も多い小児骨折の1つです．これらの外傷はすべて本書で取り上げていますので（表2），それぞれの骨折線イメージについて3つのポイントに分けて確認していきましょう．

表1 年齢別受傷部位[162)]

	乳幼児	小学生	中学生
1	上腕骨顆上骨折 28.7%	橈骨遠位端骨折 25.4%	手・指の骨折 34.5%
2	前腕骨骨幹部骨折 12.2%	手・指の骨折 16.8%	橈骨遠位端骨折 23.9%
3	鎖骨骨折 10.9%	上腕骨顆上骨折 14.2%	鎖骨骨折 7.1%
その他	48.2%	43.6%	34.5%

表2 本書で取り上げた小児外傷

部位	外傷名	章
肩	鎖骨骨折	6
肘関節	上腕骨顆上骨折	8
	上腕骨外顆骨折★	10
	Monteggia 骨折	10
	肘内障	9
手関節	橈骨遠位端骨折★	11
手MP関節	基節骨基部骨折★	12
足関節	脛骨遠位端骨折★	19

★骨端線骨折となる

小児の骨折線イメージ・ポイント1　肘は個別に覚える

小児外傷の中でも最も重点的に学習してほしいのが肘外傷です．小児外傷では頻度が高く，鑑別も多いためです．骨折ではありませんが，肘内障も鑑別に挙がります．肘外傷は小児と成人で鑑別疾患が全く違い，そのため骨折線イメージが全く異なる点に注意が必要です（図1）．

第14章 ● 小児・骨折ハンター

小児の肘の骨折線イメージ

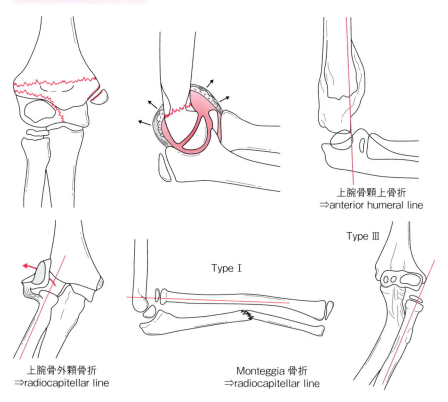

上腕骨顆上骨折
⇒anterior humeral line

上腕骨外顆骨折
⇒radiocapitellar line

Type I
Monteggia 骨折
⇒radiocapitellar line

Type Ⅲ

成人の肘の骨折線イメージ

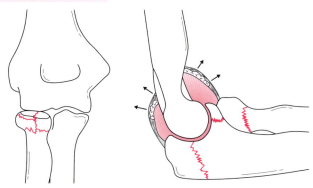

図1 肘外傷における小児と成人の骨折線イメージ

小児の骨折線イメージ・ポイント2　若木骨折

成人と違ってバキッと折れないのが小児骨折です．これを若木骨折というのでしたね（図2）．重要なのは，どの骨折のどの部分に若木骨折が起こり，どのような骨折線になるかをイメージできていることです．必ず覚えるべき骨折は2つ，上腕骨顆上骨折の顆上部の前面にだけ骨折線が入る若木骨折パターン（図3左）と，橈骨遠位端骨折の橈骨遠位の背側にだけ骨折線が入る若木骨折パターン（図3右）です．

【成人の骨折】
骨は硬化しており，骨折線は前後へ貫通するようになる

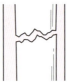

【小児の骨折（若木骨折）】
骨がまだ柔らかく，片側に亀裂するが，反対側は軽度の屈曲変形にとどまることもある

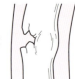

図2　小児は若木骨折で，片側にのみ骨折線が見えることがある

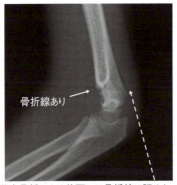

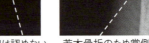

若木骨折のため後面には骨折線は認めない　　若木骨折のため掌側には骨折線は認めない

図3　小児で覚えるべき2つの若木骨折パターン

小児の骨折線イメージ・ポイント3　Salter-Harris分類

Salter-Harris分類を，骨折線イメージのために使います．たとえば，上腕骨外顆骨折ならほとんどがSalter-Harris分類 Type Ⅳなので，それを見てどこに骨折線が入るかのイメージを持っておくのです．ほかにも，橈骨遠位端骨折なら Type ⅠかⅡ，基節骨基部骨折なら Type Ⅱと，それぞれ多いパターンが決まっているので，それをイメージするのです．これら3つの頻度の高い骨端線骨折でどのSalter-Harris分類になるかは覚えてしまいましょう（図4）．

第 14 章 ● 小児・骨折ハンター

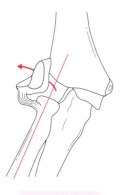
上腕骨外顆骨折
⇒Type Ⅳ

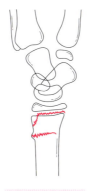
橈骨遠位端骨折
⇒Type Ⅰ/Ⅱ

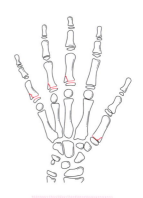
基節骨基部骨折
⇒Type Ⅱ

図4 頻度の高い3つの骨端線骨折のSalter-Harrisは覚えてしまう

小児・骨折ハンターへの道

- 小児で頻度の高い骨折を年齢ごとに覚えれば，鑑別が挙げられる．
- 小児肘骨折は鑑別が多いので，個別に骨折線イメージを持っておく．
- 橈骨遠位端骨折と上腕骨顆上骨折の若木骨折パターンをイメージできること．
- 骨端線骨折ではSalter-Harrisを分類でなく骨折線イメージに使う．

COLUMN

小児の帰宅時処方はイブプロフェン

　Drendelらは，小児の前腕の軽症骨折においてアセトアミノフェン・コデイン・イブプロフェンの3剤を比較研究し鎮痛効果は変わらないが，イブプロフェンが副作用も少なく両親の満足度は高かったと報告しています[163]．一方で，小児の四肢全体で研究した場合は鎮痛効果，副作用ともに差がなかったという報告[164]や，小児の筋骨格系全体ではERで最初に飲ませるのはイブプロフェンの効果が最も高かったという報告もあります[165]．なお，これらの研究の薬剤量は国内使用量と同等です．小児の鎮痛薬の選択は多少意見が分かれるようですが，私はまずはイブプロフェンを処方しています．

【小児の帰宅時鎮痛薬の処方例】
・イブプロフェン 10 mg/kg/day を3回に分け投与（600 mg/day を超えない）

FRACTURE HUNTER

第15章 膝関節痛ハンター①

症例1 72歳 女性　主訴: 右膝痛
早朝，両手にゴミ袋を持っていた際に滑って転倒した．
以降右膝が痛く歩行困難となり救急要請となる．

レントゲン画像の前に鑑別を挙げ，画像確認後のマネジメントを答えてください．

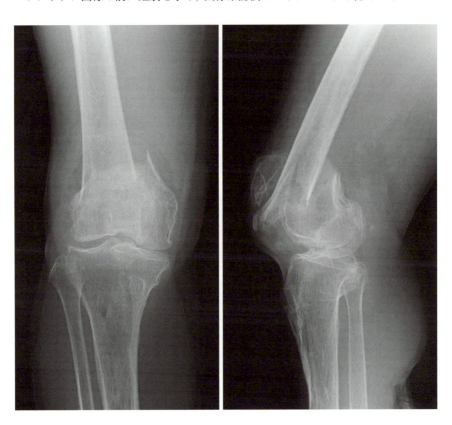

第 15 章 ● 膝関節痛ハンター①

症例 2　52 歳 男性　主訴: 左膝痛
バイクを運転中に雨道で転倒した．直後より左膝痛があり救急搬送となる．
左膝に 5 cm ほどの裂創がある．なお左膝以外の外傷は認めない．

レントゲン画像の前に鑑別を挙げ，画像確認後のマネジメントを答えてください．

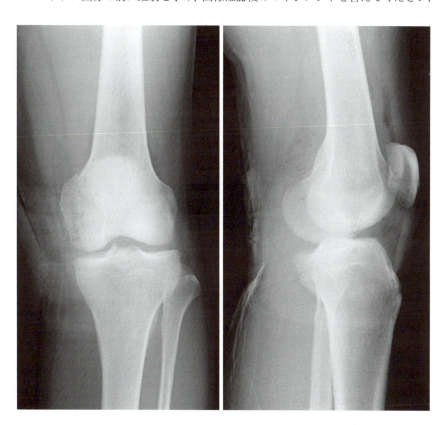

Part I ● 診断編

膝外傷も，撮影前にまず膝関節外傷の鑑別を挙げます．大腿骨・脛骨・膝蓋骨の3つの骨の骨折が鑑別となります．さて，今回の2症例は両方とも大腿骨遠位端骨折だったのはわかったでしょうか？　対応は 即時整形 とします．

明らかに転位がある症例1は診断できたのに，症例2は診断できなかったのであれば，骨折線のイメージング不足が原因です．

画像の前にどれくらい骨折線をイメージできたか？

大腿骨遠位端骨折でも，骨折線がイメージできるかどうかがType診断のカギとなります．胸痛心電図を例に挙げると，微妙なⅡⅢaVF の ST 上昇でも心筋梗塞を疑うのと似ています．ST 上昇の形と場所をイメージするように，大腿骨遠位端骨折の骨折線をイメージしてみます．

大腿骨遠位端骨折の AO 分類を見てみましょう（図1）．本来は整形外科医が手術プランを立てるための分類ですが，非整形外科医は骨折線のイメージづくりに利用します．AO 分類ではまず関節外骨折と関節内骨折に分けます．

関節外骨折は症例1のように転位が強いので，イメージできなくても骨折線を"見つけてしまう"ことが多いです．

一方，関節内骨折はわかりにくいことも多く，骨折線のイメージングが必要です．骨折線は顆上部から中央へ向けて斜めに入ります．正面のレントゲンでは Y 字（あるいは T 字）に見える，とイメージしておきましょう．Type B のように Y 字の内側あるいは外側だけのパターンもありますが，Y 字を探すことには変わりがありません．また側面のレントゲンでは後方に骨折線が入ることを覚えておいてください．

こうしたイメージを持って，もう一度症例2のレントゲンで骨折線を探してみましょう．異常パターンとなるイメージ像を持っていると，骨折線が見えてきます（図2）．でも，慣れるまでは，骨折線の有無に迷ったら CT を実施して構いません（図3）．CT の読影も骨折線イメージを持つべきことは言うまでもありません．大腿骨遠位端骨折の関節内骨折では手術のプランニングに CT がほぼ必須です．CT 検査は非整形外科医の診断確定だけでなく，整形外科医の治療方針決定にも役立ちます．

レントゲンで明らかに関節外骨折とわかっているなら，CT は不要です[166]．

大腿骨遠位端骨折のマネジメント

大腿骨遠位端骨折のエピソードは，若い人の高エネルギー外傷と，高齢者の転倒などの低エネルギー外傷の2パターンがあります．大腿骨遠位端骨折の80%以上が高齢者という報告もあり[167]，高齢者の膝痛では受傷機転にかかわらず鑑別に挙げる必要があります．

第15章 ● 膝関節痛ハンター①

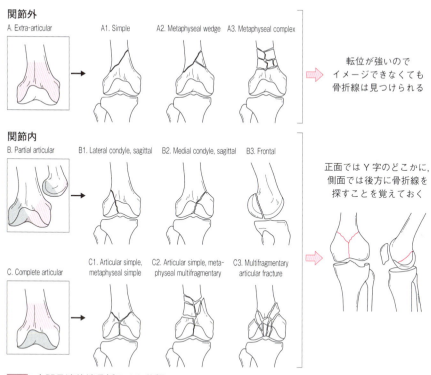

図1 大腿骨遠位端骨折のAO分類

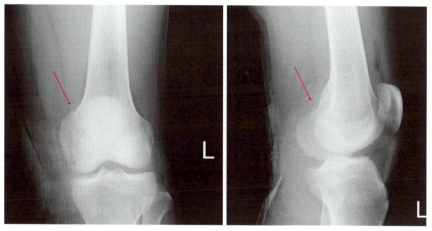

図2 イメージがあれば骨折線が見えてくる

Part I ● 診断編

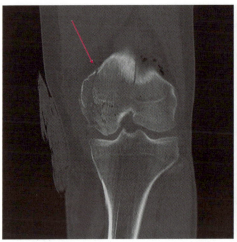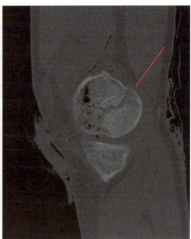

図3 大腿骨遠位端骨折はCTなら診断が容易（左：前額断，右：矢状断）

　高エネルギー外傷の場合は，膝を曲げたまま強い力が加わるエピソードが典型例です．自動車運転中のダッシュボード損傷や，オートバイ運転中の転倒は，本疾患を疑うエピソードです．また10％は開放骨折とされます[168]．症例2は骨折周囲の5cmの裂創もあり，CTでは骨折周囲に空気が入っている開放骨折の所見を認めます．バイクの単独外傷で大腿骨遠位端骨折，さらに開放骨折を伴っており，緊急手術となりました．

　大腿骨遠位端骨折は閉鎖骨折の場合でも多くは手術となります．可能であれば準緊急でやりたいので，診断後は 即時整形 ですぐにコンサルトして構いません．受傷直後から手術のプランを検討したい整形外科医は多いのです．また，関節外骨折で転位が強いと直達牽引をして手術待機することがあり，この際も 即時整形 となります．

大腿骨遠位端骨折のまとめ
- 一見レントゲンではわかりにくい骨折線の診断は，撮像前に骨折線をイメージできるかどうかがカギ
- レントゲンで骨折線がわかりにくい場合はCTを躊躇せず実施
- 全例で準緊急手術を前提として 即時整形 のマネジメント

症例3　86歳 女性　主訴: 右膝痛
屋外で躓いて転倒して以降右膝痛があり救急搬送となる．
5年ほど前に近隣整形外科で股関節と膝関節の手術を受けている．

レントゲン画像の前に鑑別を挙げ，画像確認後のマネジメントを答えてください．

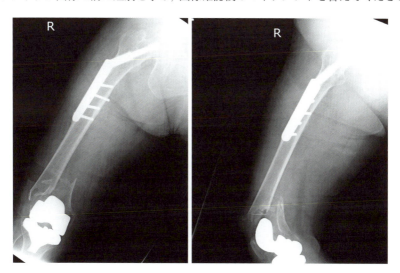

今回はレントゲン撮影前から診断が予測できます．すでにインプラントが入っている場所が折れることはないですから，その近傍となると，骨折する場所は大腿骨の近位端と遠位端の間で，膝の直上となります．診断は大腿骨インプラント周囲骨折，転位も強く 即時整形 とし入院手術となりました．

股関節と膝関節のインプラント周囲骨折の対応は同じ

　高齢者が増え，大腿骨近位部骨折の患者さんが増えました．それに伴い大腿骨ステム周囲骨折の患者さんも増え，対応が必要なことは65ページで解説しました．同様に変形性膝関節症の術後患者さんが増え，大腿骨インプラント周囲骨折が近年増えているのです．
　インプラント周囲骨折の対応は股関節術後も膝関節術後も同様で，『可能な限りインプラントを入れた病院で治療する』という方針に従います．自院手術患者さんであれば自院整形外科コンサルトとしますが，他院術後であれば転院を念頭に置いてマネジメントするのが整形外科の業界ルールです．

Part I ● 診断編

症例 4　33 歳 男性　主訴: 左膝痛
1 m の高さから重い荷物をもって飛び降りた．
着地した直後より左膝痛があり救急搬送となる．

レントゲン画像の前に鑑別を挙げ，画像確認後のマネジメントを答えてください．

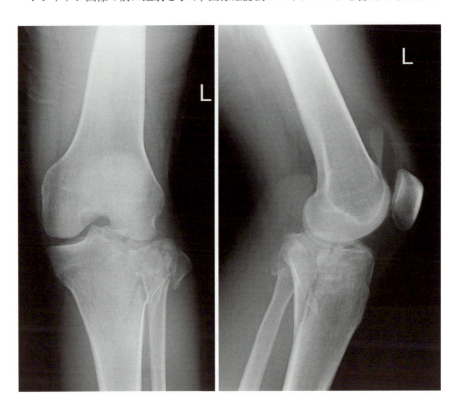

第 15 章 ●膝関節痛ハンター①

> **症例 5**　75 歳 女性　主訴: 右膝痛
> 自転車走行中に交差点で自動車とぶつかり転倒した．右膝に疼痛があり歩行困難で救急要請となる．四肢に擦過傷はあるが，右膝以外の疼痛部位はなし．

レントゲン画像の前に鑑別を挙げ，画像確認後のマネジメントを答えてください．

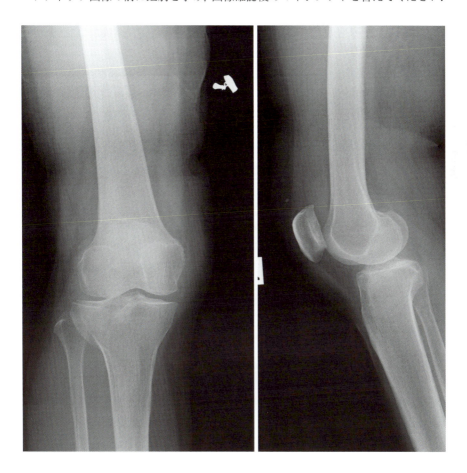

Part I ● 診断編

膝外傷では，大腿骨・脛骨・膝蓋骨の3つの骨折を鑑別に挙げます．2症例とも大腿骨・膝蓋骨には所見がなさそうです．症例4は脛骨を見れば骨折線が指摘できたと思います．病名は『脛骨高原骨折』です．症例5も実は典型的な脛骨高原骨折のレントゲン所見であり，これも指摘できないといけません．即時整形または入院整形とします．今回の症例も読影前に骨折線のイメージできるかが診断のカギとなります．

脛骨高原骨折の骨折イメージ

脛骨の関節面を高原に例えて高原骨折と言います．英語で高原を plateau というので，プラトー骨折と呼ばれることもあります．脛骨高原骨折の骨折線を指摘できるためには，骨折線イメージを持つこと．そこで Schatzker 分類を見てみましょう（図4）．非整形外科医はこれを術式を決めるためでなく，読影のイメージづくりのために利用します．

脛骨の高原は，内側と外側の2カ所に分かれます．ほとんどの高原骨折は外側骨折±内側骨折で，外側骨折が必発のため外側の骨折線を徹底的に探します．骨折の形状は，高原が沈み込む『陥没骨折』か，縦割れする『縦列骨折』かの2パターンになります．縦列骨折は正面像と側面像の両方で探します．陥没骨折は正面像で探します．イメージができると骨折線がおのずと見えてきます（図5）．

ただしレントゲンでは診断に迷う時も多く，その場合は必ず CT で確認します[169,170]（図6）．診断不確定なら CT を絶対に躊躇してはいけません[171]．そもそも高原骨折の治療方針を決める際には CT は必須になるので，レントゲン＋CT の検査がそろった高原骨折のコンサルトは整形外科医に非常に喜ばれます．CT が必要になるところは大腿骨遠位端骨折と似ていますね．

脛骨高原骨折の診断とマネジメント

脛骨高原骨折の受傷機転は3パターンあります．①歩行中に交通事故で車のバンパーに直接膝をぶつけるタイプ，②高所転落で膝を伸ばした状態で着地し高原に長軸方向から外力が加わるタイプです．①②は高エネルギー外傷で Schatzker 分類 Type Ⅳ～Ⅵのことが多く，レントゲンでは骨折線が明確で，診断は難しくありません．

一方，高齢者は③転倒しただけの低エネルギー外傷でも骨折することがあり[172,173]，この時は Schatzker 分類の Type Ⅱ/Ⅲといった微細な陥没パターンとなることが多く，レントゲンでは診断が困難な場合も少なくありません．

234

第15章 膝関節痛ハンター①

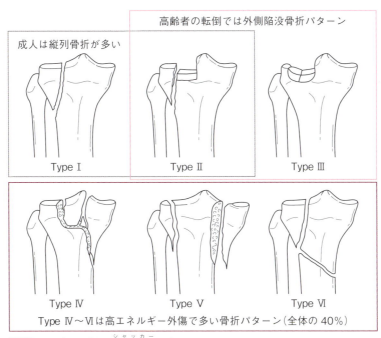

図4 脛骨高原骨折のSchatzker分類

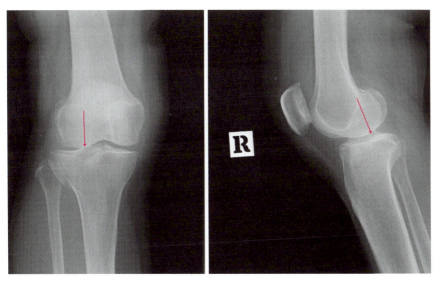

図5 脛骨高原骨折もイメージができると骨折線が見えてくる

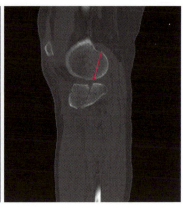

図6 症例5のCT像
外側部骨折線があり,脛骨高原骨折と診断できる.

身体所見では関節内骨折のため圧痛はハッキリしません.腫脹して膝が曲げられないことが多いです.合併症として半月板損傷と靱帯損傷を高率に伴います.手術症例では半月板損傷は91％,靱帯損傷は77％に[174]、非手術症例でも半月板損傷は80％,靱帯損傷は40％に合併するとされます[175].

これらの合併症の評価は初診時には疼痛・腫脹が強いため困難であり,非整形外科医はできなくてOKです.整形外科コンサルト後に必要に応じてMRIで確認されることを知っておけば十分です.

転位が5 mm以上の場合は手術加療となります.保存加療することもありますが,荷重をかけることは厳禁であり,さらに合併損傷の可能性もあります.そのため手術・保存にかかわらずまずは入院加療となります.骨折の程度にもよりますが,大腿骨遠位端骨折ほど手術の緊急度は高くないことが多いです.転位が強い場合や日中は 即時整形 ,転位が少なく夜間・休日なら 入院整形 とします.

脛骨高原骨折ハンターへの道

- ➡ 一見レントゲンではわかりにくい骨折線を見つけるには,撮像前に骨折線をイメージできるかどうかがカギである.
- ➡ レントゲンで骨折線がわかりにくい場合はCTを躊躇せず実施する.
- ➡ 全例入院,転位と受診のタイミングにより 即時整形 か 入院整形 とする.

第 15 章 膝関節痛ハンター①

> **症例 6** 32 歳 男性 主訴: 左膝痛
> 冬道で滑って転倒, 左膝前面を強打し疼痛強く救急搬送.

レントゲン画像の前に鑑別を挙げ, 画像確認後のマネジメントを答えてください.

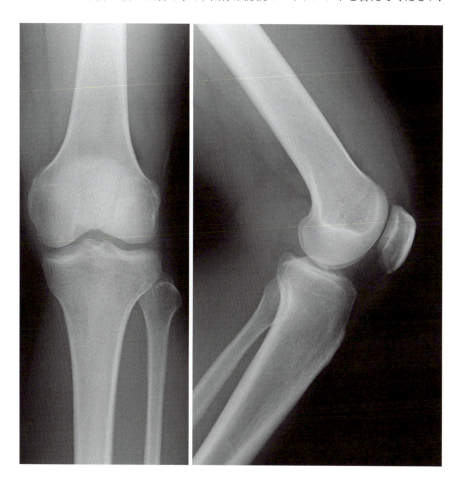

本症例は研修医が初診にあたり，上級医に相談しました．研修医は「大腿骨・脛骨・膝蓋骨の骨折線が見えないので，CTを実施してよいですか？」と相談しました．しかし上級医は「一見骨折線がないように見えるが，膝のレントゲン正面像で膝蓋骨に縦骨折を疑う所見があるよ」（図7）と言い，ベッドサイドに行きました．

患者さんのズボンを下ろすと左膝前面に打撲痕があり，直下の膝蓋骨を触れると確かに圧痛があります．そこでレントゲンを1枚追加しました（図8）．上級医は「今回は膝蓋骨骨折の縦骨折だね．診断にはskyline viewが必要だったね．脱衣して診察すると診断ができたかもしれないよ」とコメントし，ニーブレースで固定し 帰宅保存 としました．

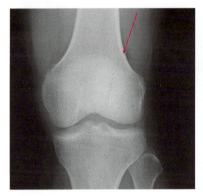 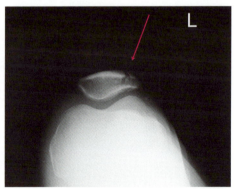

図7 膝正面像で膝蓋骨骨折を疑う　　図8 追加された skyline view

膝蓋骨骨折の見つけ方

研修医が最初見つけられなかった膝蓋骨骨折を見つけるには，ちょっとしたコツが必要です．『膝前面の強打』の病歴か，『膝蓋骨の圧痛』の身体所見があればskyline view（膝蓋骨軸位像）を追加することです．

膝蓋骨骨折は，ほぼ全例が直接膝蓋骨をぶつける受傷機転です[176]．「転倒して膝の正面をついた」というエピソードでは強く疑います．ただし交通事故などの高エネルギー外傷で受傷状況がわからない場合もあるので，身体所見でも確認します．

身体所見は，必ず脱衣をして膝前面に打撲痕がないかを見ます．膝蓋骨は体表面から触れることができるので，圧痛の有無で骨折の予測が可能です．

これら『膝前面の強打』の病歴か『膝蓋骨の圧痛』の身体所見があれば膝蓋骨骨折を疑い，レントゲンは膝2方向に skyline view（膝蓋骨軸位像）を追加します．Skyline view とは，膝を屈曲させ，ちょうど skyline（脛骨）から太陽（膝蓋骨）

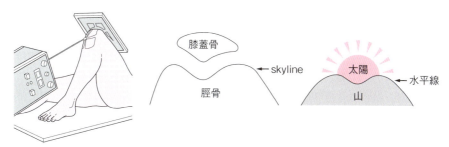

図9 膝蓋骨骨折を評価する skyline view

が出てくるような角度で撮影する方法です（図9）．特に今回のような縦骨折では正面像や側面像で判断できないため，skyline view が有用です（図8）．

膝蓋骨骨折は，横骨折が 50〜80％，縦骨折が 12〜17％で，残りが粉砕骨折です．いずれも正面像だと膝蓋骨と大腿骨が重なり評価困難なので，**横骨折の場合は側面像で，縦骨折の場合は skyline view で骨折線を判断します**（図9，10）．

ただし，転位のある大腿骨や脛骨の骨折では，膝をここまで曲げる skyline view は弊害があります．よって **skyline view は膝蓋骨骨折を疑った場合にのみ実施し，膝外傷でルーチンに実施すべきではありません**．

なお，正面・側面・skyline view（軸位）の 3 方向撮影でも診断がつかない時には，CT や MRI を実施して膝蓋骨を評価しても OK なのですが，実際にはレントゲンで診断がつくことがほとんどです．

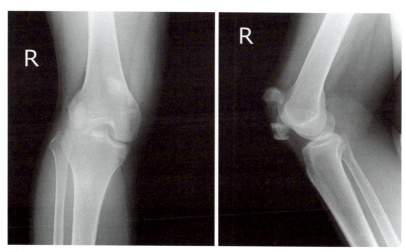

図10 膝蓋骨骨折の横骨折

膝蓋骨骨折のマネジメント

　立位で膝を伸ばした状態で膝蓋骨を左右に押すと動きます．ぜひ一度自分でやってみてください．動くのは，立位膝伸展位では膝蓋骨に荷重がかからないためです．そのため，膝蓋骨骨折は転位が強くなければ伸展位固定で保存加療も可能です．膝を曲げなければ膝蓋骨に荷重はかからず，約4〜6週間で骨癒合が期待できます[176]．

　一方，3 mm以上の転位は手術となります．これは膝蓋骨骨折でいちばん多い横骨折が典型例です．荷重はかからなくても離開が強いと骨癒合しないのでテンションバンドで寄せます．手術は待機的に実施するので，初診は保存加療と同様の固定で帰宅として構いません．固定にはニーブレースを使うとよいでしょう（図11）．膝を曲げないように固定し，帰宅保存 または 帰宅手術 と説明し，松葉杖を処方して後日受診とします．

> ニーブレース固定→351ページ　　松葉杖の合わせ方・歩き方→353ページ

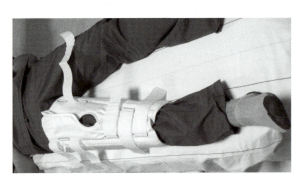

図11　ニーブレース

膝蓋骨骨折ハンターへの道

- ➡ 膝正面では膝蓋骨骨折は見えにくい！　横骨折は側面像，縦骨折はskyline view．
- ➡ 膝前面強打，膝蓋骨圧痛があれば膝蓋骨骨折を疑い skyline view を追加．
- ➡ 診断後はニーブレースと松葉杖で 帰宅保存 か 帰宅手術．

第 15 章 ●膝関節痛ハンター①

症例7 65 歳 男性　主訴: 左膝痛
追突交通事故でタクシーの後部座席に座っていた.
膝をぶつけた気がするが疼痛はほとんどなし.
脱衣で外傷もはっきりせず,身体所見で異常なく歩行も可能.

画像を確認後のマネジメントを答えてください.

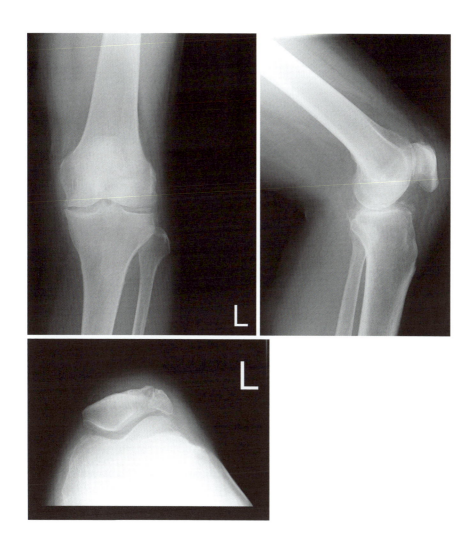

Part I ● 診断編

今回の症例はズバリ『**二分膝蓋骨**』，再診不要 で特に整形外科のフォローアップも必要ありません．骨折のように見えますが，病的意義はなく正常所見です．

二分膝蓋骨は膝蓋骨が2つに分かれてしまう骨状態です．全人口の2〜8％に認め，男：女＝9：1と男性に多い所見です．多くは本症例のように外側上縁で分かれます．

膝蓋骨骨折と二分膝蓋骨は圧痛の有無で鑑別します．二分膝蓋骨では身体所見で圧痛がありません．画像では，膝蓋骨骨折は仮骨がありませんが，二分膝蓋骨は仮骨があります．また，二分膝蓋骨の40〜45％が両側性なので，迷う場合は反対側の膝も確認し，そちらも同様に分離していれば二分膝蓋骨と診断します．

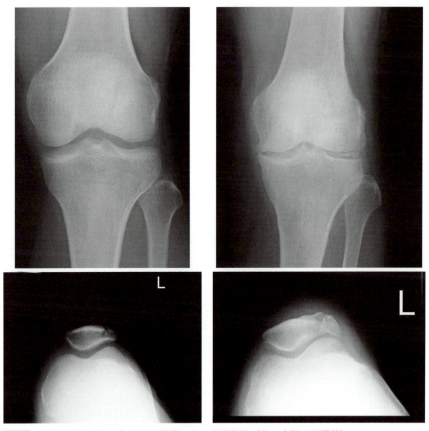

図12 膝蓋骨骨折（左，症例6再掲載）と二分膝蓋骨（右，症例7再掲載）
レントゲン正面像でははっきりしないが，skyline view だと鑑別可能となる．骨折では骨折線に仮骨が見えないが，二分膝蓋骨では仮骨が形成されている．

では，本章最後の症例です．

> **症例8**　46歳 女性　主訴: 左膝痛
> スキー競技中に転倒した．左膝を捻ったようだが詳細はわからない．
> 左膝痛があり歩行困難なため救急搬送となる．

レントゲン画像の前に鑑別を挙げ，画像確認後のマネジメントを答えてください．

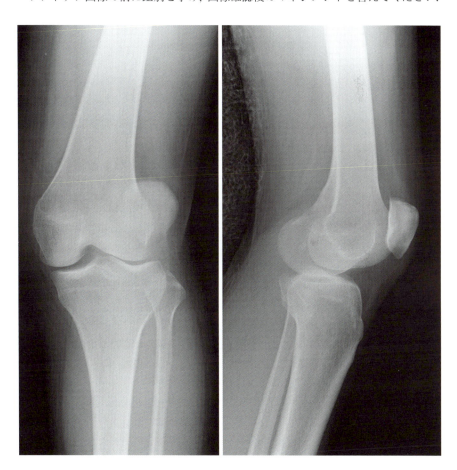

Part I ● 診断編

　膝外傷の鑑別として大腿骨・脛骨・膝蓋骨の外傷を挙げて画像を確認しましたが，明らかな骨折線は見つけられません．しかし膝蓋骨の"位置"はどうでしょう？　注意して見ると，膝蓋骨が外側に転位した『膝蓋骨脱臼』です．画像確認後にベッドサイドに直行して整復し，ニーブレース固定で帰宅，帰宅保存 で後日再評価としました（図13）．

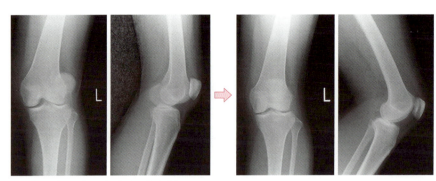

図13　膝蓋骨脱臼（整復前⇒整復後）

膝蓋骨脱臼

　膝蓋骨脱臼の有病率は20人/10万で[177]，忘れた頃にやってくる外傷です．若いスポーツマンと中年から壮年の太った女性に多い外傷で，膝を伸展したまま強い外反動作で脱臼するのが典型例です[178,179]．

　ただ，患者さんがこの動作を表現するのは難しく，まして疼痛が強いので，エピソードは上手く聞き出せません．15％に再発するとも言われ[180]，リピーターであれば強く疑いますが，新規患者が多いのが実臨床です．

　疼痛が強いので身体所見をとりづらく，診察前にレントゲンを撮影してしまうことが多いです．私も画像で最初に膝蓋骨脱臼を確認して，「撮影前にベッドサイドで気づけなかった…」と反省することも珍しくありません．

　膝蓋骨脱臼の80％以上は側方脱臼です[181]．これは大腿四頭筋が脱臼後の膝蓋骨を外側上方に引っ張るためです．初学者は見なれていないとレントゲンで脱臼に気がつかない，あるいは膝蓋骨の位置がおかしくても脱臼していると言い切れないことは少なくありません．私も初めて膝蓋骨脱臼を経験した時は，「なんだか膝蓋骨の位置が変だな…」としか思わず，『脱臼』という発想に至らなかったため，上級医に諭されたのを今でも覚えています．

しかし，一度見れば忘れませんし，同僚の症例を間接的に経験することでも次からは診断できるようになります．膝蓋骨脱臼を見たら，症例を研修医どうしでシェアすることは教育的にも重要だと思います．

膝蓋骨脱臼のマネジメント

最終的に脱臼に気がつければ整復はシンプル．外側にある膝蓋骨を内側へ戻すだけです[169]．麻酔や鎮静はいりません[182]．側方脱臼なら研修医でも整復可能なイージーな手技なので，ぜひトライしてください．肩や肘内障の脱臼なんかよりずっと簡単で，整復の手ごたえもあります．整復前は膝関節が軽度屈曲していることが多く，**少しずつ膝を伸展しながら膝蓋骨を側方から中央に押す**と戻りやすいです（**図14**）[170]．

脱臼に伴う合併損傷として，半月板や大腿脛骨靱帯損傷が 12% に，膝蓋骨骨折や軟骨骨折が 5% にあるとされます[178]．そのため，整復後の診察とレントゲンでこれらの評価をしましょう．

膝蓋骨脱臼整復後は膝蓋骨骨折と全く同じマネジメントとなり，ニーブレース固定＋松葉杖処方で帰宅とします．`帰宅保存`または`帰宅手術`で翌日以降の整形外科を予約し，合併症の再評価を含めた診療加療を依頼します．脱臼後の治療は保存と手術とで長期治療成績に差はないとされますが[183]，スポーツ選手は早期手術の方がよいという考えもあります[170]．この点は意見が分かれるところなので，整形外科医に任せて OK です．

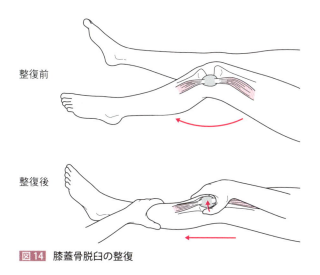

図14 膝蓋骨脱臼の整復

Part I ● 診断編

> ### 膝蓋骨脱臼ハンターへの道
>
> ➡ 忘れたころにやってくるので画像前に鑑別に挙げられないことも多い.
> ➡ 痛みが強いのにレントゲンで骨折線がない場合は，冷静に，膝蓋骨が側方にシフトしていないかチェックする.
> ➡ 見つけ次第速やかに整復すること. 整復は予想以上に簡単.
> ➡ 整復後はニーブレース固定＋松葉杖で翌日の整形外科外来紹介でOK.

膝の骨性外傷のまとめ

　本章では膝の骨性外傷の症例を見てきましたが，最後にそのマネジメントについて総括して解説します（図15）.

　膝外傷では撮影前に大腿骨・脛骨・膝蓋骨の 3 つの骨折を考えます.

　もし膝前面強打，膝蓋骨圧痛があれば膝蓋骨骨折を疑い，skyline view を追加し評価します. 膝蓋骨骨折は正面像ではわかりにくく，横骨折は側面像で，縦骨折は skyline view で骨折線を探すのでした. 膝蓋骨外傷はニーブレース固定＋松葉杖で 帰宅保存 か 帰宅手術 となります.

　高エネルギー外傷ではもちろん，高齢者では低エネルギー外傷でも大腿骨遠位端骨折と脛骨高原骨折を探します. 撮像前に骨折線をイメージできるかどうかが診断のカギです（図16）. 診断がつき次第 即時整形 とします.

　いずれの骨折も，レントゲンで骨折線がわかりにくい場合は CT を躊躇せず実施します. 診断だけでなく，整形外科医が治療方針を決める際にも役立ちます.

> ### 膝の骨性外傷ハンターへの道
>
> ➡ 膝蓋骨に所見があれば skyline view で膝蓋骨骨折を探すべし.
> ➡ 膝蓋骨に所見がなければ膝 2 方向のレントゲンで大腿骨遠位端骨折，脛骨高原骨折を探すべし. 骨折線イメージを持つことが診断のカギ.
> ➡ レントゲンでの診断に迷ったら必ず CT 検査を実施すべし.
> ➡ 大腿骨遠位端骨折・脛骨高原骨折は入院加療が必要であり即日整形外科コンサルト，膝蓋骨骨折・膝蓋骨脱臼整復後はニーブレース固定＋松葉杖で帰宅とし，後日の整形外科外来でフォローアップ.

246

第15章 ● 膝関節痛ハンター①

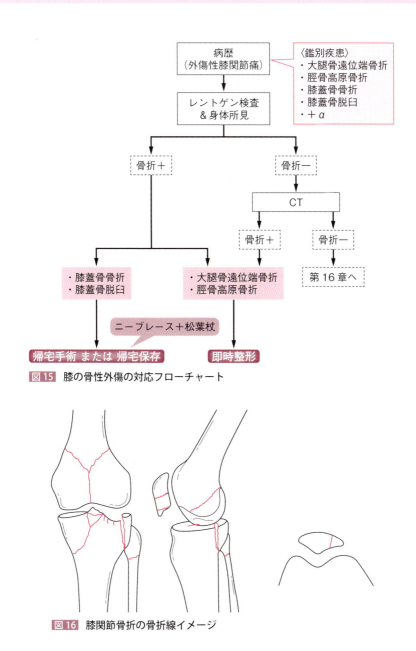

図15 膝の骨性外傷の対応フローチャート

図16 膝関節骨折の骨折線イメージ

ところで，CTでも骨折線が指摘できない場合のマネジメントはどうすればよいのでしょうか？　それは次章で解説します．

FRACTURE HUNTER

第16章
膝関節痛ハンター②

症例1　63歳 女性　主訴: 右膝痛
自宅内で転倒し右膝痛あり歩行困難で救急搬送. 膝蓋骨に所見なし.

レントゲン画像の前に鑑別を挙げ, 画像確認後のマネジメントを答えてください.

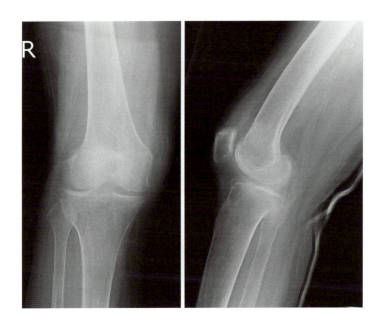

　膝蓋骨に所見がなく, 大腿骨遠位端骨折, 脛骨高原骨折が鑑別に挙がりますが, 明らかな骨折線は見つけられません. 膝関節外傷でレントゲンでの判断が困難な場合は CT を躊躇しないことが重要です. そこで CT 検査を実施すると, わずかに骨折線が認められました（Y 字の骨折線イメージがあると見えてきます）（**図1**）.
　今回の症例は, 大腿骨遠位端骨折の occult fracture, **即時整形** としました. 診断のポイントは, ①CT 実施の"閾値"を下げること, ②骨折の場所をイメージして読影することです. 本症例は最終的に手術となりました. 大腿骨遠位端骨折は骨折線が微細でも手術になるので, 絶対に見逃せない症例です.

第 16 章　膝関節痛ハンター②

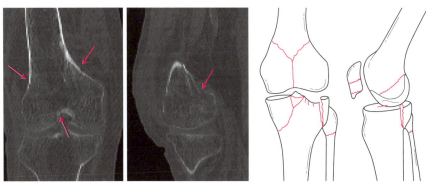

図1　症例 1 の CT 検査と骨折線イメージ

症例2　89 歳 女性　主訴: 右膝痛
夜間に躓いて転倒した．
最初は歩行できたので経過観察，翌日朝に歩行困難となり救急要請となる．
膝蓋骨に所見なし．

レントゲン画像の前に鑑別を挙げ，画像確認後のマネジメントを答えてください．

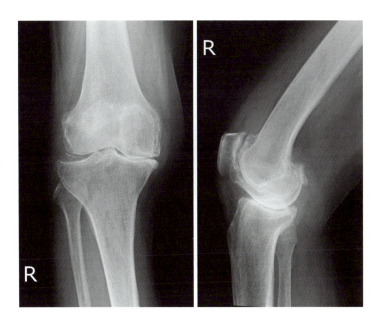

症例 2 は大腿骨遠位端骨折，脛骨高原骨折を疑いますが，レントゲンで骨折線はありません．そこで CT 検査を実施することになりましたが，やはり骨折線を認めませんでした（図 2）．受傷のタイミングが平日午後で，MRI が撮影可能であったため MRI 検査も実施しました（図 3）．

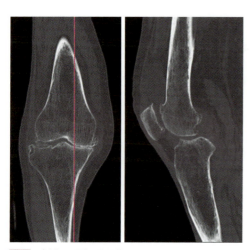
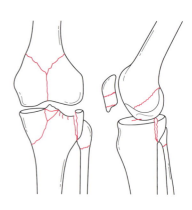

図2 症例 2 の膝 CT 画像

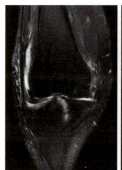
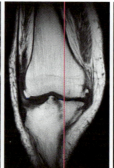
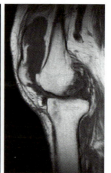

T2 強調画像（脂肪抑制）　　　　T1 強調画像

図3 症例 2 の MRI 画像

MRI では T1 強調像で黒く，脂肪抑制像で白く写る骨折線を認めます．症例 2 は脛骨高原骨折の occult fracture で **即時整形** となりました．

大腿骨遠位端骨折や脛骨高原骨折は，CT で診断できる occult fracture もありま

すが，症例 2 のように MRI で初めて診断できる occult fracture もあります．
　大腿骨遠位端骨折や脛骨高原骨折は occult fracture であっても荷重制限は必須であり，原則入院加療となります．しかし MRI を撮らないと，occult fracture なのか，靱帯や半月板などの軟部組織損傷なのかを判断できません（図 4）．MRI なしでどのようにマネジメントすればよいか，症例を通じて考えていきましょう．

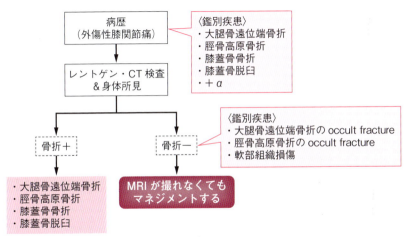

図4 外傷性膝痛では CT 陰性時も MRI なしでマネジメントすることが必要

症例 3　20 歳 男性　主訴: 右膝痛
バレーボールの競技中，スパイクを打って着地した際にポップ音と右膝痛が出現，歩行困難となり時間外外来へ受診．
右膝の腫脹あり．右膝レントゲンと CT では骨折所見を認めない．

①鑑別を挙げてください．
②診断に必要な情報を挙げてください（MRI 以外で）．
③初期対応について具体的に説明してください．

本症例は病歴から ACL 損傷（前十字靱帯損傷）を強く疑います．Lachman テストや lever テストが陽性で，ACL 損傷と暫定診断し，[帰宅手術] または [帰宅保存] の方針でニーブレース固定＋松葉杖で直近の整形外科外来受診としました．

ACL 損傷

ACL 損傷の 2/3 は**非接触型**の受傷です[160]．ジャンプの着地，切り返しなど"**コンタクトなしで**"膝が中に入り外反強制されたというのが典型例です（図5）．多くがスポーツ中の受傷で，交通事故での ACL 損傷は稀です．

厳密には，大腿を内旋し，下腿を外旋する強い力で受傷するのですが，動きが複雑で，病歴では聞き出せないことがほとんどです．それより受傷時にポップ音を聞いている患者さんが ACL 損傷の 90％ に認められ[184]，この確認の方が診断のヒントになります．

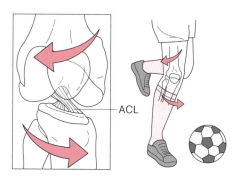

図5　ACL 受傷の瞬間

ACL 損傷は関節内出血をきたし，非骨折性の外傷性膝関節血腫の 72％ が ACL 損傷との報告もあります[185]．**ACL 損傷の鑑別となる半月板損傷や MCL 損傷は関節内血腫が少ないため，非骨折性の関節内血腫は ACL 損傷を強く疑う所見となります．**エコーで ACL は見えませんが，関節内血腫なら見えます．ACL 損傷を関節内血腫で二次評価すると，感度 88％，特異度 98％ と MRI と同程度の診断力です[186]．

本症例は非接触性の受傷機転でポップ音があり，さらに膝の腫脹は関節内血腫がありそうです．この病歴と視診だけでも ACL 損傷を強く疑えます．レントゲン・CT で骨傷がなさそうであれば，身体所見で ACL 損傷の診断を進めていきます．

身体所見で ACL 損傷と診断してよいか？

ACL 損傷では前方引き出し試験が有名ですが，診断に有用ではありません．感度・特異度が高い Lachman テストと lever テストを身に着けてください（表1）．前方引き出し試験は膝を 90° に曲げ，両手で下腿を引っ張る試験（図6）ですが，Lachman テストは膝を 20° ぐらい曲げて片手で大腿を把持し，もう一方の手で下腿を引っ張ります（図6）．下腿をグイッと引いて止まれば靱帯損傷なし，前にズズッと出てくれば靱帯損傷を疑います．引っ張った時にエンドポイントがはっきりしないと断裂なのです．

第16章 ● 膝関節痛ハンター②

表1 ACL損傷における身体所見の有用性（文献187, 188より作成）

身体所見	感度	特異度	陽性尤度比	陰性尤度比
前方引き出し試験	62% (9〜93%)	67% (23〜100%)	3.8 (0.7〜22)	0.30 (0.05〜1.50)
Lachmanテスト*	84% (60〜100%)	100%*	42 (2.7〜651)*	0.1 (0〜0.4)
ピヴォットシフトテスト	38% (27〜95%)	NA	NA	NA
leverテスト*	98%	100%	∞	0
包括的診察	82%	94%	25 (2.1〜306)	0.04 (0.01〜0.48)

*は単一の臨床試験なので限界があるかもしれない．

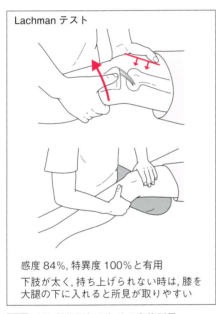

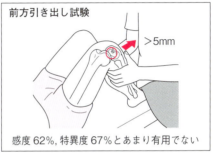

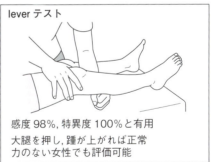

図6 ACL損傷評価のための身体所見

Lachmanテスト
感度84%，特異度100%と有用
下肢が太く，持ち上げられない時は，膝を大腿の下に入れると所見が取りやすい

前方引き出し試験
>5mm
感度62%，特異度67%とあまり有用でない

leverテスト
感度98%，特異度100%と有用
大腿を押し，踵が上がれば正常
力のない女性でも評価可能

　筋肉マッチョの男性にLachmanテストをする場合，片手で脚を把持するのが難しいこともあります．その際は自分の膝を患者さんの大腿下面に入れるとよいです（図5）．これなら腕力のない女性研修医でも身体所見が取れます．
　Leverテストは拳をふくらはぎの下に入れて大腿を押し，踵が上がれば（leverすれば）正常です（図6）．踵がleverしなければACL損傷と判断します．これらの身体所見は**必ず健側も実施し，左右差を比較する**のが上達のポイントです．

ACL 損傷の MRI に非整形外科医は手出ししない

　MRI が実施できなければ病歴と身体所見で診断せざるを得ません．一方，MRI は ACL 損傷に対し感度 92〜94%，特異度 95〜100% と非常に有用な検査です[189]．

　しかし ACL 損傷の MRI 読影は，骨折と違い，非整形外科医には判断が難しいのです（図7）．完全断裂ならまだしも，部分断裂の場合は専門医でも意見が分かれることもあります．検査偽陽性もあるため，MRI の読影所見陽性＝ACL 損傷と診断してはいけないのです[170]．経験ある整形外科医が MRI 検査＋病歴＋身体所見の三位一体で判断するのが正確な ACL 診断です．

　そこで，非整形外科医は，CT 陰性の膝痛の場合に病歴と身体所見で ACL 損傷を疑うところまでをゴールとします．暫定診断で整形外科へコンサルトするまでが診療の守備範囲です．帰宅手術 または 帰宅保存 とし，ニーブレース固定＋松葉杖を処方します．院内紹介なら MRI を予約すると親切です．手術となることが多い外傷であることを説明するのも忘れないようにしましょう[170]．

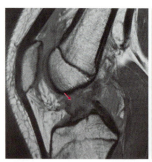
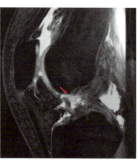

図7　（参考）ACL 損傷の MRI 所見（青木隆敏，編．病理像・関節鏡像との対比と参考症例に学ぶ 骨軟部の画像診断．東京: ベクトル・コア; 2011. p.180 より許諾を得て転載）
矢印: ACL 断裂像．左: プロトン強調画像，右: T2*強調画像．

ACL 損傷ハンターへの道

- 非接触性スポーツ外傷の病歴と Lachman テストで暫定診断する．
- 特に，Lachman テストは数をこなせば必ずできるようになるので身に着けること．
- MRI は判断が難しいため，整形外科医に総合評価してもらってよい．
- 暫定診断で 帰宅手術 か 帰宅保存 ，ニーブレース固定＋松葉杖．

> **症例 4**　18 歳　男性　主訴: 右膝痛
> サッカーをしていて接触プレー後，右膝に疼痛が出現し来院した．
> 右膝レントゲンと CT では異常所見は認めない．
> 診察で膝関節の屈曲伸展はできるが，膝の内側に自発痛がある．

鑑別を挙げ，方針決定に必要な情報を答えてください．

＊　＊　＊

　レントゲンと CT ともに陰性の外傷性膝痛の症例です．Occult fracture，靱帯損傷，半月板損傷の 3 つを鑑別に挙げます．屈曲伸展できる状況ですが，膝関節外の病変で，さらに内側の痛みであることから，今回は MCL（medial collateral ligament: 内側側副靱帯）損傷を疑いました．エピソードを詳しく聞くと，右側からタックルを受けて倒れた後からの疼痛でした．身体所見ではゆっくりと膝を屈曲伸展することは可能で，立位・歩行もできますが，膝の内側に圧痛があり，外反ストレステストで疼痛増強を認めたため MCL 損傷と暫定診断し **帰宅保存** としました．

実はかなり多い MCL 損傷

　MCL は膝関節の内側に位置する関節外の靱帯です．MCL の反対側の LCL（lateral collateral ligament）単独損傷は稀なので，非整形外科医は MCL 損傷だけ押さえておけば OK です．

　MCL 損傷は非常にコモンで，ACL 損傷と並んで膝で最も多い外傷です[169,170]．受傷機転は，膝を伸展位で外反するような強い力が加わると損傷されます（図 8）．そのため非接触性より接触性の受傷機転が多く，症例 4 のようにスポーツで『横からタックルを受けた』というのが典型的なエピソードです．

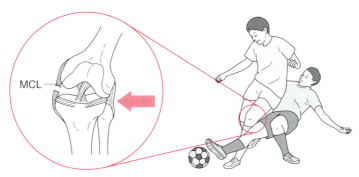

図 8　MCL 損傷の受傷機転

MCL 損傷の身体所見

身体所見は，膝内側の圧痛と，外反ストレステスト（valgus stress test）を行い疼痛が誘発されるかどうかを確認します（図9）．正確な外反ストレステストはⅠ度〜Ⅲ度の重症度評価（表2）に用いるため外反角度を評価しますが，これは非整形外科医には難しいです．外反で膝内側の疼痛が誘発されるかどうか，左右で動揺性が違うかどうかの2点が評価できればOKです．

MCL 損傷の多くは合併症として ACL 損傷を伴います．Ⅰ度損傷の20％，Ⅱ度損傷の52％，Ⅲ度損傷の78％に ACL 損傷を合併します．そのため膝外傷では ACL と MCL の両方の身体所見を評価します．

ACL 損傷は手術適応が多いですが，MCL 損傷は修復能力が高いため保存治療が多いです．Ⅰ度，Ⅱ度は MCL 単独損傷であれば 帰宅保存 となります．Ⅲ度は ACL 損傷以外にも骨折などの合併損傷に伴う場合が多いです．MCL 損傷よりも優先度の高い外傷治療がまず行われます．

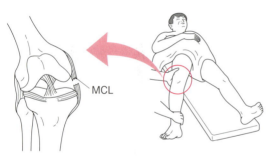

図9 外反ストレステスト

表2 MCL の重症度評価

Ⅰ度	不全断裂，安定性＋
Ⅱ度	不全断裂，安定性なし
Ⅲ度	完全断裂

MCL のエコー検査とマネジメント

ACL と同様に MCL の MRI 検査の実施や評価は難しいです．一方でエコー検査は非整形外科医でも評価可能です．ACL と違って MCL は関節外靱帯のため，エコー検査は簡単なのです．伸展位で膝内側にプローベを当て，左右を比較します．損傷があれば MCL が膨化し太く見え，低エコーとなります．さらに靱帯線維を示す line が不明瞭となります（図10）．

合併骨折のない MCL 損傷（±ACL 損傷）と診断した場合は 帰宅保存 （時に 帰宅手術 ）とします．ニーブレースと松葉杖を処方し再診を指示します．

第16章 ● 膝関節痛ハンター②

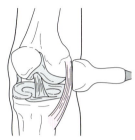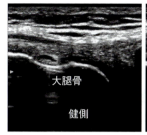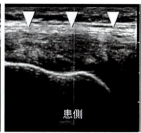

図10 MCL損傷のエコー所見（エコー画像は，皆川洋至．超音波でわかる運動器疾患 診断のテクニック．東京：メジカルビュー社; 2010. p.256 より許諾を得て転載）
患側ではMCLが膨化し太く低エコーとなり，靱帯線維が健側と比べ不明瞭となる．

MCL損傷ハンターへの道

- コンタクトスポーツで強く膝を外反する受傷機転ではMCL損傷を疑う．
- MRIは読影できなくても，エコー検査で評価すべし．
- ACL損傷の併発も多いので，同時に評価すべし．
- MCL単独±ACL損傷ならニーブレース固定＋松葉杖で 帰宅保存 （時に 帰宅手術 ）．

COLUMN

膝の靱帯は2つでOK

膝の靱帯はACL, PCL, MCL, LCLの4種類がありますが，非整形外科医はACLとMCLだけ評価できればOKです．ACL損傷は10万人あたり36.9人と膝の靱帯損傷では最多で[190]，2番目のMCL損傷も多く[191]，評価できなければいけません．PCL損傷はスポーツ関連の膝外傷の7％と少なく[192]，単独LCL損傷はさらに稀ですから[193]，こちらは整形外科医の評価に任せてOKです．

症例5 20歳 男性 主訴: 右膝痛
バスケットボール競技中，膝を捻り歩行困難で外来を受診．
ACL損傷やMCL損傷を疑う身体所見は認めないが，
膝の疼痛と違和感があり荷重歩行は難しい．

鑑別を挙げ，マネジメントについて答えてください．

レントゲン・CT とも所見のない膝痛で, occult fracture か軟部組織損傷を疑いますが, ACL 損傷や MCL 損傷を疑う所見はありません. 本症例のキーワードは『違和感』です. 病歴と身体所見で膝の引っかかりがあると評価して半月板損傷と判断し, 帰宅手術 または 帰宅保存 となりました.

半月板損傷の疫学と解剖

半月板損傷は頻度の高い疾患です. プライマリケアから整形外科へ紹介される膝疾患の 25％が半月板損傷であるとされます[194].

半月板は, 膝関節の大腿骨と脛骨の間にある, C 字型をした軟骨様組織です (図11). 内側と外側にそれぞれありますが, 内側半月板損傷の方が外側半月板損傷より 5 倍も多いとされます. これは, 内側半月板が関節包と MCL へ強固に付着していて可動性が乏しく, 外力が逃げにくいためです.

半月板の外周の 10～25％は血行があって red zone と呼ばれ, 自然治癒も可能です. 一方, 大部分を占める自由縁側は white zone と呼ばれ, 血行が乏しく, 自然治癒しないため手術が必要となることも多いです.

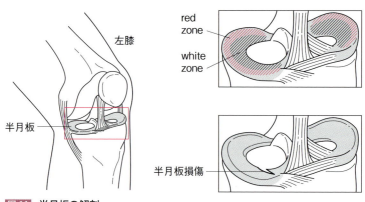

図11 半月板の解剖

半月板損傷の受傷機転と症状

受傷機転は, 若い人がスポーツで膝を捻って転倒するケースと, 高齢者で加齢性にすでにすり減った半月板が低エネルギー外傷で傷つくケースとの 2 パターンがあります[195]. 高齢者の場合は, 病歴だけでは他の膝外傷との区別は困難です.

急性期症状は, 膝の疼痛と腫脹に加え, 半月板損傷の特徴的な症状として『キャッチング』と『ロッキング』があります. 損傷半月板が膝関節の屈曲伸展時に引っか

かるのがキャッチングで，患者さんも違和感を訴えます．さらに損傷部が大きく膝関節にはまり込むのをロッキングといい，ある角度からは痛くて膝が全く動かせない状態になります．

White zone のみの受傷では出血も少なく，半月板自体の有痛性もないため，キャッチングやロッキングが主症状となる場合もあります．また後述する半月板の身体所見は，こうした半月板損傷による特有所見を誘発するものでもあります．

半月板損傷の診断方法

結論から言うと，半月板損傷を身体所見だけで診断・除外することは不可能です．McMurray 試験（図 12），関節線の圧痛，内・外側摩擦試験などの身体所見，整形外科医による包括的診察も感度・特異度は高くありません（表 3）．そこで，半月板損傷は，まず他の膝外傷の除外をしたうえで，病歴と身体所見に画像を加えた総合評価で診断します．

表3　半月板損傷における身体所見の有用性（文献 187 より作成）

身体所見	感度	特異度	陽性尤度比	陰性尤度比
McMurray 試験	53%	59%	1.3 (0.9〜1.7)	0.8 (0.6〜1.1)
関節線の圧痛	79%	15%	0.9 (0.8〜1.0)	1.1 (1.0〜1.3)
内・外側摩擦試験*	69%	86%	4.8 (0.8〜3.0)	0.4 (0.2〜0.6)
包括的診察	77%	91%	2.7	0.4

*は単一の臨床試験なので限界があるかもしれない．

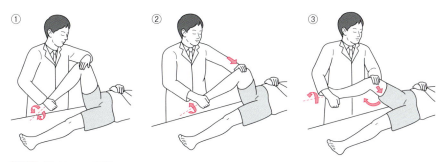

図12　McMurray 試験
半月板損傷評価では有名．
①膝を 90°屈曲し下腿を内外旋する．
②膝を内反内旋しながら伸展する．
③膝を外反外旋しながら伸展する．
①〜③で疼痛やクリックが確認されれば陽性（慣れないと判断が難しい）．感度・特異度は高くはない．

Part I ● 診断編

半月板損傷の画像評価とマネジメント

半月板は CT やエコーでは評価が困難ですが，MRI は感度 47～100%，特異度 81～98%[195,196] と有用な検査です．ただし読影には知識と経験が必要で，非整形外科医には評価が難しいというのが私の意見です．というのも，無痛性半月板損傷という偽陽性所見があるからです．半月板の中枢側は，痛覚線維がないため無痛性半月板損傷となります．無痛性半月板損傷は 70 歳以上の 56%，OA（変形性膝関節症）患者さんの 68～90% に認めます[197,198]．つまり，これらの患者さんの急性膝外傷評価の MRI で半月板損傷があったとしても，それが今回の受傷による急性病変なのか，慢性的な変性病変なのかを評価しないといけませんが，この評価が難しいため実際は MRI 評価を整形外科医に依頼することになるのです．

そこで，MRI が撮れる状況なら，半月板の評価でなく occult fracture 除外のために実施します．MRI で骨折がない場合，半月板の MRI 画像評価は整形外科医に任せます．MRI が撮れない場合は『半月板損傷疑い』という暫定診断名にしてニーブレース固定＋松葉杖処方で帰宅，後日整形外科外来で診断加療してもらう方針とします．半月板損傷の手術は時間をかけ慎重に決めるため，緊急手術はありません．治療方針は年齢や慢性膝疾患の有無，MRI での半月板の損傷部や損傷形態などの情報をもとに，症状の進行を経時的に見て判断することが多いです．非整形外科医は急性期半月板損傷≒ 帰宅保存 または 帰宅手術 と考えれば OK です．

半月板損傷ハンターへの道

➡ 病歴・身体所見・MRI とも単一での評価は難しく，整形外科医が複数の情報を集めて総合的に診断し，治療方針を決めるべき疾患．

➡ 非整形外科医は診断できなくてもよいが，靭帯損傷や半月板損傷に必要な情報をコンサルト前に集めることが重要．

症例6　65 歳 女性　主訴: 左膝痛

階段で躓いて転倒．その後に歩行困難となり時間外外来受診．
膝蓋骨に所見なし．レントゲン・CT で明らかな骨折なし．
Lachman テスト陰性，lever テスト陰性，外反ストレステスト陰性．

今後のマネジメントを答えてください．

CT で骨性外傷がない場合は，occult fracture の入院が必要な骨折外傷と，ACL 損傷・MCL 損傷・半月板損傷といった帰宅通院となる軟部組織損傷が鑑別に挙がります．しかし多くの病院では，夜間・休日に膝 MRI は撮れず，整形外科医も当直していません．この場合のマネジメントはどうすればよいのでしょうか？

2 つの膝ルール

画像に頼らない膝のマネジメントのために，『オタワ膝ルール』[199] と『ピッツバーグ膝ルール』[200] があります（**表4, 5**）．骨折に関する感度が高いので，チェックリストに 1 つも該当しなければ，骨折は否定的です．ただし特異度は低いので，診断には利用できません．

表4　オタワ膝ルール[199]

①55 歳以上（& 18 歳未満）
②腓骨骨頭に圧痛
③単独の膝蓋骨圧痛（他の部位に圧痛がないこと）
④膝を 90°曲げられない
⑤4 歩以上加重歩行不能

平均感度 98.5％[201]

表5　ピッツバーグ膝ルール[200]

①50 歳以上（& 12 歳未満）
②4 歩以上加重歩行不能

感度 86～100％[200,202,203]

オタワ膝ルールはオリジナル文献での感度は 100％[201]，追試の系統的レビューでも平均感度 98.5％と高い数字が証明されています[203]．ピッツバーグ膝ルールは項目が少ないため，感度 86～100％と精度が下がります[200,202,203]．

また，当初オタワ膝ルールは小児は適応外でしたが，小児を対象とした追試研究レヴューでは 5 歳以上であれば感度 99％であり成人同様に利用可能と報告されています[189]．ただし，オタワ膝ルールでは手術適応とならない骨折は見逃し OK という条件です．症例 2 のような occult fracture は診断できないことには注意が必要でしょう．また 55 歳以上は適応外で，高齢者には利用できません．

そもそもこの 2 つのルールには，医療費用が高い北米ではレントゲンなしで方針を決定したいと考える医療経済的な背景があります．一方，日本では外傷性膝痛でレントゲンを撮らないということは考えにくいです．そこで私は，レントゲンや CT 正常の小児，成人（55 歳未満）で帰宅前に 4 歩以上歩行ができる場合は骨折の可能性がかなり低いと太鼓判を押すために，これらのルールを使っています．

＊　　＊　　＊

症例 6 に戻りましょう．年齢が高いので膝ルールも使えません．この場合に膝外傷で occult fracture と軟部組織損傷を区別し，マネジメントする方法はないのでしょうか？

急性外傷性膝痛のマネジメント

そこで必要なのが膝関節穿刺です．膝外傷における急性関節内出血は，ACL 損傷（45〜52％），半月板損傷（21〜27％），occult fracture（13％）の順に多いとされます[204,205]．これらの骨折・靱帯損傷・半月板損傷の鑑別は，関節液の脂肪滴の有無と出血の量で 3 種類に分けて判断します．

まず脂肪滴の存在は骨折を考えます．そして①出血に脂肪滴がある場合は大腿骨遠位端骨折と脛骨高原骨折の occult fracture を疑って固定し 入院整形 ，②脂肪滴がなく出血 10 cc 以上なら ACL 損傷を疑って固定し 帰宅手術 または 帰宅保存 ，③脂肪滴がなく出血 10 cc 未満なら MCL 損傷か半月板損傷を疑って 帰宅手術 または 帰宅保存 とします[170]．

ACL 損傷は急性関節内出血が多く，MCL 損傷は関節外靱帯なので関節内出血は少ないです．半月板損傷は出血に時間を要するため受傷からの出血量で予測します．いずれも脂肪滴がなければ，ニーブレース固定し松葉杖で帰宅とします（図 14）．

いろいろ述べましたが，要は骨折線イメージを持ってレントゲンを見ることが重要で（図 15），迷ったら必ず CT も撮り，それでもわからなければ関節穿刺です．脂肪滴を確認し入院コンサルトするまでが非整形外科医の仕事だと思ってください．

COLUMN

関節穿刺の方法

用意するのは 18 G の針と 20 cc の注射器です．仰臥位にした患者さんの膝蓋骨の位置を触診で確認し，外側から穿刺します．局所麻酔はそれ自体の疼痛が強いので使用しなくても OK．膝蓋骨の真裏に針があることをイメージするのがコツです．骨折や ACL 損傷では出血が多く，膝関節のスペースも広いため，陰圧をかけると血清の関節液が引けるでしょう．ほとんど引けない場合は速やかに手技を中止し，MCL 損傷や半月板損傷の受傷直後の場合を考えます．

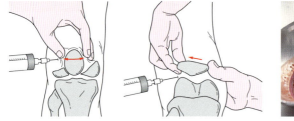 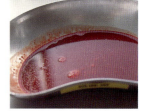

図 13　膝関節穿刺の方法（右端の写真は，仲田和正．In: 太田 凡，他編．ER の骨折：まちがいのない軽症外傷の評価と処置．東京：シービーアール；2010．p.132 より許諾を得て転載）

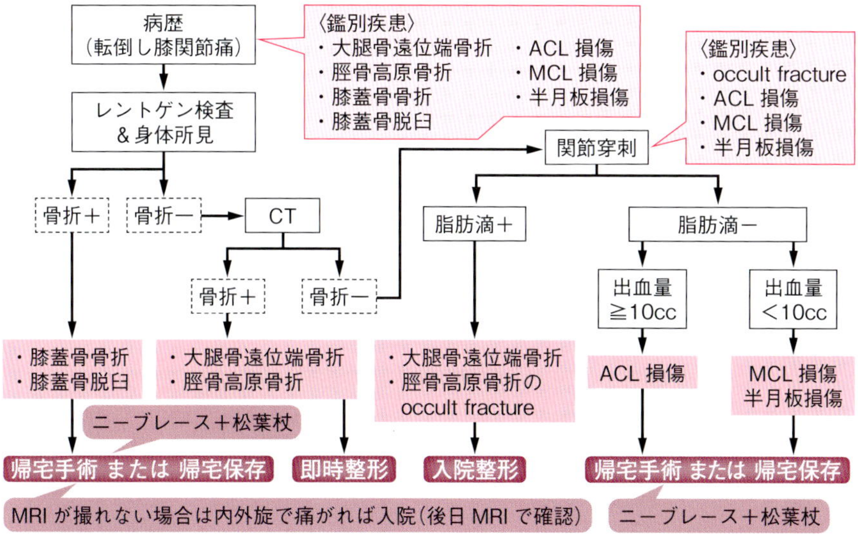

第16章 ● 膝関節痛ハンター②

図14 外傷性膝痛の対応フローチャート

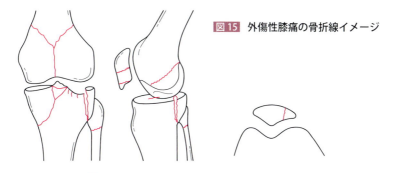

図15 外傷性膝痛の骨折線イメージ

膝関節痛ハンターへの道

➡ レントゲン・CTで骨折所見がない場合はoccult fracture（大腿骨遠位端骨折，脛骨高原骨折），靭帯損傷（ACL，MCL），半月板損傷を鑑別に挙げる．

➡ 靭帯損傷の典型例は病歴と身体所見で非整形外科医も暫定診断可能．

➡ 膝MRIでは非整形外科医は骨折評価のみでOK．靭帯損傷と半月板損傷のMRI評価は整形外科医に任せる．

➡ 診断困難なら，膝関節穿刺を利用して暫定診断をつけマネジメント．

FRACTURE HUNTER

第17章
下腿痛ハンター

症例1 45歳 男性　主訴: 右下腿痛
スキー急斜面を滑走中に転倒，右下腿痛があり救急搬送．

画像を見て，診断名と**初期対応**ですべきことを具体的に答えてください．

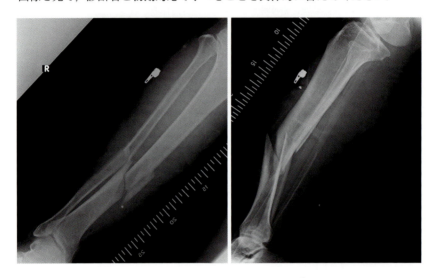

　初療にあたった研修医はレントゲンで**脛骨骨幹部骨折**[*1]を確認し，救急医に指示を仰ぎました．救急医は「ファスナーが写っている．脱衣してないよね…」と言うとベッドサイドに急ぎ，患者さんの了解を得て高そうなスキーウェアをバッサリと切ると，下腿前面に5 cmの裂創が出現しました．救急医は「GustiloⅡの開放骨折だ！　整形外科へすぐに連絡しよう！」と言い，　即時整形　となりました．

脛骨骨幹部骨折は診断＜初期対応

　脛骨骨幹部骨折[*1]の診断は簡単です[206]．激痛の下腿の高エネルギー外傷で，膝

（*1）脛骨骨幹部骨折の75〜85％は腓骨骨折を伴う脛骨腓骨骨幹部骨折です[207]．腓骨骨折があってもなくても対応は同じため，本書では脛骨骨幹部骨折と統一して記載します．

第 17 章 ● 下腿痛ハンター

関節と足関節に身体所見がなければ脛骨骨幹部骨折で決まりです．レントゲンでも骨折線がハッキリ写る明確骨折タイプであり，CT は必要ありません．

むしろ非整形外科医が求められるのは診断後の評価と対応です．救急外来では『開放骨折』，入院後は『コンパートメント症候群』，この 2 つの合併症のマネジメントが必要なのです．では，まず開放骨折の初期診療について解説していきましょう．

開放骨折診察の極意は毎度脱衣すること

脛骨骨幹部は，脛骨前面に筋肉や皮下組織が少ないため，骨折により外部へ骨断端が突出しやすく，開放骨折の最好発部位です．そのため，脛骨骨幹部骨折では必ず両側のズボンやスカートを完全に脱がせて，疼痛部に裂創がないか確認します．激痛のため脱衣が困難なら，患者さんの了解を得て服を切って OK です．

そもそも**脱衣は四肢外傷の評価でルーチンにすべき医療行為**．診察で衣服を脱がせる習慣があれば，開放骨折は絶対に見逃しません．逆に習慣がなければ，今回のように見逃してしまうのです．

また **1 cm 未満のピンホールのような小さな裂創でも，骨折部直下なら開放骨折です**．初学者は「小さいから開放骨折ではない」と誤解しがちなので注意．開放骨折と診断したら，創の大きさから Gustilo 分類で重症度評価をします．1～10 cm なら Grade Ⅱ で，それ未満なら Grade Ⅰ，それ以上なら Grade Ⅲ，とシンプルです．

さらに Grade Ⅲ（10 cm 以上）で傷が閉創できそうなら Grade ⅢA，傷から骨が飛び出ていたり，閉創が難しそうなら Grade ⅢB，さらに動脈性の出血があれば Grade ⅢC となります（表 1）．動脈性出血はガーゼで圧迫しておけば確実に弱まり，うまくいけば止血する場合もあるので，整形外科医来院まで押さえ続けます．

Gustilo 分類を非整形外科医でも実施する理由は 2 つあります．1 つは，コンサルト時に電話の向こうで傷が見えない整形外科医にも重症度が伝わるため，もう 1 つは，重症度により初回の抗菌薬予防投与が異なるためです．

表 1 開放骨折の Gustilo 分類

	裂創	その他	抗菌薬
Grade Ⅰ	1 cm 未満		セファゾリン 2 g
Grade Ⅱ	1～10 cm		
Grade ⅢA	10 cm 以上	閉創ができそう	セファゾリン 2 g ＋ゲンタマイシン 2 mg/kg
Grade ⅢB		閉創が困難で骨露出あり	
Grade ⅢC		修復必要な動脈損傷あり	

Part I ● 診断編

開放骨折の初期対応は感染予防

開放骨折の最初のマネジメントは骨折の根本治療ではなく，感染予防です．抗菌薬投与は受傷から3時間以内，創洗浄は6時間以内に実施します．

治療は早い方がよいので，非整形外科医は開放骨折と診断した直後に抗菌薬投与を始められるように，薬の種類と量は覚えておきましょう．GustiloⅠ/Ⅱはセファゾリン2gを，GustiloⅢではそれにゲンタマイシン2mg/kgを追加投与します．抗菌薬の初回投与量は腎機能にかかわらずtop doseで構いません．特にセファゾリンは分類のいかんによらず使用するので，研修医であっても自己判断で前倒しに開始します．

また破傷風予防のためにも2剤同時に筋注投与しましょう（**表2**）．キーワードは"2"．まず，2種類の抗菌薬で2gと2mg/kg，2つ目に2種類の破傷風予防です．

表2 開放骨折で整形外科医来院までに投与すべき薬

抗菌薬	・セファゾリン2g＋生食100mL　1時間で投与〔診断直後に開始〕 ・ゲンタマイシン2mg/kg〔10cm以上の裂創（GustiloⅢ）なら上記に追加〕
破傷風予防 （2剤投与）	・テタガム® P筋注シリンジ250　筋注 ・沈降破傷風トキソイド「生研」0.5mL　筋注

創部の汚染や出血のため，開放骨折かどうかがわかりづらい場合は，表面を洗浄して必ず確認します．明らかな開放骨折の場合には，創から骨や筋肉が飛び出ていても中に押し込んではいけません．細菌を送り込むことになるからです．創部は確認後に生食ガーゼで覆い，骨折部はアルミフェンスシーネで副子固定します．

これらの抗菌薬投与や処置と同時進行で整形外科へ連絡します．なお，洗浄処置といっても，最近のエビデンスでは超低圧，生理食塩水で十分です[208]．ただし下腿の処置には疼痛を伴い，洗浄後は創外固定をする場合もあるので，手術室での実施が多いです．そのため，整形外科医来院までに緊急手術の準備も開始しましょう．

開放骨折で整形外科医来院までに実施すること
- 感染予防と破傷風予防のための抗菌薬投与を開始
- 創部の被覆＆アルミフェンスシーネで固定
- 緊急手術の準備

266

コンパートメント症候群

　コンパートメント症候群は脛骨骨幹部骨折の8％と高頻度に認められます[209]．そのため，脛骨骨幹部骨折に開放骨折がない場合も，入院後はコンパートメント症候群に注意しなければいけません．

　コンパートメントとは，筋膜で仕切られた閉鎖区画です．下腿には4つのコンパートメントがあり，筋肉・血管・神経を内包します．コンパートメントを電車の車両に，内包する筋肉・血管・神経を座席に座っている乗客に例えると，骨折などで大量の血液がコンパートメントへ流れ込むコンパートメント症候群は，朝の通勤電車に定員以上の乗客が乗り込んでくるのに似ています．このような状態が何時間も続くことで，筋肉圧挫滅や虚血神経障害をきたすのです．

　このコンパートメント症候群，骨折が原因の場合はそのほとんどが脛骨骨幹部骨折です．これは，脛骨に隣接する前方コンパートメントと後方深部コンパートメントは容積が小さいのに対し脛骨骨折の出血が多く，容易に内圧負荷となるためです（図1）．

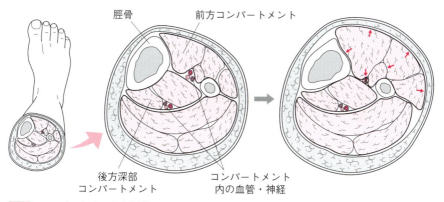

図1　コンパートメント症候群

　臨床的にコンパートメント症候群を疑った場合は，区画圧を測り，30 mmHg以上の場合は筋膜を切開することで除圧治療します．満員電車の対症療法が，ドアを開け放ち，中の乗客を降ろすことであるのと同じです．

　筋肉や神経の不可逆性変化は虚血4時間以上で始まり，8時間を超えると完成してしまいます．症状が完成する前に早期介入する必要があるので，コンパートメント症候群のマネジメントでは時間がカギとなります．

　このように進行性であるコンパートメント症候群は，頻回に診察することで早期

発見・早期治療が可能となります．最初は疼痛の増悪や感覚障害がメインで，循環は一見保たれています．しかし，**足趾を他動的に屈曲伸展させて疼痛が惹起されれば，臨床的に強く疑い，評価・介入を開始**します．動脈触知不能や末梢チアノーゼは高度進行状態なので，その前に見つけて介入する必要があるのです．

非整形外科医がコンパートメント症候群にどこまで対応するか？

コンパートメント症候群が起こるのは，救急外来ではなく，入院初日の一般病棟です．その管理を任される医師は，身体所見をとり，必要があれば区画圧を測定して 30 mmHg 以上なら筋膜切開を実施ないしは依頼する必要があります．

非整形外科医がこれを自分の守備範囲を超えると考えるのならば，脛骨骨幹部骨折はたとえ深夜や休日でも全例即時整形外科コンサルトし，危機管理を含めた入院依頼をすべきでしょう．整形外科医の立場から言っても，夜間に突然電話がかかり，「実はオーバーナイトしようと思って抱えていた脛骨骨幹部骨折の患者さんがコンパートメント症候群になって…」という連絡は避けてほしいのが本音です．

多部位外傷で頭蓋内出血，体幹出血などに脛骨骨幹部骨折が付随する患者さんの場合も同様です．全身管理の主治医とは別に，脛骨骨幹部骨折の併診を来院直後から整形外科医に依頼するのが理想です．

下腿高エネルギー外傷の対応について**図2**にまとめます．（※脛骨骨幹部骨折は明確骨折タイプのため，骨折線イメージは示しません．）

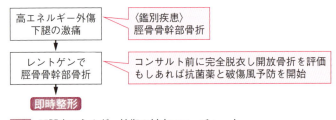

図2 下腿高エネルギー外傷の対応フローチャート

脛骨骨幹部骨折ハンターへの道

- ➡ 脛骨骨幹部骨折では開放骨折の評価を忘れない．
- ➡ 開放骨折の場合は投薬治療を開始しながら即時コンサルトする．
- ➡ 閉鎖骨折でもコンパートメント症候群のリスク管理を発症前に依頼する．

2つ目の骨折を探せ！

「1つ骨折を見つけたら，2つ目の骨折を探せ」というのは金言ですが，初学者はどこの骨折を探せばよいかの見当がつかない場合も多いです．本書では，一部の骨折や脱臼は他の骨折を随伴しやすいことを解説しました．そのような外傷を1つ目として見つけた場合には，随伴骨折が2つ目の骨折として探す場所です．

では，以下の骨折（1つ目の骨折）を見つけた時，次にどこの骨折（2つ目の骨折）を探せばよいでしょうか．空欄に入る骨折名を答えてください．

1つ目に見つけた骨折	2つ目に探すべき骨折	掲載ページ
恥骨骨折		第3章（71ページ）
橈骨遠位端骨折		第4章（87ページ）
肩関節脱臼		第6章（97，100ページ）
肘関節脱臼		第7章（118ページ）
小児尺骨骨幹部骨折		第10章（158ページ）
手指骨骨幹部骨折		第12章（194ページ）
脛骨骨幹部骨折		第17章（264ページ）
外果骨折		第18章（272ページ）
内果骨折		第18章（280ページ）
中足骨骨折		第20章（306ページ）
踵骨骨折		第20章（309ページ）

（解答は359ページ）

FRACTURE HUNTER

第18章
足関節痛ハンター①

まず足関節外傷を2症例提示します．両者の違いを意識して考えてみましょう．

> **症例1**　55歳 男性　主訴: 左足関節痛
> 飲酒後に転倒し左足を捻り足関節痛あり．疼痛で歩行困難．

レントゲン画像の前に鑑別を挙げてください．その後画像を確認し，**診断名とマネジメントを答えてください**．

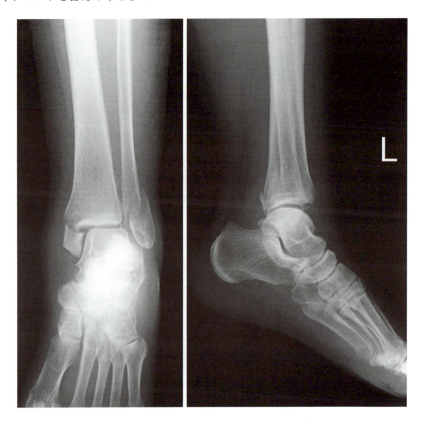

第 18 章 ●足関節痛ハンター①

> **症例2** 34 歳 女性　主訴: 左足関節痛
> 雨で滑り階段を 1 段踏み外して転倒.
> 左足関節痛があり歩行困難なため時間外外来に受診.

　レントゲン画像の前に鑑別を挙げてください．その後画像を確認し，**診断名**と**マネジメント**を答えてください．

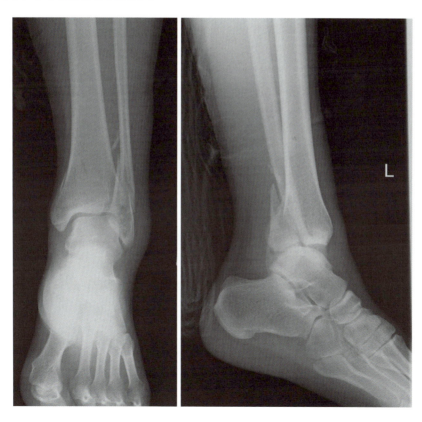

症例 1 は『三果骨折』，症例 2 は『pilon 骨折（ピロン）』です．今回の症例では，**正確な診断名をコンサルト時に言えることが重要**です．いずれも手術になるので，固定して，日中であれば 即時整形 ，夜間であれば 入院整形 または 帰宅手術 とします．

三果骨折とは？

足関節を形成する脛骨と腓骨の外果・内果・後果の 3 つすべてが骨折するのが三果骨折です（図 1）．2 カ所の骨折は二果骨折で，多くが外果と内果の骨折です．1 カ所の骨折は外果骨折または内果骨折と呼び，一果骨折とは言いません．なお，後果骨折の単独発症は稀で，ほとんどは他の骨折に付随します[210]．また病的外傷はないためか，前果が実臨床では登場することはありません．

二果骨折と三果骨折をまとめて両果骨折と呼んだり，果部は全部まとめて足関節果部骨折と呼んだりしますが，非整形外科医だからこそ，3 カ所の骨折線を見つけて具体的な診断名をつけることをオススメします（図 2）．

足関節果部は 3 カ所くまなく骨折を探すことが重要です．外果が折れていれば，反対側の内果が折れていないか，さらに後果が折れていないかを必ず確認しましょう．症例 1 の外果・内果・後果の 3 つの場所と骨折線を 図 3 で確認してください．

三果骨折の治療は手術となります．二果骨折の治療は整形外科医でも意見が分かれますが，保存加療の 10％ に偽関節が起こるとされ，多くは手術となるでしょう[206]．一方，内果骨折・外果骨折は転位が強ければ手術とし，転位が少ない場合は保存加療とします．

手術となりうる転位の強い内果骨折・外果骨折や，二果骨折・三果骨折の場合は，できれば 即時整形 を考慮して方針を確認しましょう．ただし夜間や休日で整形外科医と連絡が取れない場合は，後方固定して 入院整形 または 帰宅手術 としても構いません．

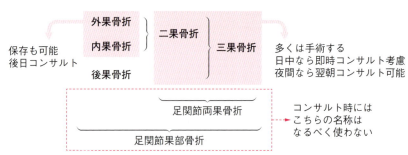

図1 足関節果部の骨折名とマネジメント

第18章　足関節痛ハンター①

> **足関節果部骨折ハンターへの道**
> ▶ 外果・内果の骨折を見つけたら，他の果骨折がないか徹底的に確認．
> ▶ 二果骨折・三果骨折は手術適応，日中は **即時整形** ，夜間・休日は **入院整形** または **帰宅手術** ．

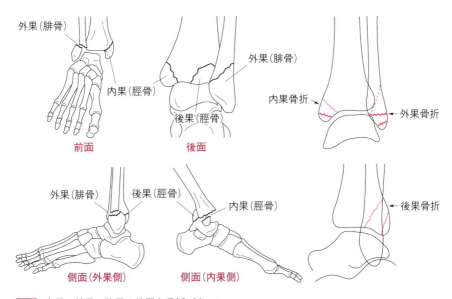

図2 内果・外果・後果の位置と骨折パターン

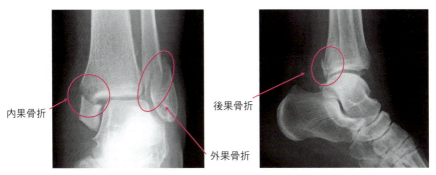

正面像は，外果や内果の横骨折はわかりやすいが，後果骨折は見えにくい

側面像は，外果・内果骨折は腓骨と脛骨が重なりわかりづらいが，後果骨折は見えやすい

図3 症例1の骨折線の位置

Part I ● 診断編

足関節果部骨折とpilon骨折の違い

骨折線をイメージするため，足関節を"タープ"に見立てます（図4）．すると，タープの支柱が外果・内果・後果となり，これらが足根骨を覆っています．タープの支柱が2本，3本と折れると不安定性が強くなるのと同様に，二果骨折や三果骨折は"脱臼骨折"として手術が必要です．一方，タープの天井が壊れてしまうのがpilon骨折で，脛骨"天蓋"骨折とも呼ばれます．

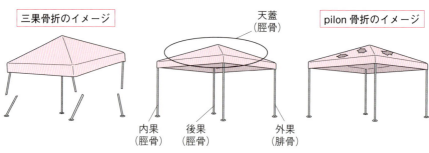

図4 足関節骨折のイメージ

Pilon骨折

Pilon骨折は，高所転落や車の正面衝突などの高エネルギー外傷で起こることが多く，脛骨骨折の7％を占めます[209]．ピロン（pilon）とは，フランス語ですりこぎ棒の意味です．脛骨関節面（すりこぎ棒）が距骨（すり鉢）に強くぶつかって起こるのが語源です．

Pilon骨折に果骨折が併発することもありますが，天蓋が壊れていればすべてpilon骨折と呼びます．Pilon骨折の多くは，補足症例（図5）のような明確骨折タイプです．Pilon骨折のRuedi and Allgower分類（図6）だとTypeⅡやⅢで，これはイメージできなくても診断可能です．

一方でTypeⅠのように転位が少ない微妙骨折タイプの場合もあります．こちらはイメージ化して診断できるようにしておきましょう．正面像，側面像ともに骨折線は中央から両側（または片側）に抜けていくことが多いです．骨折線イメージを持って，症例2のレントゲンで骨折線をもう一度確認してみましょう（図7）．

第 18 章 ● 足関節痛ハンター①

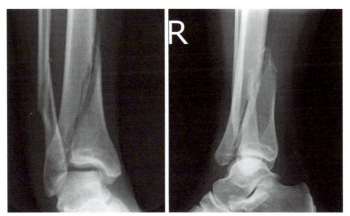

図5 補足症例（pilon 骨折）
転位が強いため骨折線イメージがなくても診断可能.

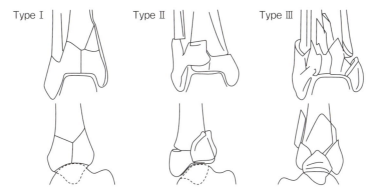

図6 Pilon 骨折の Ruedi and Allgower 分類

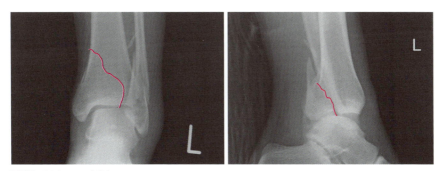

図7 症例 2 の骨折線
正面像では骨折線イメージがないと指摘は難しい.

Pilon 骨折診断後のマネジメント

　Pilon 骨折は関節内骨折で，多くは転位も強いため手術となります．日中ならば 即時整形 ，夜間・休日であれば 入院整形 か 帰宅手術 でも構いません．帰宅時は後方固定をして松葉杖を処方します．

　Pilon 骨折や足関節果部骨折以外でも，ER の足関節〜足部の外傷はほぼ全例で後方固定とします．例外はアキレス腱損傷と足趾骨折ぐらいでしょう．後方固定は非整形外科医でも必須の手技なので，必ずマスターしましょう（図8）．

　また，転位の強い pilon 骨折や三果骨折は脱臼骨折している場合もあり，その場合はすぐに整復が必要です．整復してしまえば足関節脱臼骨折は足関節骨折になるので，非脱臼の pilon 骨折や三果骨折と同じ対応で構いませんが，自分で戻す自信がない時は 即時整形 とし対応依頼すれば OK です．なお，足関節の非骨折性脱臼はまずありません．足関節脱臼≒脱臼骨折（三果骨折または pilon 骨折）です[211]．

> 足関節後方固定→352 ページ

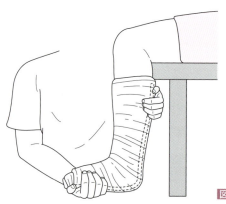

図8　足関節後方固定

Pilon 骨折ハンターへの道

➡ 脛骨の天蓋に骨折線があるのが pilon 骨折．関節内骨折で手術となる．
➡ 日中は即時整形外科コンサルト，夜間は固定して翌日整形外科相談．

第 18 章 ● 足関節痛ハンター①

> **症例 3**　24 歳 男性　主訴: 左足関節痛
> 会社の階段を踏み外して足を捻った．
> 左足が内反し外果が腫脹して自発痛と圧痛あり．

レントゲン画像の前に鑑別を挙げ，画像確認後のマネジメントを答えてください．

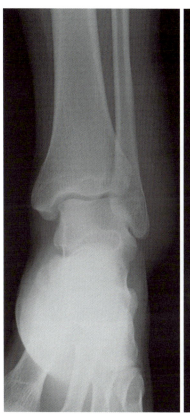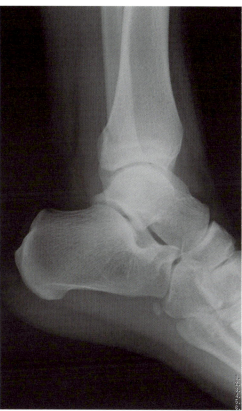

足関節を内反し外果を痛がる病歴では，外果骨折（腓骨遠位端骨折）を鑑別に挙げます．画像をよく見ると，側面像で骨折が確認されました．他の身体所見と画像では異常なく，後方固定をして 帰宅保存 で後日の整形外科再診を指示しました．

外果骨折（腓骨遠位端骨折）

　外果骨折（腓骨遠位端骨折）は，足関節で最も多い骨折です．外果では腓骨前面に皮下組織や筋肉が少なく，皮下にほぼ直接骨を触れるため，愛護的に圧痛や叩打痛があれば骨折の可能性が高いです．

　単独骨折の場合は斜骨折が多く，転位が少ない場合は側面像のみでしか骨折線が判断できない場合があります．さらに側面像では腓骨と脛骨が重なるため，本症例のように探して初めて見つけられることが多いです（図9）．

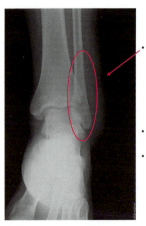
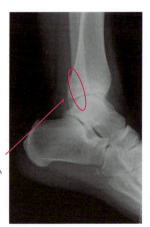

- 正面像では，骨折線は判断できない
- 側面像では，斜骨折が腓骨遠位端に確認できる
- 脛骨と重なっているため，注意しないと見つけられない

図9　症例3の骨折線

　レントゲンで外果骨折と判断してもそこで終わらず，身体所見で内果や後果の診察を忘れずに実施しましょう．外果骨折単独だと思ったら実は二果骨折だった，ということは珍しくありません．骨折は身体所見＆画像所見の合わせ技で診断するという原則はここでも重要です．

　外果骨折単独の場合は，多くは転位が少なく保存加療となる 帰宅保存 パターンです．初期対応は後方固定をして松葉杖で帰宅とし，後日整形外科受診で構いません．

第 18 章 ● 足関節痛ハンター①

外果骨折（腓骨遠位端骨折）ハンターへの道

- 腓骨遠位端は皮下に触れるため，圧痛で骨折を疑うことが可能．
- 斜骨折で転位が少ない場合は側面像でしか骨折線が見えない．
- 外果骨折を見つけたら内果や後果にも骨折線がないか徹底的に確認．
- 外果骨折単独なら 帰宅保存 ，後方固定＆松葉杖で後日の整形外科外来へ．

症例4 19歳 女性 主訴: 右足関節痛
スマートフォンをしながら自転車を運転し，立木に衝突して転倒した．以降右足関節痛があり歩行困難なため外来受診となる．

レントゲン画像の前に鑑別を挙げ，画像確認後のマネジメントを答えてください．

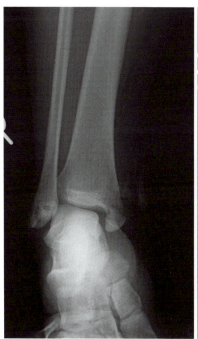
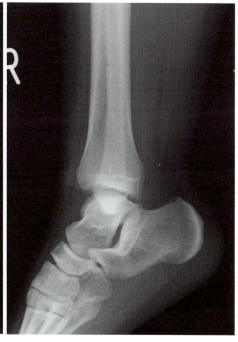

Part I ● 診断編

症例 4 は研修医が初期対応しました．その経過を見てみましょう．

研修医 内果に疼痛があり，画像で足関節内果骨折と診断しました．シーネ固定したので帰宅して近くの整形外科に通院でいいですか？

上級医はレントゲンを見るとすぐにベッドサイドに行って診察を始めました．下腿から膝へと診察すると，膝の少し下に圧痛を確認し，下腿のレントゲンを追加しました（図 10）．

上級医 腓骨も折れているよ．この症例は Maisonneuve（メソヌーブ）骨折だね．

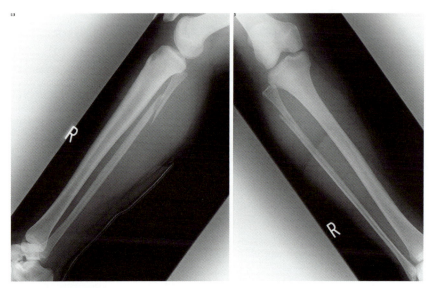

図 10 症例 4 の追加レントゲン

Maisonneuve 骨折とは？

1840 年にフランスの外科医の Maisonneuve が報告した骨折で，足関節骨折の 5％を占め[212]，非整形外科医が診療する可能性も十分にあります．遠位脛腓靱帯および下腿骨間膜の損傷に腓骨近位端骨折を伴ったもので，多くは内果骨折をも伴います（図 11）．

第18章 ● 足関節痛ハンター①

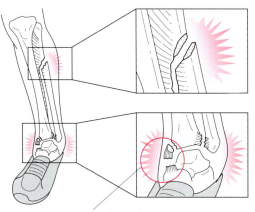

腓骨近位端骨折が膝関節近くになると,足関節のレントゲンではフィルムの外になって写らない

脛腓靱帯が断裂し,脛骨と腓骨の骨間膜損傷を伴う

内果骨折を伴うことが多い
(ないこともある)

図11 Maisonneuve 骨折

　Maisonneuve 骨折は脛骨・腓骨が離断するため脛腓間スクリューで固定する手術が必要となり,保存加療できそうな内果骨折と勘違いしてしまうとマネジメントに影響するため注意が必要です.

　見逃さないためには,足を捻って足関節痛がある時には**ルーチンで下腿や膝関節周囲を診察すること**です.そして下腿や膝近くに圧痛があれば,足関節のレントゲンに膝や下腿の画像も追加オーダーして確認することが Maisonneuve 骨折を見つけるためには必要です.

　Maisonneuve 骨折の多くは手術となります.初期対応は二果骨折と同じで,平日日中なら 即時整形 ,夜間や休日の場合は 帰宅手術 とします.帰宅時は後方固定としますが,この時に腓骨の近位端より中枢側まで後方固定を伸ばすようにします.

> **Maisonneuve 骨折ハンターへの道**
> ➡ 足関節外傷では**ルーチンで下腿と膝の診察を実施し,疼痛部のレントゲンを追加し,腓骨近位端骨折を伴う Maisonneuve 骨折をチェックすべし**.
> ➡ Maisonneuve 骨折は手術となる.日中なら 即時整形 ,夜間・休日なら 帰宅手術 .

腓骨と脛骨の骨折線をイメージ

　足関節骨折では，受傷機転によって分けた Lauge-Hansen 分類が有名ですが，骨折線をイメージするためには Denis-Weber 分類の方が役立ちます（図12）ので，こちらを用いて骨折線をイメージしてみましょう．

　Type A は，腓骨遠位端が横骨折となる外果骨折単独パターンです．正面・側面ともに骨折線が見えるので診断は難しくありません．Type B のような腓骨遠位端の斜骨折タイプでは，症例 3 のように側面像でしか骨折線が見えない微妙骨折タイプの場合があるので注意が必要です．

　また外果骨折単独かと思ったら Type C のように二果以上の骨折であることもあるので注意しましょう．特に Maisonneuve 骨折のように腓骨骨折が骨幹部や膝関節付近の場合はレントゲン画像からフィルムアウトするため見逃しやすいです．Pilon 骨折を加えた骨折線イメージを図 13 で確認してください．

　なお，初学者がこれらの骨折のレントゲン診断に迷った場合，CT を時々オーダーするのは OK です．整形外科医でも，レントゲンで足関節骨折の診断がついてから，重症度が高い時は手術法を決めるため CT をリクエストすることがあります．

　慣れた救急医が一部の足関節外傷でコンサルト前に CT をオーダーするのは珍しいことではありません．非整形外科医が診断に迷った時，あるいは重症度が高い時には，ER でも足関節 CT をうまく活用しましょう．

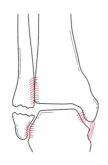
Type A
横骨折だと正面・側面の両方で骨折線がわかり診断しやすい

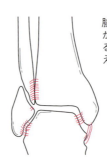
Type B
斜骨折で側面像でのみ骨折線がわかるため見逃し注意

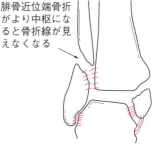
Type C
Maisonneuve 骨折となるパターン

図12　足関節骨折の Denis-Weber 分類

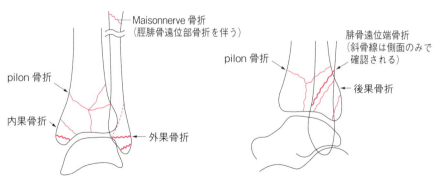

図13 足関節骨折の骨折線イメージ（腓骨・脛骨のみ）

> **症例5** 25歳 女性 主訴: 左足関節痛
> 雪道を滑って転倒し左足関節に疼痛があり時間外外来に受診.
> 左外果に圧痛と腫脹があり，内反受傷した模様.

レントゲン画像の前に鑑別を挙げ，画像確認後のマネジメントを答えてください.

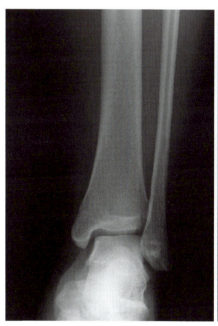
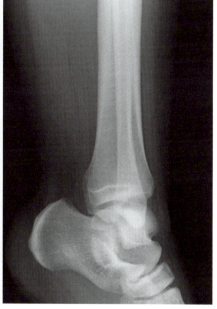

この症例は，骨折線イメージに掲載したような骨折線は全く認めませんでした．内反受傷で外果に腫脹と圧痛がありますが，腓骨遠位端には圧痛はありませんでした．今回は『ATFL 損傷』の診断で後方固定し，後日整形外科へ受診としました．

ATFL 損傷とは？

ATFL とは前距腓靱帯のことで，ATFL 損傷は足関節で最も多い靱帯損傷です．足関節の靱帯損傷は全靱帯損傷の 85％[213]と非常にコモンであり，非整形外科医も十分理解しておく必要があります．

足を捻った際に多くは内反受傷となります．これは外果が内果より長いためです．そのため足関節骨折は**外果骨折**が多く，靱帯も**外側靱帯**を損傷します（図 14）．

足関節外側には 3 つの靱帯があり，前から ATFL（anterior talofibular ligament: 前距腓靱帯），CFL（calcaneofibular ligament: 踵腓靱帯），PTFL（posterior talofibular ligament: 後距腓靱帯）の順に並んでいます（図 15）．

最も多いのが ATFL 損傷で，足関節靱帯損傷の 60～70％を占め[213]，『足を捻った…』と言って ER を受診する患者さんの多くは ATFL 損傷です．次に損傷が多いのは CFL で，多くは ATFL 損傷に付随します．PTFL 損傷や足関節内側靱帯損傷は稀で，多くは骨折に併発します．非整形外科医は，**足関節の単独靱帯損傷と言えば ATFL±CFL** と理解しておけばよいでしょう．

ATFL 損傷の 20～40％は慢性的に足関節が不安定になります[214]．私も学生時代に右 ATFL を損傷し，エコーでは ATFL が菲薄化してほぼ機能不全の状態です．ちょっとした雪道で足を滑らせると，足関節が不安定になり容易に内反して転びそうになります．

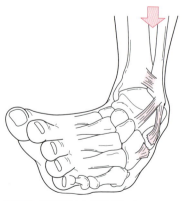

図 14　足関節は内反受傷しすい

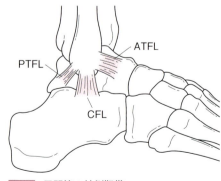

図 15　足関節の外側靱帯

ATFL損傷と腓骨遠位端骨折の鑑別方法

足関節の内反受傷で外果に疼痛がある場合は，『ATFL損傷』か『腓骨遠位端骨折』かの鑑別が必要になりますが，ベッドサイドで予測することが可能です．外果で腓骨は皮膚のすぐ下に触れるため，圧痛や叩打痛があれば骨折の可能性が高いです．腓骨に所見がなく靱帯損傷のみであれば，ATFLにのみ圧痛があります．鑑別のポイントは，解剖をイメージして圧痛部を確認することです（図16）．

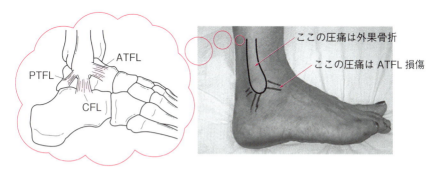

図16 ATFL損傷と腓骨遠位端骨折を鑑別する身体所見

ATFL損傷の重症度評価と初期対応

靱帯損傷の重症度評価はERでのマネジメントにも影響するので，ここで確認しましょう．**外果に腫脹がない場合はGradeⅠ**．軽症なので，固定やコンサルトなしでもOKの 再診不要 です．**外果に腫脹がある場合はGradeⅡまたはⅢ**です．後方固定して 帰宅保存 ，時に 帰宅手術 として後日整形外科へ受診を指示します（表1）．

GradeⅡとⅢの区別は非整形外科医には難しいので，後日確認してもらえばOKです．GradeⅢでも80〜90％は保存加療とされます[215]．

表1 ATFL損傷の重症度分類と初期対応

	損傷度	初期対応
GradeⅠ（軽症）	圧痛あり，腫脹なし	整形外科コンサルト不要
GradeⅡ（中等症）	圧痛・腫脹あり，不安定性なし	固定し整形外科コンサルト考慮
GradeⅢ（重症）	圧痛・腫脹あり，不安定性あり	固定し48〜72時間は免荷 整形外科コンサルト必須

Part I ● 診断編

ATFL 損傷のもう 1 つの鑑別疾患

ATFL 損傷のもう 1 つの鑑別疾患として『遠位脛腓靭帯損傷（syndesmosis 傷害）』があります．遠位脛腓靭帯損傷は，過去にはマイナー外傷と思われていましたが，近年頻度が高く，見直されてきました．足関節外傷の 20〜25％に起こるという報告もあり，ATFL 損傷よりも機能障害や疼痛が遷延するため，鑑別すべき疾患なのです[206]．

遠位脛腓靭帯損傷は，脛骨と腓骨の間の靭帯が損傷される外傷です（図17）．受傷機転は ATFL 損傷と同様に『足の捻挫』として来院します．両疾患を区別して対応することができれば理想的ですが，この鑑別は非整形外科医にはちょっとハードルが高いです．そもそも遠位脛腓靭帯損傷は ATFL 損傷と併発することが多いため，クリアカットに区別することが難しいのです．

遠位脛腓靭帯損傷の診断と対応

身体診察では，遠位脛腓靭帯損傷も ATFL 損傷も同じ部位に圧痛や腫脹があります．スクイージングテスト（図17）は特異度が高く，疼痛があれば遠位脛腓靭帯損傷を強く疑いますが，いつも確認できるわけではありません[216]．レントゲンの正面像で脛骨と腓骨の離開を認めますが，軽症では判断が難しい場合もあります（図18）．MRI を撮ればわかるのですが，ER ではそこまで白黒つけなければならない疾患ではありません．

そこで，非整形外科医は遠位脛腓靭帯損傷を ATFL 損傷と鑑別できなくても，疑えれば合格とします．初期対応は Grade II 以上の ATFL 損傷と同じなので，後方固定＆松葉杖，免荷指示をして整形外科コンサルト．後日の整形外科外来で評価対応してもらう形でよいでしょう．

ATFL 損傷ハンターへの道

➡ 足関節の内反受傷では腓骨遠位端骨折と ATFL 損傷を身体所見で鑑別すべし．

➡ ATFL 損傷と判断する前にスクイージングテストを実施．外果に放散痛があれば遠位脛腓靭帯損傷を疑う．

➡ 単独 ATFL 損傷で腫脹があれば Grade II 以上．後方固定＆完全免荷で 帰宅保存 として整形外科へ後日受診を指示すべし．

第18章 ● 足関節痛ハンター①

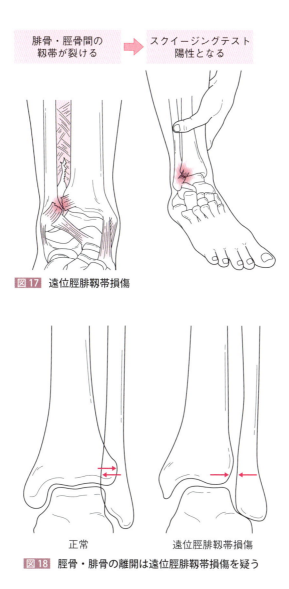

図17 遠位脛腓靱帯損傷

図18 脛骨・腓骨の離開は遠位脛腓靱帯損傷を疑う

　本章では，足関節で頻度の高い腓骨と脛骨の骨折外傷および靱帯損傷について解説しました．次章では，他にも鑑別しなければいけない足関節外傷について解説していきます．

FRACTURE HUNTER

第 19 章
足関節痛ハンター②

症例1　23 歳 男性　主訴: 右足関節痛
交通外傷で近隣病院から右側関節外傷精査で紹介状を持って時間外外来へ受診，診断はついていないがシーネが巻かれている．

レントゲン画像の前に鑑別を挙げ，画像確認後のマネジメントを答えてください．

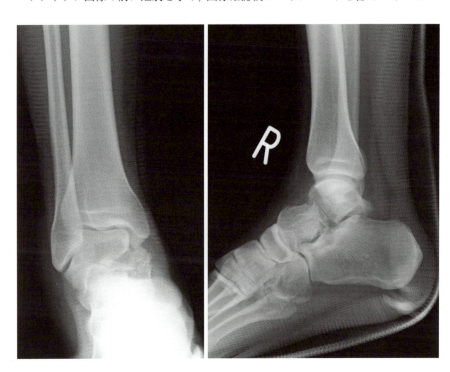

第 19 章 ● 足関節痛ハンター②

> **症例 2**　19 歳 女性　主訴: 左足関節痛
> 雪道で滑って転倒し左足関節痛あり.

レントゲン画像の前に鑑別を挙げ, 画像確認後のマネジメントを答えてください.

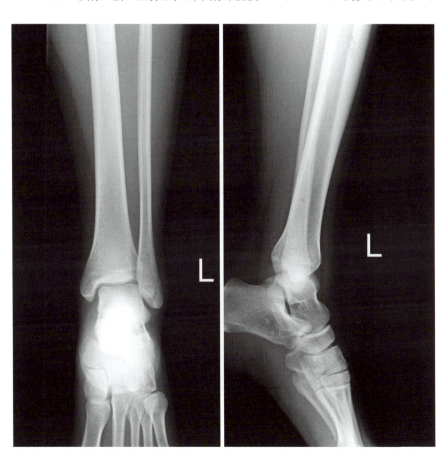

Part I ● 診断編

症例3 19歳 女性　主訴: 左足関節痛
スノーボードでジャンプして着地した直後から左足関節に疼痛あり．

レントゲン画像の前に鑑別を挙げ，画像確認後のマネジメントを答えてください．

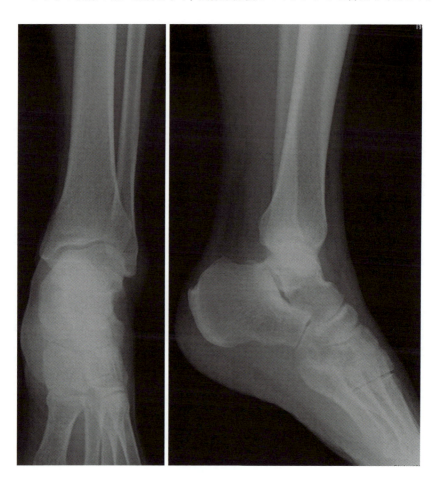

症例 4　35歳 男性　主訴: 右足関節痛

フットサルをしていた時に接触プレーで転倒した．
以降右足関節の外側付近に疼痛があり，歩行困難で時間外外来に来院．

レントゲン画像の前に鑑別を挙げ，画像確認後のマネジメントを答えてください．

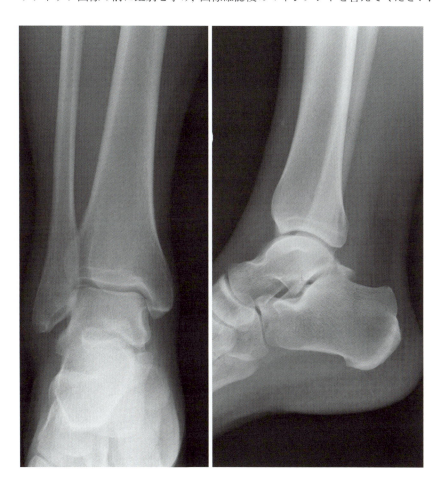

これら足関節痛の4症例はすべて距骨骨折です．

症例1は距骨頚部骨折で，即時整形でコンサルト，症例2〜4は剥離骨折のため後方固定をして，帰宅手術または帰宅保存で後日整形外科受診とします．

それぞれの骨折線を図1で確認してください．

症例1 距骨頚部骨折

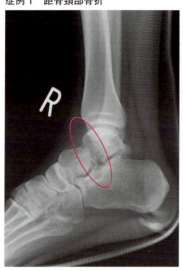

症例2 距骨後方突起骨折

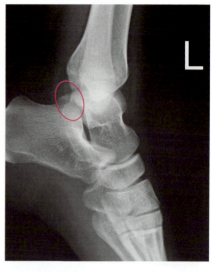

症例3 距骨外側突起骨折

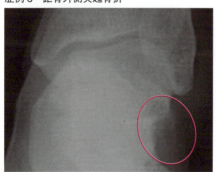

症例4 距骨滑車骨折

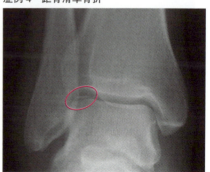

図1 4カ所の距骨骨折

Major な距骨骨折と minor な距骨骨折

　距骨骨折は足根骨折では 2 番目に多いので，非整形外科医もその対応を知っておく必要があります．距骨骨折は，骨折線が距骨を縦断する明確骨折タイプの major 骨折と，剥離骨折となる微妙骨折タイプの minor 骨折の 2 つに分けられます．Major 骨折が 4 割で minor 骨折が 6 割のため，距骨は微妙骨折タイプの方が多い骨だということになります．

　Major 骨折は，症例 1 のように側面像でわかりやすいです．多くは転位が強く手術となるため，日中なら 即時整形 ，夜間なら 入院整形 か 帰宅手術 となります．Minor 骨折は，距骨外側突起，距骨滑車，距骨後縁が折れやすい箇所です．それぞれの場所を確認しましょう（図 2）．レントゲンでは**外側突起と滑車は正面像**で，**後縁は側面像**でわずかに見えるのみです．骨折線イメージがあって初めて診断できる骨折と言ってよいでしょう．

　ただし，距骨のレントゲンの感度は 24〜33% とされます．そのため判断に迷う時は CT で確認します[217]．もちろん，CT を撮れば自動的に骨折が見えるわけではなく，外側突起・滑車・後縁の骨折線イメージがあってこそ診断できることになります．

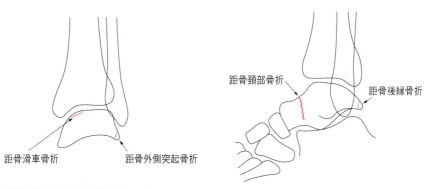

図2　距骨骨折の骨折線イメージ

Part I ● 診断編

各 minor 距骨骨折の特徴

距骨は解剖学的に阻血されやすいため，小さな剥離骨折でも骨融合が得られず偽関節となりやすいので，非整形外科医であっても見つける必要があります．各 minor 骨折について少し詳しく見ていきましょう（**表1**）．

滑車骨折は内反損傷で，ATFL 損傷や外果骨折のような受傷機転です．ただし，外果に圧痛がないのに荷重をかけると足関節に疼痛が起こるため，歩行困難となります．症例4は外側に骨折線がありますが，内側の方が比較的多いです．

外側突起骨折は墜落外傷が典型的な受傷エピソードです．昔は少なかったのですが最近は増えており，そのほとんどがスノーボードによる外傷のため，別名スノーボード骨折と呼ばれます[218]．私はスキー場の多い札幌の病院に勤務していることもあり，年に1回ぐらい見つけます．外側突起の場所は，ちょうど足の靱帯損傷でいちばん多い前距腓靱帯と重なります．よくある靱帯損傷だね…なんて思っていると，実はその下に距骨外側突起骨折があったというのはよくある話です．

後方突起骨折はサッカーなどのスポーツ外傷が典型例です．足関節を急激に底屈させる動作で後方突起に負荷がかかり骨折します．サッカーの他にも空手などでの足背で強く蹴る動作でも起こります．痛みは足関節の後方でアキレス腱の外側に圧痛があることが多いです．

レントゲンや CT で minor 距骨骨折と診断できれば，後方固定をして後日整形外科コンサルトとします．Minor 距骨骨折疑いで CT が撮れない場合も，後方固定し occult fracture として後日整形外科評価と，マネジメントは同じです．いずれも 帰宅手術 または 帰宅保存 とします．

表1 距骨の minor 骨折

	受傷機転	疼痛部	レントゲン
滑車骨折	内反	足関節部だが圧痛なし	正面像
外側突起骨折	墜落外傷 スノーボード	足関節外側 ATFL の近く	正面像
後方突起骨折	サッカー 空手	足関節後方 （アキレス腱の外側）	側面像

第19章 ● 足関節痛ハンター②

距骨骨折ハンターへの道

- ➡ Majorだけでなくminorな距骨骨折の骨折線をイメージできること．
- ➡ 迷うようであればCTを追加して評価すべし．
- ➡ 診断しても疑い診断でも 帰宅手術 か 帰宅保存 で固定し後日整形へ．

症例5 43歳 女性 主訴: 左足関節痛
ハイヒールを履いて階段を1段踏み外して転倒した．
左足首付近の痛みがあり時間外外来に受診．

レントゲン画像の前に鑑別を挙げ，画像確認後のマネジメントを答えてください．

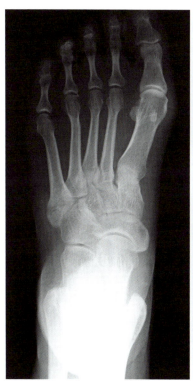
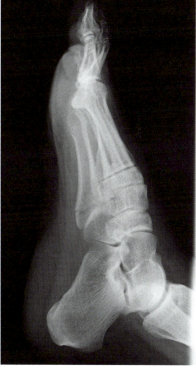

足関節外傷で，脛骨・腓骨や距骨の骨折も鑑別に挙がりますが，画像ではその部位には骨折線はありません．本症例は足関節とは少し離れた小指の付け根，『第5中足骨近位端骨折』が診断となります．後方固定し 帰宅保存 または 帰宅手術 で後日整形外科コンサルトとします．

足関節を捻って小指の付け根が折れる理由

第5中足骨近位端骨折は足関節内反で鑑別に挙げる骨折です．ハイヒールなどの踵の高い靴を履くと内反し起こりやすく，ハイヒール骨折と呼ぶこともあります．

足関節の内反で少し離れた第5中足骨が折れる理由は，解剖を理解するとわかります．足関節が内反すると腓骨筋が牽引されます．腓骨筋付着部は第5中足骨粗面に終着するので，結果的に剥離骨折する，というのが骨折のメカニズムです（図3）．

"足首を捻った"というエピソードで足関節しか評価しないと，離れて位置する第5中足骨骨折は見逃されてしまいます．見逃さないためには鑑別に挙げることに加え，全例靴下を脱がせ（両側とも）裸足にして診察することです．骨折している場合は，受傷直後から第5中足骨の起始部付近に腫脹や皮下出血があるので，左右を比較すると視診で疑うことも可能です（図4）．

レントゲンで第5中足骨近位端に骨折線があっても，第2～第4中足骨の関節面と並んでしまうため，初学者の目にはまるで関節があり，正常所見であるように見えてしまいます（図5）．ここでも，読影前に骨折線イメージを持つことが誤診しないために必要となります．

第5中足骨近位端は虚血になりやすく，偽関節のリスクが高いです．そのため骨折部が3 mm以上離開している場合は手術を考慮します．診断できれば 帰宅保存 または 帰宅手術 で後方固定＋松葉杖とし，次回の整形外来コンサルトで構いません．

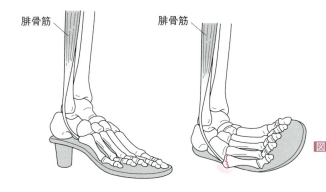

図3 足関節内反で第5中足骨が折れるメカニズム

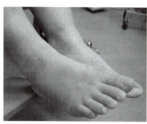 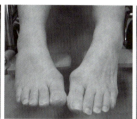 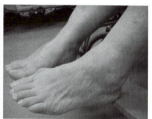

図4 足関節外傷では左右とも裸足にして小指の付け根もチェック

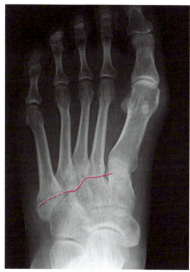 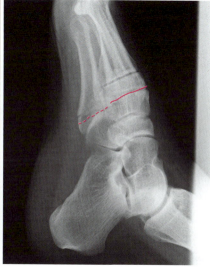

図5 一見正常に見えてしまう第5中足骨近位端骨折
第5中足骨の骨折線（破線）が第4中足骨・楔状骨関節面（実線）と連続するように見えてしまうと，骨折線を関節と見間違えてしまう．

第5中足骨近位端骨折ハンターへの道

➡ 足関節内反では第5中足骨近位端骨折を必ず鑑別に挙げる．
➡ ルーチンで両側とも裸足にして第5中足骨近位端の腫脹と圧痛を確認すべし．
➡ 骨折線が正常に見えてしまわないよう，読影前に骨折線イメージを持つべし．

COLUMN

第5中足骨骨折とJones骨折と疲労骨折

　第5中足骨骨折には，症例5で提示した内反による剥離骨折による骨折以外にも，Jones骨折と疲労骨折があります．

　Jones骨折は，足底は外側から直接第5中足骨がぶつかることで折れる基部骨幹部移行部骨折です（図6）．受傷機転が直達外力で，画像でも骨幹部に近いため，見逃しは少ないです．

　疲労骨折は，骨幹部に多く，走る・飛ぶというスポーツ負荷が長時間，足部アーチに繰り返し加わることで発生します（図7）．中足骨の中でも特に第5中足骨が好発部位です．疲労骨折の患者さんの多くは整形外科（特にスポーツ整形外科）へ直接受診するので，非整形外科医は名前を知っていればよいでしょう．

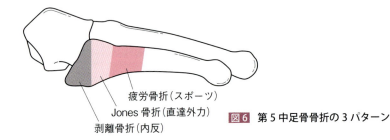

疲労骨折（スポーツ）
Jones骨折（直達外力）
剥離骨折（内反）

図6　第5中足骨骨折の3パターン

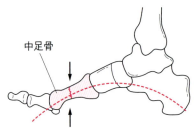

中足骨

足関節のアーチにはスプリングのように衝撃吸収の役目があるので，ランニングやジャンプによって繰り返しストレスが加わると亀裂が発生する

図7　第5中足骨疲労骨折

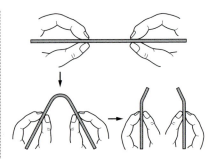

金属疲労と同様に繰り返しの屈伸動作が原因で発生する

第 19 章 ● 足関節痛ハンター②

症例 6　11 歳 女児　主訴: 左足関節痛

バレーボールを競技中に左足を捻った．内反か外反かははっきりしない．
左足関節外側周囲に腫脹と圧痛があり，疼痛で歩行困難．

レントゲン画像の前に鑑別を挙げ，画像確認後のマネジメントを答えてください．

健側　　　　　　　　　　　　　　患側

今回の症例は，前もって知らなければ骨折線はおそらく見つけられないと思います．まず骨折線を示しますので，確認してみてください．

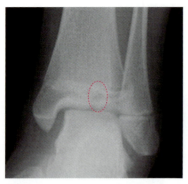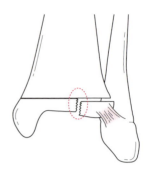

図8 症例8の患側正面像と骨折線イメージ

診断は脛骨遠位端骨折 Salter-Harris 分類 TypeⅢ（Tillaux 骨折）です．関節内骨折のため手術となることも多く，日中は 即時整形 ，夜間・休日なら 帰宅手術 とします[219]．

脛骨は，14〜15歳ぐらいになると骨端線が閉じて成人と同じ外傷になるのですが，それまでは靱帯の方が骨端線より強固です．そのため**小学校高学年〜中学1年生ぐらいの足関節外傷では靱帯損傷は少なく，むしろ骨端線骨折が多くなります**．この解剖学的特徴のため，脛骨遠位端骨折は小児の関節内骨折の5〜10％を占め，決して稀な外傷ではありません[220,221]．

また脛骨遠位端骨折は Salter-Harris 分類 TypeⅣ だと『triplane 骨折』と呼ばれます．Triplane 骨折は，矢状面・前額面・水平面の3つの骨折面を持つためこの名で呼ばれます．Tillaux 骨折とは治療方針が違うため，脛骨遠位端骨折ではCTによるこれらの鑑別が必要ですが，この評価は整形外科医に任せて構いません．非整形外科医は脛骨遠位骨端線に 図9 の楕円で囲んだような縦骨折の有無が確認できれば十分合格であり，TypeⅢか TypeⅣかは区別できなくても OK です．なお，脛骨遠位端骨折は TypeⅠ/Ⅱが50％，TypeⅢが25％，TypeⅣが10％です．

小児の脛骨遠位端骨折は，確認次第，整形外科コンサルトします．小児外傷で，多くはまだ明るい時間のコンサルトのため， 即時整形 となります．連絡を受けた整形外科医は，来院し，CTで評価して方針を決定することが多いです．

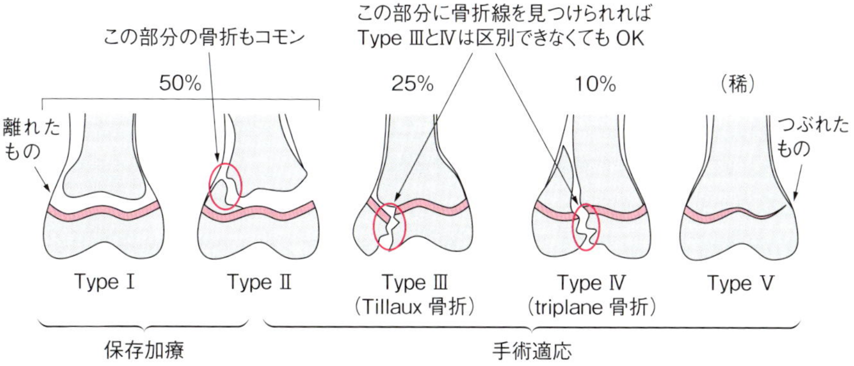

この部分の骨折もコモン
この部分に骨折線を見つけられれば
Type ⅢとⅣは区別できなくても OK
50%
25%
10%
(稀)
離れたもの
つぶれたもの
Type Ⅰ
Type Ⅱ
Type Ⅲ
(Tillaux 骨折)
Type Ⅳ
(triplane 骨折)
Type Ⅴ
保存加療
手術適応

図9 小児の脛骨遠位端骨折と Salter-Harris 分類

小児脛骨遠位端骨折ハンターへの道

- 小学校高学年～中学生では靱帯損傷よりも骨折を疑って診察する.
- 骨端線骨折の骨折イメージを覚えて画像読影をすれば見つけられる.
- 骨折があれば即時整形コンサルトし，一緒に方針を決めるべし.

オタワ足関節ルールは日本では診療補助ツール

最後に，足関節のマネジメントで有名な足関節の除外ルール，オタワ足関節ルールについて，日本での利用を考えてみましょう.

オタワ足関節ルールは1992年に発表されました.『4カ所の骨に圧痛がなく（図1)，4歩以上歩くことができれば足関節骨折は除外できる』というルールです[222].

外側
内側
果部領域
中足部領域
A
外果の後端 6cm
または頂点
B
内果の後端 6cm
または頂点
C 第5中足骨底
D 舟状骨

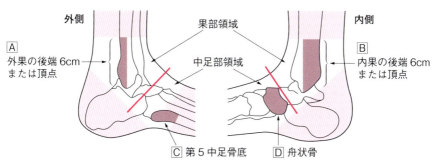

図10 オタワ足関節ルールで確認する4つの骨

Part I ● 診断編

その後の追試で感度94.8％，特異度42.3％と，骨折の除外には有用なルールと証明されました[223].

当初は，オタワ足関節ルールに小児患者はほとんど含まれていませんでしたが，追試で行われた12臨床研究のreviewによると，18歳未満の小児の場合も感度は98.5％と，除外に有用であることが証明されました[224].

ところでオタワ足関節ルールは，第16章で紹介したオタワ膝ルールと同様に，医療費が高騰する北米で，レントゲン検査なしでマネジメントを決めることが求められて誕生した臨床研究です．日本では，足関節痛の患者が来院した際にレントゲンを撮らないことは考えにくく，オタワ足関節ルールの使いどころはなさそうです．

実際に私は，レントゲンで骨折線がないと判断した足関節外傷の患者さんが4歩以上歩行できるかどうかを確認し，歩行困難なら，見逃しがないかもう一度レントゲンを見たり，足部を診察しなおすなど，オタワ足関節ルールをあくまで診療の補助と位置づけて使っています．

足関節痛のマネジメントのまとめ

では最後に，第18〜19章の足関節外傷のマネジメントについてまとめてみましょう（図11）.

足関節の外傷では腓骨・脛骨・距骨，そして第5中足骨近位端の4つの骨折を探します．診察であたりと付けるのと同時に，画像読影前には骨折線イメージを持ちましょう（図12）.

腓骨・脛骨骨折で，腓骨遠位端以外は，日中なら 即時整形 ，夜間・休日なら 入院整形 または 帰宅手術 とします．特に三果骨折とpilon骨折，距骨頚部骨折，小児脛骨遠位端骨折は準緊急で手術の適応があります．二果骨折やMasonneuve骨折は同様の対応でも待機手術となります．また脱臼骨折を伴う場合もあるので，自分で整復するか，自信がなければ即時整形外科コンサルトし整復します．

足関節果部は1カ所骨折を見つけたら必ず2つ目の骨折を探します．外果⇒内果・後果，内果⇒腓骨近位（Masonneuve骨折）といった具合です．さらにminor距骨骨折，第5中足骨近位端骨折なども確認しましょう．

CTは，重症度が高い時には手術法決定に役立ち，minor距骨骨折では診断確定に役立つので，実施するようにします．

骨折線イメージを持って読めば，足関節ではoccult fractureは非常に少ない（1％未満）とされ，画像での骨折除外も可能です[1]．レントゲンで骨折線がなく，内反受傷ならATFL損傷を疑います．外果の圧痛と腫脹があればGradeⅡ/ⅢのATFL損傷であり，後方固定を実施して後日整形外科へコンサルトとします．

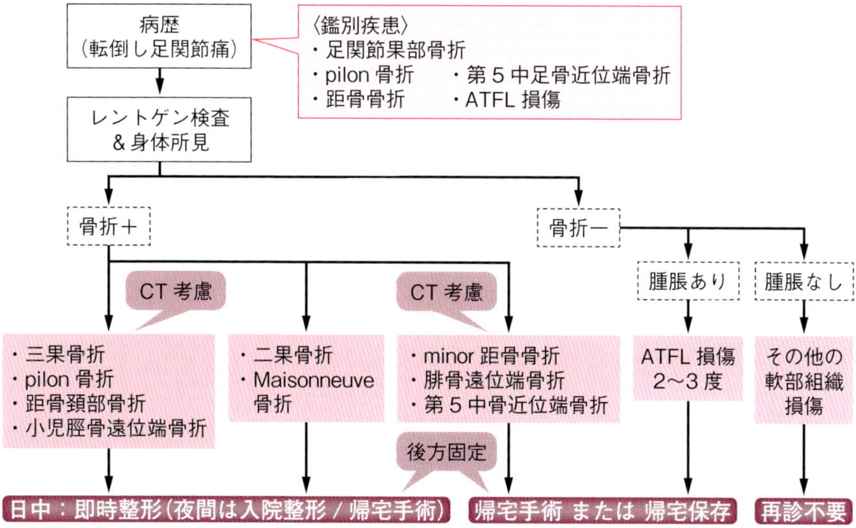

第19章 ● 足関節痛ハンター②

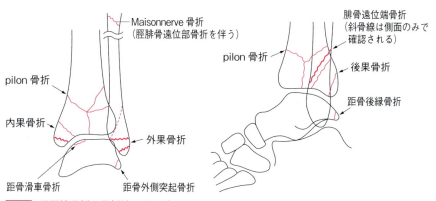

図11 足関節痛の対応フローチャート

図12 足関節骨折の骨折線イメージ

足関節痛ハンターへの道

➡ 腓骨・脛骨・距骨・第5中足骨の骨折線イメージをもって読影すべし．
➡ 外果骨折を見つけたら内果・後果に2つ目，3つ目の骨折を探すべし．
➡ 距骨 minor 骨折疑いは CT を追加しての評価も考慮すべし．
➡ 骨折がなければ ATFL 損傷を疑って評価・対応すべし．

FRACTURE HUNTER

第20章
足部痛ハンター

症例1　32歳 男性　主訴: 左足部痛
海でビーチバレーをして遊んでいた時に砂浜に足を強く取られ転倒，以降足背に強い痛みがあり日曜日の救急外来に受診となる．

レントゲン画像の前に鑑別を挙げ，画像確認後のマネジメントを答えてください．

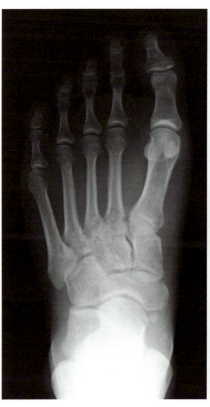
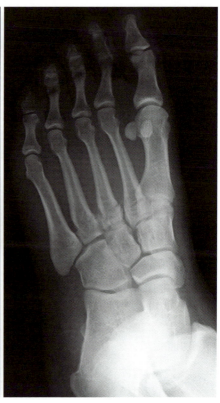

第20章 ● 足部痛ハンター

症例2 61歳 女性 主訴: 左足部痛
夫の運転する自動車を降りた後に左足を轢過された．
左足背に強い痛みがあり救急外来に受診となる．

レントゲン画像の前に鑑別を挙げ，画像確認後のマネジメントを答えてください．

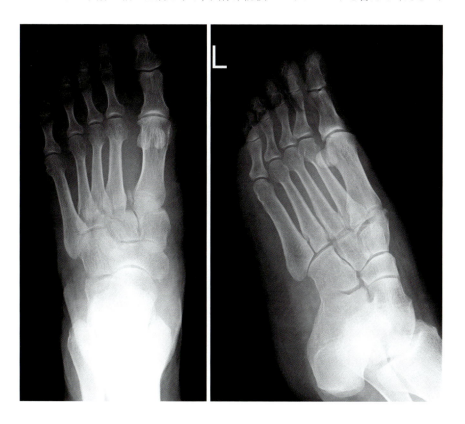

この2つの症例は似ていますが，区別する点は何でしょうか？

Part I ● 診断編

症例1は**中足骨骨折単独損傷**で 帰宅保存 ，症例2は**リスフラン関節脱臼骨折**で
帰宅手術 または 入院整形 となります．いずれも初期対応は後方固定です．

中足骨骨折

　中足骨骨折は，足部の外傷で最もコモンな骨折です．第5中足骨と第1中足骨は
特殊なので例外ですが，第2〜4中足骨はほぼ同様の疾患と考えて OK です．受傷
機転は，つま先で強く着地する，あるいは高エネルギー外傷で直接足の甲をぶつけ
ることで起こります．

　中足骨と趾節骨評価のレントゲンは正面像と斜位像の2方向で評価します．側面
像は骨同士が重なってよく見えません．中足骨骨折は頚部・基部が多く，骨幹部は
少ないです．また骨折箇所は複数のことが多く，どこかに中足骨の骨折線を見つけ
たら隣の中足骨も探します．

　初期対応は中足骨骨折のみであれば後方シーネで固定＆免荷として後日の整形外
科外来へフォローアップで構いません．多くは保存加療で 帰宅保存 です．

リスフラン関節脱臼骨折

　中足骨骨折にリスフラン関節脱臼を伴うのがリスフラン関節脱臼骨折です．リス
フラン関節は，中足骨と立方骨・楔状骨をつなぐアーチ状の構造をした関節です（**図
1**）．関節自体が動くことはほとんどありませんが，着地時など足に体重がかかった
時に衝撃を和らげるクッションの役割を果たしています．重要な部分の外傷で待機
手術となるため， 帰宅手術 または 入院整形 とします．

　受傷機転は中足骨骨折とほぼ同じです．足背部の疼痛と腫脹が強く歩行困難とな
りますが，これは特異的な所見ではありません．診断にはレントゲンが必要となり
ます．一方でリスフラン関節脱臼骨折の20%が見逃されているという報告もあり
ます[225]．単なる中足骨骨折とリスフラン関節脱臼骨折の画像診断について確認し
てみましょう．

リスフラン関節脱臼骨折の探し方

　リスフラン関節脱臼骨折では**第2中足骨がまず側方転位**します．これは第1・2
中足骨基部には靱帯がなく，さらに第2楔状骨は他に比べて小さいので第2中足骨
が最も脱臼しやすいためです（**図1**）．正常ではレントゲン正面像で第1・第2楔状
骨間関節面と第1・第2中足骨間関節面が一直線になりますが，側方転位していれ
ばリスフラン関節脱臼と診断します（**図1，図2左**）．

　さらに斜位のレントゲンでは第2・第3楔状骨間関節面と第2・第3中足骨間関

節面がそろうか，さらに第3楔状骨立方骨間関節面と第3・第4中足骨間関節面がそろうかを確認します．一直線上になければ脱臼と診断します（図1，図2右）．

初期対応は中足骨骨折と同様に後方固定＆免荷でOKなのですが，リスフラン関節脱臼骨折の多くは手術となります[206]．保存加療で対応可能な中足骨骨折とは治療方針が違うことは，患者さんにも説明しましょう．

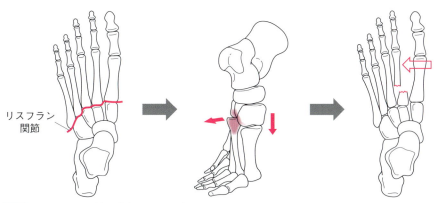

図1 リスフラン関節と脱臼のイメージ

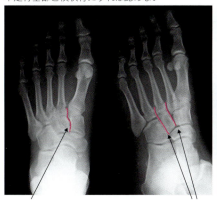

症例1　第2・第3中足骨骨折（脱臼なし）
中足骨基部と楔状骨にずれは認めない

第1・第2中足骨線と楔状骨は連続する　　第2・第3, 第3・第4中足骨線と楔状骨は連続する

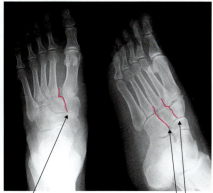

症例2　リスフラン関節脱臼骨折
第2中足骨基部と楔状骨にずれがあり

第1・第2中足骨線と楔状骨が連続しない　　第2・第3中足骨線と楔状骨が連続しない

図2 中足骨骨折とリスフラン関節脱臼骨折の画像診断

Part I ● 診断編

中足骨骨折・リスフラン関節脱臼骨折ハンターへの道

- 中足骨骨折に併発しているリスフラン関節脱臼を見逃さない．
- レントゲン正面像で第2中足骨が側方転位していないか確認すべし．
- 中足骨骨折の多くは保存加療，リスフラン関節脱臼骨折は手術．

症例3　50歳 男性　主訴: 右足部痛
重い荷物を持ってトラックの荷台からジャンプして両足着地した直後から足が痛い．

レントゲン画像の前に鑑別を挙げ，画像確認後のマネジメントを答えてください．

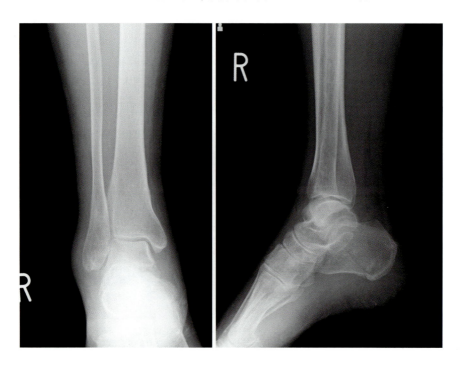

　高所転落による足部の疼痛で最も多いのは踵骨骨折です．レントゲンをよく見ると踵骨に骨折線があります．随伴外傷を評価して，最終方針を決定します．

踵骨骨折は合併外傷の評価が重要

踵骨骨折は足根骨骨折で最も多く，60%以上を占めるコモンディジーズです[226]．ほとんどの踵骨骨折は，高所から踵で着地するという受傷機転による高エネルギー外傷です．そのため，踵骨骨折では随伴する合併外傷の評価が重要です．まず脊椎骨折（Th12～L2 が多い）が 10%に併発するとされます[227]．本疾患を疑ったら腰部の診察もセットで必ず実施し，所見があれば脊椎損傷の画像検査をしましょう．

さらに踵骨骨折は他の下肢外傷が 30%に併発するとされます[228]．そのうち最も多いのが**反対側の踵骨骨折**で，両側踵骨骨折は 10%もいるとされます[229]．研修医は片方の踵しか診察していないことが多いです．必ず両方で探しましょう．

身体所見では受傷直後から踵の腫脹がある場合が多いです．Mondor sign と呼ばれる足底部の血腫は特徴的なので，必ず靴下を脱がせて診察しましょう．視診が正常でも踵に疼痛があれば，踵を愛護的に挟み込むようにして圧痛を確認し，所見があれば画像検査をします．

踵骨骨折の画像評価

踵骨骨折の評価には足関節の正面像・側面像・軸位像をオーダーします．正面像では踵骨は見えませんが，足関節骨折の合併評価に必要です．踵骨自体は側面像と軸位像で評価します．

踵骨自体は海綿骨成分が多く，皮質が薄いため，卵の殻を割ったように骨折します．そのため多くは骨折線が不規則に砕けた粉砕骨折となりますが，このパターンは明確骨折タイプであり，診断は難しくありません（図3）．

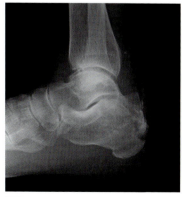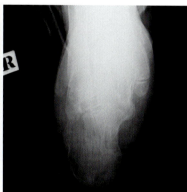

図3 粉砕型の踵骨骨折のレントゲン画像

一方，症例3のような微妙骨折タイプの踵骨骨折は，ある程度予測されうる骨折線イメージがあると診断できます（図4左）．また軸位像を確認することも重要です（図4右）．

さらにBöhler角を測定することでも診断可能です（図5）．踵骨は骨折すると五角形の頂点の角度が鈍的になります．この頂点の角度がBöhler角です．正常値は20〜40°ですが，20°未満であれば踵骨骨折に対する感度が99%，特異度も99%です[230]．本症例では17.3°ですから踵骨骨折と診断できます．

教科書的には，踵骨骨折ならBöhler角を測定と記載されます．しかし非整形外科医の場合は明確骨折タイプなら測定してもマネジメントは変わらないので，私は微妙骨折タイプで迷った時だけ測定しています．

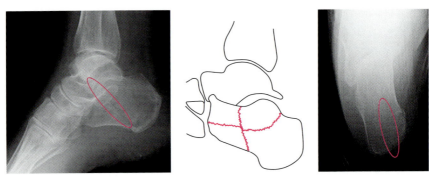

図4 症例3は踵骨骨折の骨折線イメージと軸位像があると診断可能

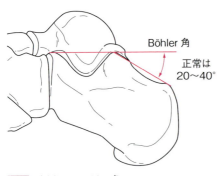
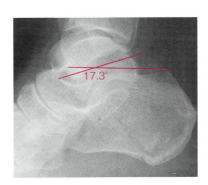

図5 症例3のBöhler角

踵骨骨折のマネジメント

　最終的に単独の片側踵骨骨折なら，後方固定をして 帰宅手術 か 帰宅保存 も可能．帰宅時には，かなり腫脹が強くなること，多くはないがコンパートメント症候群の可能性もあるので疼痛時は再診することを説明します[228]．両側踵骨骨折は歩けないので 入院整形 です．症例3は反対側の踵骨骨折もあり入院となりました．

　治療は，骨折面が距骨踵骨関節にかかるか，転位がどれくらいあるかで手術するかどうかを決めますが，整形外科医でも意見が分かれるところです．手術するにしても待機的に実施となるので，後日整形外科で判断してもらえばよいでしょう．

踵骨骨折ハンターへの道
- 典型的な片側の踵骨骨折を見つけることは難しくない．
- 片側で疑ったら，反対側の踵骨骨折や他の下肢外傷，脊椎外傷を探す．
- 粉砕骨折ではない踵骨骨折のパターンを知っておく．

症例4　45歳 女性　主訴: 右第1趾痛
漬物石を右第1趾の上に落としてしまい時間外外来へ受診．

レントゲン画像の前に鑑別を挙げ，画像確認後のマネジメントを答えてください．

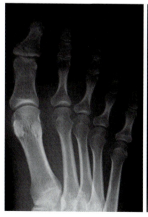
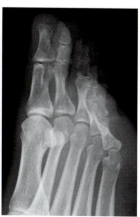
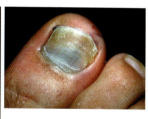

第1趾のみの外傷です．第1趾の足趾骨骨折を疑います．画像では第1趾末節骨骨折がありました．爪下血腫があったため，ドレナージ後にバディテープで固定し 帰宅保存 で後日の整形外科外来へ再診指示をしました（図6）．

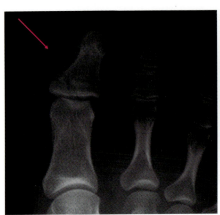
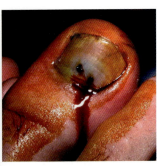

図6　第1趾末節骨骨折（爪下血腫はドレナージを施行）

足趾骨骨折は手指骨骨折とほぼ同じ対応でOK

　足趾骨骨折は全骨折の9％を占める，比較的多い外傷です．サンダルなど足趾の出た状態で強くぶつけた，作業中に重いモノが足の上に落ちてきたといった受傷機転が多いです．開放骨折の可能性があるため，靴下を脱がせて確認し，あれば即時整形外科へコンサルトします．

　足趾の脱臼は第1趾が多いです．対応は，手指の脱臼同様にweb blockをして長軸方向に牽引すれば整復可能．難しい手技ではありません．

　爪下血腫・爪床裂創などの爪の外傷を併発することもありますが，手指の場合と同じ対応で構いません．爪床裂創は時間がなければ後日整形外科に処置依頼でもOKです．爪下血腫は50％以上の出血があれば除去＋ドレナージとします．

　骨折部位は骨幹部が多く，関節内骨折は少ないです．骨折の位置にかかわらず固定はすべてバディテープで構いません（図7）．足部外傷の固定は，中足骨骨折までは後方固定，それより末梢の足趾骨骨折はバディテープ固定と，この2つができればOKです．足趾骨骨折は伸筋腱損傷のリスクがありますが，初診では評価が難しく，後日整形外科医に対応を任せて構いません．

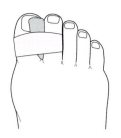 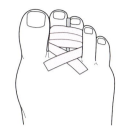 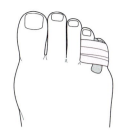

第 1 趾の外傷　　　　第 2・3 趾の外傷　　　　第 4・5 趾の外傷

図7 足趾のバディテープ固定

足趾骨骨折ハンターへの道

- 足趾骨骨折は手指骨骨折と同様のマネジメントで OK.
- 爪下血腫，爪床裂創，脱臼なども手指と同様に対応すれば OK.
- 開放骨折がなければバディテープで固定し，後日整形フォロー．

症例 5　30 歳 男性　主訴: 左足首痛
草野球で盗塁の途中，バチッという音とともに左足首の後ろをバットでぶたれたような感じがした．その後歩行困難となり救急搬送．レントゲンは正常だった．

＊　＊　＊

症例 6　40 歳 女性　主訴: 右足首痛
温泉で滑って踏ん張った直後より右足首に違和感があり歩きにくいため外来受診．レントゲン写真では異常は指摘されなかった．

＊　＊　＊

症例 7　35 歳 男性　主訴: 右足痛
雪道でタイヤが埋まり，車を後ろから押して脱出．直後から右足でアクセルが踏みにくくなったため時間外外来へ妻の運転で受診した．レントゲンは正常だった．

それぞれで想定される疾病を考えてください．

Part I ● 診断編

実は，症例5～7はすべて当院にアキレス腱損傷で受診した患者さんです．

症例5のような典型的なアキレス腱損傷の診断は難しくありません．患者さんが自分で診断名を告げてくることだってあります．断裂時のポップ音は『"バチッ"といった』，『後ろから突然殴られた』など表現は様々です．疼痛はあっても，来院時にはほぼ消えていることが多いです．

一方で，症例6や症例7のようにポップ音や疼痛がなく脱力症状のみで登場する非典型的なアキレス腱損傷も珍しくありません．スポーツ以外のアキレス腱損傷は19～40％あるとされ，アキレス腱損傷の25％が初期診療で見逃されているという報告もあります[231]．

身体所見では，アキレス腱の陥凹を踵骨の2～6cmぐらいに触れることもありますが，わかりにくいことも多いです．やはり**トンプソンテストを非典型例にも実施することが見逃し防止に非常に重要**です．

トンプソンテストは，患者さんを臥位にしてふくらはぎを握り，足関節が底屈するかを確認します．足関節がフリーになりさえすれば，膝は曲げていても伸ばしていても構いません．正常ではふくらはぎを握ることで腓腹筋が収縮し足関節が底屈しますが，アキレス腱損傷時は足関節が動きません（**図8**）．不全断裂では少し動くこともあるため，必ず健側と患側を比較して評価します．

アキレス腱はレントゲンでは評価できません．そこで画像上の確定診断はエコーやMRIで行うことになりますが，トンプソンテストが陽性であれば非整形外科医が実施する必要はありません．ERでは「臨床診断のみ・画像検査なし」でOKなのです．

診断できれば最大底屈位（つま先を伸ばした状態）で固定します（**図9**）．底屈にすることで断裂したアキレス腱が弛緩し，断端どうしが近づくためです．不全断裂なら保存加療でも1カ月弱で再癒合が期待されます．しかし，保存的加療での再発率は8～39％とされ，スポーツ選手では早期の競技再開をめざして手術する場合もあります[232]．このあたりは整形外科外来で判断してもらうとよいでしょう．

アキレス腱損傷と似た肉離れ

アキレス腱損傷の鑑別疾患として『腓腹筋挫傷（肉離れ）』があります．運動自己損傷が"筋"に起きるか"腱"に起きるかの違いで，受傷機転は同じです．そのため両方の外傷がオーバーラップすることもあります．

腓腹筋挫傷ではトンプソンテストは陰性になります．また，テストで腓腹筋を把握するとかなり痛がることも診断に有用です．ただし痛めた筋肉を握ると疼痛も強く，トンプソンテストの評価が難しいこともあります．迷う場合はエコーに慣れた

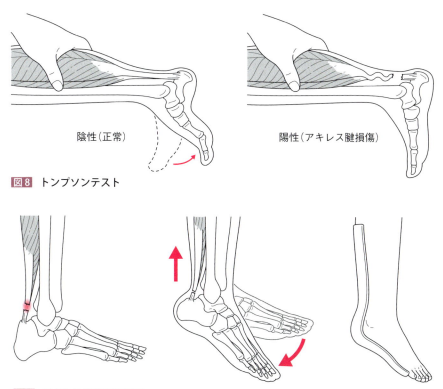

図8 トンプソンテスト

図9 アキレス腱損傷の固定
底屈固定することでアキレス腱の断裂部が近づく．

上級医に腱と筋肉にプローベをあててもらうとよいでしょう[233]．

腓腹筋挫傷単独なら，弾性包帯で圧迫固定し3～7日安静を指示します．スポーツの重要性が高い患者さんも多く，その場合は整形外科へ後日コンサルトしましょう．アキレス腱損傷を併発している場合は，アキレス腱損傷として対応します．

アキレス腱損傷ハンターへの道

- スポーツ以外の非典型例のアキレス腱損傷を見逃さない．
- 画像によらず，病歴とトンプソンテストだけで診断できることを目指す．
- 底屈位で固定し，後日整形外科へコンサルトすべし．

Part I ● 診断編

COLUMN

正面＋側面以外の 2 方向撮影

骨折線はレントゲン画像 2 方向で診断します．多くは正面＋側面ですが，中足骨（正面＋斜位），踵骨（側面＋軸位）など，ちょっと変則的な場所もあります．そこで，本書で取り上げた骨で正面＋側面にならない骨折を一覧にしたので，確認してみてください（**表 1**）．

表1 正面＋側面以外の 2 方向撮影

撮影部位	撮影	代表的骨折	掲載箇所
股関節	正面＋軸位	大腿骨頚部骨折	第 2 章
肩関節	正面＋スカプラ Y	上腕骨近位部骨折	第 5 章
手指骨・中手骨	正面＋斜位	中手骨骨折	第 12 章
膝蓋骨	正面＋側面＋軸位	膝蓋骨骨折	第 15 章
足趾骨・中足骨	正面＋斜位	中足骨骨折	第 20 章
踵骨	側面＋軸位	踵骨骨折	第 20 章

足部骨折のマネジメント

足部骨折のマネジメントは 1 対 1 対応となります．受傷機転から病歴は絞り込めるので，鑑別を挙げてフローチャートで行き来する必要はありません．

足背を含めた足部の疼痛があれば中足骨骨折を確認します．加えてリスフラン関節脱臼骨折の評価で斜位のレントゲンを確認しましょう．

転落外傷では踵骨骨折の評価をします．必要があれば両側の踵骨をチェックします．粉砕骨折でないパターンは見逃しやすいので，骨折線イメージを持っておきましょう．

足趾骨骨折疑いでは骨幹部骨折を探します．足趾骨骨折には開放骨折や爪外傷を伴うことが多いので，裸足にして評価することを忘れていけません．

本章で挙げた各マネジメントを**図 10** にまとめます．また中足骨骨折と踵骨骨折はレントゲンで骨折線イメージが必要なので，一緒に覚えておきましょう（**図 11**）．

第20章 ● 足部痛ハンター

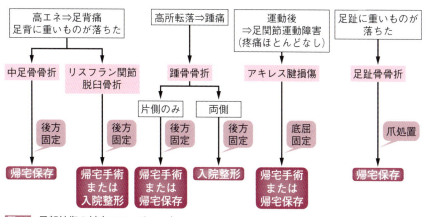

図10 足部外傷の対応フローチャート

図11 足部骨折の骨折線イメージ
距骨と第5中足骨は第19章で解説済み.

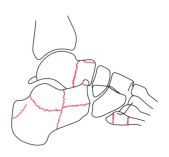 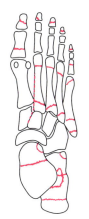 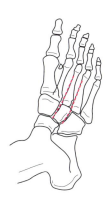

足部痛ハンターへの道

- 足部外傷は病歴と身体所見で一発診断しマネジメントする.
- 中足骨骨折とリスフラン関節脱臼骨折をレントゲンで区別する.
- 高所落下で踵骨骨折を見つけたら随伴外傷がないか確認する.
- 足趾骨折は手指の場合と同じ対応でOK.
- アキレス腱損傷は非典型例でも疑い, ルーチンでトンプソンテストを実施すべし.

Part I　診断編　文献

1) 総務省消防庁. 平成 29 年版救急救助の現状. 2017.
2) Southerland LT, et al. Fracture in older adults. Emerg Med Rep. 2014; 35: 1-13.
3) Yoshimura N, et al. Prevalence of knee osteoarthritis, lumbar spondylosis, and osteoporosis in Japanese men and women: the research on osteoarthritis/osteoporosis against disability study. J Bone Miner Metab. 2009; 27: 620-8.
4) Fujiwara S, et al. Fracture prediction from bone mineral density in Japanese men and women. J Bone Miner Res. 2003; 18: 1547-53.
5) van den Berg M, et al. Vertebral fractures in women aged 50 years and older with clinical risk factors for fractures in primary care. Maturitas. 2011; 70: 74-9.
6) Gehlbach SH, et al. Recognition of osteoporosis by primary care physicians. Am J Public Health. 2002; 92: 271-3.
7) 明田浩司, 他. 脊椎椎体骨折の追跡コホート調査. 整・災外. 2016; 59: 895-902.
8) Cummings SR, et al. Effect of alendronate on risk of fracture in women with low bone density but without vertebral fractures: results from the Fracture Intervention Trial. JAMA. 1998; 280: 2077-82.
9) Gehlbach SH, et al. Recognition of vertebral fracture in a clinical setting. Osteoporos Int. 2000; 11: 577-82.
10) Qasem KM, et al. Discriminating imaging findings of acute osteoporotic vertebral fracture: a prospective multicenter cohort study. J Orthop Surg Res. 2014; 9: 96.
11) 骨粗鬆症の予防と治療ガイドライン作成委員会, 編. 骨粗鬆症の予防と治療ガイドライン 2015 年版. 東京: ライフサイエンス出版; 2015.
12) Wick M, et al. Osteoporotic vertebral fractures in the elderly: are conventional radiographs useful? – clinical and radiographic results after kyphoplasty. Z Orthop Unfall. 2010; 148: 641-5.
13) Upadhye S, et al. What are the most useful red flags for suspected vertebral fracture in patients with low back pain in the emergency department? Ann Emerg Med. 2016; 67: 81-2.
14) Henschke N, et al. Prevalence of and screening for serious spinal pathology in patients presenting to primary care settings with acute low back pain. Arthritis Rheum. 2009; 60: 3072-80.
15) Enthoven WT, et al. Prevalence and "red flags" regarding specified causes of back pain in older adults presenting in general practice. Phys Ther. 2016; 96: 305-12.
16) Williams CM, et al. Red flags to screen for vertebral fracture in patients presenting with low-back pain. Cochrane Database Syst Rev. 2013 Jan 31; (1): CD008643.
17) Langdon J, et al. Vertebral compression fractures--new clinical signs to aid diagnosis. Ann R Coll Surg Engl. 2010; 92: 163-6.
18) 原田　敦, 他. 高齢者脊椎骨折の入院治療に関する施設特性別全国調査. 臨整外. 2008; 43: 303-8.
19) 千葉一裕, 他. 骨粗鬆症性椎体骨折に対する保存的治療. 整形外科. 2016; 67: 794-9.
20) 豊田宏光, 他. 腰痛と骨粗鬆症性椎体骨折. 臨整外. 2017; 52: 1153-8.
21) 松本健一, 他. 骨粗鬆症性脊椎椎体骨折新鮮例における椎体形成術でのハイドロキシアパタイトブロックの適性. 別冊整形外科. 2013; 63: 160-3.
22) 馬場康貴, 他. 転移性溶骨性骨腫瘍に対する経皮的椎体形成術 (経皮的骨セメント局注療法) の 1 経験例. 日本医放会誌. 1997; 57: 880-2.

23) Long SS, et al. Vertebroplasty and kyphoplasty in the United States: Provider distribution and guidance method, 2001-2010. AJR Am J Roentgenol. 2012; 199: 1358.

24) Kallmes DF, et al. A randomized trial of vertebroplasty for osteoporotic spinal fractures. N Engl J Med. 2009; 361: 569.

25) Buchbinder R, et al. A randomized trial of vertebroplasty for painful osteoporotic vertebral fractures. N Engl J Med. 2009; 361: 557.

26) Goldstein CL, et al. Management of the elderly with vertebral compression fractures. Neurosurgery. 2015; 77 Suppl 4: S33-45.

27) Klazen CA, et al. Vertebroplasty versus conservative treatment in acute osteoporotic vertebral compression fractures (Vertos II): An open-label randomised trial. Lancet. 2010; 376: 1085-92.

28) Staples MP, et al. Effectiveness of vertebroplasty using individual patient data from two randomised placebo controlled trials: Meta-analysis. BMJ. 2011; 343: d3952.

29) Clark W, et al. Safety and efficacy of vertebroplasty for acute painful osteoporotic fractures (VAPOUR): A multicentre, randomised, double-blind, placebo-controlled trial. Lancet. 2016; 388: 1408-16.

30) Committee for Osteoporosis Treatment of The Japanese Orthopaedic Association: Nation wide survey of hip fracture in Japan. J Orthop Sci. 2004; 9: 1-5.

31) Bhandari M, et al. Management of acute hip fracture. N Engl J Med. 2017; 2053-62.

32) American College of Surgeons. ACP TQIP Best Practices in The Menagement of Orthopaedic Trauma.

33) Pincus D, et al. Association between wait time and 30-day mortality in adults undergoing hip fracture surgery. JAMA. 2017; 318: 1994.

34) Vidán MT, et al. Causes and effects of surgical delay in patients with hip fracture: a cohort study. Ann Intern Med. 2011; 155: 226-33.

35) Ahn JM, et al. Occult fractures of extremities. Radiol Clin N Am. 2007; 45: 561-79.

36) Lee YP, et al. Early magnetic resonance imaging of radiographically occult osteoporotic fractures of the femoral neck. Hong Kong Med J. 2004; 10: 271-5.

37) Lubovsky O, et al. Early diagnosis of occult hip fractures MRI versus CT scan. Injury. 2005; 36: 788-92.

38) Evans PD, et al. Comparison of MRI with bone scanning for suspected hip fracture in elderly patients. J Bone Joint Surg Br. 1994; 76: 158-9.

39) Lim KB, et al. Limited magnetic resonance imaging (MRI) and the occult hip fracture. Ann Acad Med Singapore. 2002; 31: 607-10.

40) Rizzo PF, et al. Diagnosis of occult fractures about the hip. Magnetic resonance imaging compared with bone-scanning. J Bone Joint Surg Am. 1993; 75: 395-401.

41) Cumming RG, et al. Epidemiology of hip fractures. Epidemiol Rev. 1997; 19: 244-57.

42) Bogost GA, et al. MR imaging in evaluation of suspected hip fracture: frequency of unsuspected bone and soft-tissue injury. Radiology. 1995; 197: 263-7.

43) Brossmann J, et al. MR imaging of musculoskeletal trauma to the pelvis and the lower limb. Eur Radiol 1999; 9: 183-91.

Part I ● 診断編

44) Oka M, et al. Prevalence and patterns of occult hip fractures and mimics revealed by MRI. AJR Am J Roentgenol. 2004; 182: 283-8.

45) 日本整形外科学会診療ガイドライン委員会大腿骨頚部/転子部骨折診療ガイドライン策定委員会, 編. 大腿骨頚部/転子部骨折診療ガイドライン. 改訂第2版. 東京: 南江堂; 2011.

46) Molière S, et al. Pelvic, acetabular and hip fractures: What the surgeon should expect from the radiologist. Diagn Interv Imaging. 2016; 97: 709-23.

47) Stevens K, et al. Subchondral fractures in osteonecrosis of the femoral head: comparison of radiography, CT, and MR imaging. AJR Am J Roentgenol. 2003; 180: 363-8.

48) Cabarrus MC, et al. MRI and CT of insufficiency fractures of the pelvis and the proximal femur. AJR Am J Roentgenol. 2008; 191: 995-1001.

49) Yun BJ, et al. Diagnostic imaging strategies for occult hip fractures: a decision and cost-effectiveness analysis. Acad Emerg Med. 2016; 23: 1161-9.

50) Parkkari J, et al. Majority of hip fractures occur as a result of a fall and impact on the greater trochanter of the femur: a prospective controlled hip fracture study with 206 consecuitive patients. Calcif Tissue Int. 1999; 65: 183-7.

51) Tiru M, et al. Use of percussion as a screening tool in the diagnosis of occult hip fractures. Singapore Med J. 2002; 43: 467-9.

52) Adams SL, et al. Clinical use of the patellar-pubic percussion sign in hip trauma. Am J Emerg Med. 1997; 15: 178-5.

53) Della Rocca GJ, et al. Periprosthetic fractures: epidemiology and future projections. J Orthop Trauma. 2011; 25 Suppl 2: S66-70.

54) 上田泰久. 脆弱性骨盤骨折の診断と治療. 整・災外. 2016; 59: 413-24.

55) Grasland A, et al. Sacral insufficiency fractures; an easily overlooked cause of back pain in elderly women. Arch Intern Med. 1996; 156: 668-74.

56) Kirby MW, et al. Radiographic detection of hip and pelvic fractures in the emergency department. AJR Am J Roentgenol. 2010; 194: 1054.

57) Nachtrab O. Role of MRI in hip fractures, including stress fractures, occult fractures, avulsion fractures. Eur J Radiol. 2012; 81: 3813-23.

58) Compston JE, et al. Osteoporosis. Lancet. 2019; 393: 364-76.

59) Burge R, et al. Incidence and economic burden of osteoporosis-related fractures in the United States, 2005-2025. J Bone Miner Res. 2007; 22: 465-75.

60) 日本整形外科学会, 他監修. 橈骨遠位端骨折診療ガイドライン 2017. 改訂第2版. 東京: 南江堂; 2017.

61) Shortt NL, et al. Mortality after low-energy fractures in patients aged at least 45 years old. J Orthop Trauma. 2005; 19: 396-400.

62) Kim SH, et al. Epidemiology of humerus fractures in the United States: Nationwide emergency department sample, 2008. Arthritis Care Res (Hoboken). 2012; 64: 407-4.

63) Malik S, et al. Emergent evaluation of injuries to the shoulder, clavicle, and humerus. Emerg Med Clin North Am. 2010; 28: 739-63.

64) Helmy N, et al. New trends in the treatment of proximal humerus fractures. Clin Orthop Relat Res. 2006; 442: 100-8.

65) Rangan A, et al. Surgical vs nonsurgical treatment of adults with displaced fractures of the proximal humerus: The PROFHER randomized clinical trial. JAMA. 2015; 313: 1037.

文献

66) Blake R, et al. Emergency department evaluation and treatment of the shoulder and humerus. Emerg Med Clin North Am. 1999; 17: 859.

67) Westin CD, et al. Anterior shoulder dislocation. A simple and rapid method for reduction. Am J Sports Med. 1995; 23: 369-71.

68) Bonz J, et al. Emergency department evaluation and treatment of the shoulder and humerus. Emerg Med Clin North Am. 2015; 33: 297-310.

69) Fitch RW, et al. Intraarticular lidocaine versus intravenous procedural sedation with narcotics and benzodiazepines for reduction of the dislocated shoulder: a systematic review. Acad Emerg Med. 2008; 15: 703-8.

70) Hendey GW. Managing anterior shoulder dislocation. Ann Emerg Med. 2016; 67: 76-80.

71) Khan LA, et al. Fractures of the clavicle: current concepts review. J Bone Joint Surg Am. 2009; 91: 447-60.

72) Postacchini F, et al. Epidemiology of clavicle fractures. J Shoulder Elbow Surg. 2002; 11: 452-6.

73) Robinson CM. Fractures of the clavicle in the adult: epidemiology and classification. J Bone Joint Surg Br. 1998; 80: 476-84.

74) Andersen K, et al. Treatment of clavicular fractures. Figure-of-eight bandage versus a simple sling. Acta Orthop Scand. 1987; 58: 71-4.

75) Rasmussen JV, et al. A retrospective study of the association between shortening of the clavicle after fracture and the clinical outcome in 136 patients. Injury. 2011; 42: 414.

76) Balcik BJ, et al. Evaluation and treatment of sternoclavicular, clavicular, and acromioclavicular injuries. Prim Care. 2013; 40: 911-23.

77) Zlowodzki M, et al. Evidence-Based Orthopaedic Trauma Working Group. Treatment of acute midshaft clavicle fractures: systematic review of 2144 fractures: on behalf of the Evidence-Based Orthopaedic Trauma Working Group. J Orthop Trauma. 2005; 19: 504-7.

78) Bishop JY, et al. Treatment of the acute traumatic acromioclavicular separation. Sports Med Arthrosc. 2006; 14: 237-45.

79) Moosikasuwan JB, et al. Rotator cuff tears: clinical, radiographic, and US findings. Radiographics. 2005; 25: 1591-607.

80) Expert Panel on Musculoskeletal Imaging; Amini B, et al. ACR Appropriateness Criteria® Shoulder Pain-Traumatic. J Am Coll Radiol. 2018; 15(5S): S171-S188.

81) Roy JS, et al. Diagnostic accuracy of ultrasonography, MRI and MR arthrography in the characterisation of rotator cuff disorders: a systematic review and meta-analysis. Br J Sports Med. 2015; 49: 1316-28.

82) 皆川洋至, 他. 腱板の臨床的意義. 関節外科. 2006; 25: 15-21.

83) Yamamoto A, et al. Prevalence and risk factors of a rotator cuff tear in the general population. J Shoulder Elbow Surg. 2010; 19: 116-20.

84) Kim HM, et al. Shoulder strength in asymptomatic individuals with intact compared with torn rotator cuffs. J Bone Joint Surg Am. 2009; 91: 289-96.

85) Hermans J, et al. Does this patient with shoulder pain have rotator cuff disease?: The Rational Clinical Examination systematic review. JAMA. 2013; 310: 837-47.

86) Dunn WR, et al. Symptoms of pain do not correlate with rotator cuff tear severity: a cross-sectional study of 393 patients with a symptomatic atraumatic full-thick-

Part I ● 診断編

ness rotator cuff tear. J Bone Joint Surg Am. 2014; 96: 793-800.

87) Itoi E, et al. Conservative treatment of rotator cuff tears. Clin Orthop Relat Res. 1992; 275: 165-73.

88) Kuhn JE, et al. Effectiveness of physical therapy in treating atraumatic full-thickness rotator cuff tears: a multicenter prospective cohort study. J Shoulder Elbow Surg. 2013. 22: 1371-9.

89) Mehlhoff TL, et al. Simple dislocation of the elbow in adults. J Bone Joint Surg Am. 1988; 70: 244-9.

90) Kuhn MA. Acute elbow dislocations. Orthop Clin North Am. 2008; 39: 155-61.

91) Laugharnea E, et al. Fractures of the radial head and neck. Trauma. 2009; 11: 249-58.

92) Hotchkiss RN. Displaced fractures of the radial head: internal fixation or excision? J Am Acad Orthop Surg. 1997; 5: 1-10.

93) van Riet RP, et al. Documentation of associated injuries occurring with radial head fracture. Clin Orthop Relat Res. 2008; 466: 130-4.

94) Pavić R, et al. Diagnosis of occult radial head and neck fracture in adults. Injury. 2015; 46: S119-S124.

95) O'Dwyer H, et al. The fat pad sign following elbow trauma in adults: its usefulness and reliability in suspecting occult fracture. J Comput Assist Tomogr. 2004; 28: 562-5.

96) Appelboam A, et al. Elbow extension test to rule out elbow fracture: multicentre, prospective validation and observational study of diagnostic accuracy in adults and children. BMJ. 2008; 337: a2428.

97) Kosuge D, et al. Changing trends in the management of children's fractures. Bone Joint J. 2015; 97-B: 442-8.

98) Alton TB, et al. Classifications in brief: the Gartland classification of supracondylar humerus fractures. Clin Orthop Relat Res. 2015; 473: 738-41.

99) Muchow RD, et al. Neurological and vascular injury associated with supracondylar humerus fractures and ipsilateral forearm fractures in children. J Pediatr Orthop. 2015; 35: 121-5.

100) Gartland JJ. Management of supracondylar fractures of the humerus in children. Surg Gynecol Obstet. 1959; 109: 145-54.

101) Hubbard EW, et al. Pediatric orthopedic trauma: an evidence-based approach. Orthop Clin North Am. 2018; 49: 195-210.

102) Falcon-Chevere JL, et al. Management and treatment of elbow and forearm injuries. Emerg Med Clin North Am. 2010; 28: 765-87.

103) Wong AS, et al. Elbow fractures: distal humerus. J Hand Surg Am. 2009; 34: 176-90.

104) Corbett RH. Displaced fat pads in trauma to the elbow. Injury. 1978; 9: 297-8.

105) Skaggs DL, et al. The posterior fat pad sign in association with occult fracture of the elbow in children. J Bone Joint Surg Am. 1999; 81: 1429-33.

106) Blumberg SM, et al. The predictive value of a normal radiographic anterior fat pad sign following elbow trauma in children. Pediatr Emerg Care. 2011; 27: 596-600.

107) Rinner CA, et al. Elbow tendinopathy and tendon ruptures: epicondylitis. J Hand Surg Am. 2009; 34: 566.

108) Schunk JE. Radial head subluxation: epidemiology and treatment of 87 episodes.

Ann Emerg Med. 1990; 19: 1019-23.

109) Sacchetti A, et al. Nonclassic history in children with radial head subluxations. J Emerg Med. 1990; 8: 151-3.

110) Lee YS, et al. New, specific ultrasonographic findings for the diagnosis of pulled elbow. Clin Exp Emerg Med. 2014; 1: 109-13.

111) Rabiner JE, et al. Accuracy of point-of-care ultrasonography for diagnosis of elbow fractures in children. Ann Emerg Med. 2013; 61: 9-17.

112) Rabiner JE, et al. Ultrasound findings of the elbow posterior fat pad in children with radial head subluxation. Pediatr Emerg Care. 2015; 31: 327-30.

113) Potis T, et al. Is pronation less painful and more effective than supination for reduction of a radial head subluxation? Ann Emerg Med. 2013; 61: 291-2.

114) Macias CG, et al. A comparison of supination/flexion to hyperpronation in the reduction of radial head subluxations. Pediatrics. 1998; 102: e10.

115) McDonald J, et al. Radial head subluxation: comparing two methods of reduction. Acad Emerg Med. 1999; 6: 715-8.

116) Dohi D. Confirmed specific ultrasonographic findings of pulled elbow. J Pediatr Orthop. 2013; 33: 829-31.

117) Ring D. Monteggia fractures. Orthop Clin North Am. 2013; 44: 59-66.

118) Ramirez RN, et al. A line drawn along the radial shaft misses the capitellum in 16% of radiographs of normal elbows. J Pediatr Orthop. 2014; 34: 763-76.

119) Thornton MD, et al. Emergency department evaluation and treatment of pediatric orthopedic injuries. Emerg Med Clin North Am. 2015; 33: 423-49.

120) Jakob R, et al. Observations concerning fractures of the lateral humeral condyle in children. J Bone Joint Surg Br. 1975; 57: 430-6.

121) Salter RB, et al. Injuries involving the epiphyseal plate. J Bone Joint Surg. 1963; 45: 587-622.

122) Flynn JM, et al. The surgical management of pediatric fractures of the upper extremity. Instruct Course Lect. 2003; 52: 635-45.

123) Zale C, et al. Rate of displacement for Jakob Type 1 lateral condyle fractures treated with a cast. J Child Orthop. 2018; 12: 117-22.

124) Tan SHS, et al. Paediatric lateral condyle fractures: a systematic review. Arch Orthop Trauma Surg. 2018; 138: 809-17.

125) Randsborg PH. Fractures in children: aspects on health service, epidemiology and risk factors. Acta Orthop Suppl. 2013; 84: 1-24.

126) Pershad J, et al. Can clinical parameters predict fractures in acute pediatric wrist injuries? Acad Emerg Med. 2000; 7: 1152-5.

127) Webster AP, et al. How do clinical features help identify paediatric patients with fractures following blunt wrist trauma? Emerg Med J. 2006; 23: 354-7.

128) Solan MC, et al. Current management of torus fractures of the distal radius. Injury. 2002; 33: 503-5.

129) Tsyrulnik A. Emergency department evaluation and treatment of wrist injuries. Emerg Med Clin North Am. 2015; 33: 283-96.

130) Parvizi J, et al. Combining the clinical signs improves diagnosis of scaphoid fractures. A prospective study with follow-up. J Hand Surg Br. 1998; 23: 324.

131) Carpenter CR, et al. Adult scaphoid fracture. Acad Emerg Med. 2014; 21: 101-21.

132) Overton DT, et al. Evaluation of the injured hand. Emerg Med Clin North Am. 1993;

Part I ● 診断編

11: 585-600.

133) van Onselen EB, et al. Prevalence and distribution of hand fractures. J Hand Surg Br. 2003; 28: 491-5.

134) Davis TR, et al. Why all finger fractures should be referred to a hand surgery service: a prospective study of primary management. J Hand Surg Br. 1990; 15: 299-302.

135) Harrison B, et al. Diagnosis and management of hand injuries in the ED. Emerg Med Pract. 2005; 7: 1-26.

136) Theeuwen G, et al. Conservative treatment of boxer's fracture: a retrospective analysis. Injury. 1991; 22: 394-6.

137) Andrade A, et al. Traumatic hand injuries: the emergency clinician's evidence-based approach. Emerg Med Pract. 2011; 13: 1-23.

138) Patzakis M, et al. Surgical findings in clenched-fist injuries. Clin Orthop Relat Res. 1987; 220: 237-40.

139) Abraham MK, et al. The emergent evaluation and treatment of hand and wrist injuries. Emerg Med Clin North Am. 2010; 28: 789-809.

140) Hile D, et al. The emergent evaluation and treatment of hand injuries. Emerg Med Clin North Am. 2015; 33: 397-408.

141) Greer S, et al. Boxer's fracture: an indicator of intentional and recurrent injury. Am J Emerg Med. 1999; 17: 357-60.

142) Ali A, et al. The biomechanical effects of angulated boxer's fractures. J Hand Surg Am. 1999; 24A: 835-44.

143) van Aaken J, et al. Outcome of boxer's fractures treated by a soft wrap and buddy taping: a prospective study. Hand. 2007; 2: 212-7.

144) Statius Muller MG, et al. Immediate mobilization gives good results in boxer's fractures with volar angulation up to 70 degrees: a prospective randomized trial comparing immediate mobilization with cast immobilization. Arch Orthop Trauma Surg. 2003; 123: 534-7.

145) Bowman SH, et al. Metacarpal and phalangeal fractures. Emerg Med Clin North Am. 1993; 11: 671-702.

146) Hedström EM, et al. Epidemiology of fractures in children and adolescents. Acta Orthop. 2010; 81: 148-53.

147) Meals C, et al. Hand fractures: a review of current treatment strategies. J Hand Surg. 2013; 38: 1021-31.

148) Stevenson J, et al. The use of prophylactic flucloxacillin in the treatment of open fractures of the distal phalanx within an accident and emergency department: a double-blind randomized placebo controlled trial. J Hand Surg Br. 2003; 28: 388-94.

149) Gellman H. Fingertip-nail bed injuries in children: current concepts and controversies of treatment. J Craniofac Surg. 2009; 20: 1033-5.

150) Allen M. Conservative management of finger tip injuries in adults. Hand. 1980; 12: 257-65.

151) Palmer RE. Joint injuries of the hand in athletes. Clin Sports Med. 1998; 17: 513-31.

152) Leggit JC, et al. Acute finger injuries: part I. Tendons and ligaments. Am Fam Physician. 2006; 73: 810-6.

文献

153) Chauhan A, et al. Extensor tendon injuries in athletes. Sports Med Arthrosc. 2014; 22: 45-55.
154) Leggit JC, et al. Acute finger injuries: partⅡ. Fractures, dislocations, and thumb injuries. Am Fam Physician. 2006; 73: 827-34.
155) Katzman B, et al. Immobilization of the mallet finger: effects of the extensor tendon. J Hand Surg Br. 1999; 24B: 80-4.
156) Hankin FM, et al. Sport-related fractures and dislocations in the hand. Hand Clin. 1990; 6: 429-53.
157) Wu TS, et al. Bedside ultrasound evaluation of tendon injuries. Am J Emerg Med. 2012; 30: 1617-21.
158) Scalcione LR, et al. The athlete's hand: ligament and tendon injury. Semin Musculoskelet Radiol. 2012; 16: 338-49.
159) Schoffl V, et al. Tendon injuries of the hand. World J Orthop. 2012; 3: 62-9.
160) Bowen WT, et al. Evidence-based management of acute hand injuries in the emergency department. Emerg Med Pract. 2014; 16: 1-25.
161) Plancher K, et al. Role of MR imaging in the management of "skier's thumb" injuries. Magn Reson Imaging Clin N Am. 1999; 7: 73-84.
162) 高木知治, 他. 外傷性小児骨折全件調査―単一施設5年間における646例の検討. 臨整外. 2014; 49: 1001-6.
163) Drendel AL, et al. A randomized clinical trial of ibuprofen versus acetaminophen with codeine for acute pediatric arm fracture pain. Ann Emerg Med. 2009; 54: 553-60.
164) Friday JH, et al. Ibuprofen provides analgesia equivalent to acetaminophen-codeine in the treatment of acute pain in children with extremity injuries: a randomized clinical trial. Acad Emerg Med. 2009; 16: 711-6.
165) Clark E, et al. A randomized, controlled trial of acetaminophen, ibuprofen, and codeine for acute pain relief in children with musculoskeletal trauma. Pediatrics. 2007; 119: 460-7.
166) Krettek C, et al. Fractures of the distal femur. In: Skeletal Trauma: Basic Science, Management, and Reconstruction. 3rd ed. Philadelphia: Saunders; 2003. p.1823-94.
167) Kolmert L, et al. Epidemiology and treatment of distal femoral fractures in adults. Acta Orthop Scand. 1982; 53: 957-62.
168) Iobst CA, et al. Acute knee injuries. Clin Sports Med. 2000; 19: 621-35.
169) Knutson T, et al. Evaluation and management of traumatic knee injuries in the emergency department. Emerg Med Clin North Am. 2015; 33: 345-62.
170) Davenport M. Knee and leg injuries. Emerg Med Clin North Am. 2010; 28: 861-84.
171) Lee C, et al. Commonly missed injuries in the accident and emergency department. Trauma. 2004; 6: 41-51.
172) Berkson EM, et al. High-energy tibial plateau fractures. J Am Acad Orthop Surg. 2006; 14: 20-31.
173) Oberant K. Management of fractures in severely osteoporotic bone. New York: Springer; 2000. p.296-308.
174) Gardner MJ, et al. The incidence of soft tissue injury in operative tibial plateau fractures: a magnetic resonance imaging analysis of 103 patients. J Orthop Trauma. 2005; 19: 79-84.

JCOPY 498-16616

325

Part I ● 診断編

175) Shepherd L, et al. The prevalence of soft tissue injuries in nonoperative tibial plateau fractures as determined by magnetic resonance imaging. J Orthop Trauma. 2002; 16: 628-31.

176) Melvin JS, et al. Patellar fractures in adults. J Am Acad Orthop Surg. 2011; 19: 198-207.

177) Minkowitz R, et al. Patella instability. Bull NYU Hosp Jt Dis. 2007; 65: 280-93.

178) Atkin DM, et al. Characteristics of patients with primary acute lateral patellar dislocation within the first 6 months of injury. Am J Sports Med. 2000; 28: 472-9.

179) Stefancin JJ, et al. First-time traumatic patellar dislocation: a systematic review. Clin Orthop Relat Res. 2007; 455: 93-101.

180) Sauli Palmu BM, et al. Acute patellar dislocation in children and adolescents: a randomized clinical trial. J Bone Joint Surg Am. 2008; 90: 463-70.

181) Garner JP, et al. Intra-articular dislocation of the patella: Two cases and literature review. J Trauma. 1999; 47: 780-3.

182) Arnold C, et al. Managing dislocations of the hip, knee, and ankle in the emergency department. Emerg Med Pract. 2017; 19: 1-28.

183) Nikku R, et al. Operative treatment of primary patellar dislocation does not improve medium-term outcome: A 7-year follow-up report and risk analysis of 127 randomized patients. Acta Orthop. 2005; 76: 699-704.

184) Smith BW, et al. Acute knee injuries: Part II. Diagnosis and management. Am Fam Physician. 1995; 51: 799-806.

185) Noyes FR, et al. Arthroscopy in acute traumatic hemarthrosis of the knee. Incidence of anterior cruciate tears and other injuries. J Bone Joint Surg Am. 1980; 62: 687-95, 757.

186) Larsen LPS, et al. Diagnosis of acute rupture of the anterior cruciate ligament of the knee by sonography. Eur J Ultrasound. 2000; 12: 163-7.

187) Solomon DH, et al. The rational clinical examination. Does this patient have a torn meniscus or ligament of the knee? Value of the physical examination. JAMA. 2001; 286: 1610-20.

188) Lelli A, et al. The "Lever Sign": a new clinical test for the diagnosis of anterior cruciate ligament rupture. Knee Surg Sports Traumatol Arthrosc. 2016; 24: 2794-7.

189) Brown JR, et al. Anterior and posterior cruciate ligament injuries. Prim Care Clin Office Pract. 2004; 31: 925-56.

190) Gianotti SM, et al. Incidence of anterior cruciate ligament injury and other knee ligament injuries: a national population-based study. J Sci Med Sport. 2009; 12: 622-7.

191) Miyamoto RG, et al. Treatment of medial collateral ligament injuries. J Am Acad Orthop Surg. 2009; 17: 152-61.

192) Hugston JC, et al. Classification of knee ligament instabilities. Part II. The lateral compartment. J Bone Joint Surg Am. 1976; 58: 173-9.

193) Bushnell BD, et al. Treatment of magnetic resonance imaging-documented isolated grade III lateral collateral ligament injuries in National Football League athletes. Am J Sports Med. 2010; 38: 86-91.

194) Solomon DH, et al. Which patients with knee problems are likely to benefit from nonarthroplasty surgery? Development of a clinical prediction rule. Arch Intern Med. 2004; 164: 509-13.

195) Morelli V, et al. Ligamentous injuries of the knee: anterior cruciate, medial collateral, posterior cruciate, and posterolateral corner injuries. Prim Care Clin Office Pract. 2013; 40: 335-56.

196) Schäfer FK, et al. Value of fat-suppressed proton-density-weighted turbo spin-echo sequences in detecting meniscal lesions: comparison with arthroscopy. Acta Radiol. 2006; 47: 385-90.

197) Englund M, et al. Incidental meniscal findings on knee MRI in middle-aged and elderly persons. N Engl J Med. 2008; 359: 1108-15.

198) Englund M. The role of the meniscus in osteoarthritis genesis. Med Clin North Am. 2009; 93: 37-43.

199) Stiell IG, et al. Derivation of a clinical decision rule for the use of radiography in acute knee injuries. Ann Emerg Med. 1995; 26: 405-13.

200) Seaberg DC, et al. Clinical decision rule for knee radiographs. Am J Emerg Med. 1994; 12: 541-3.

201) Bachmann LM, et al. The accuracy of the Ottawa knee rule to rule out knee fractures: A systematic review. Ann Intern Med. 2004; 140: 121-4.

202) Seaberg DC, et al. Multicenter comparison of two clinical decision rules for the use of radiography in acute, high-risk knee injuries. Ann Emerg Med. 1998; 32: 8-13.

203) Cheung TC, et al. Diagnostic accuracy and reproducibility of the Ottawa Knee Rule vs the Pittsburgh Decision Rule. Am J Emerg Med. 2013; 31: 641-5.

204) Bilik A, et al. Traumatic haemarthrosis of the knee -- indication to acute arthroscopy. Bratisl Lek Listy. 2012; 113: 243-5.

205) Sarimo J, et al. Acute traumatic hemarthrosis of the knee. Is routine arthroscopic examination necessary? A study of 320 consecutive patients. Scand J Surg. 2002; 91: 361-4.

206) Hanlon DP. Leg, ankle, and foot injuries. Emerg Med Clin North Am. 2010; 28: 885-905.

207) Powers J, et al. Common fractures of the knee and lower leg. Emerg Med. 2005; 37: 46-53.

208) FLOW Investigators, et al. A trial of wound irrigation in the initial management of open fracture wounds. N Engl J Med. 2015; 373: 2629-41.

209) Park S, et al. Compartment syndrome in tibial fractures. J Orthop Trauma. 2009; 23: 514-8.

210) Nugent JF, et al. Isolated posterior malleolar ankle fractures. J Foot Surg. 1990; 29: 80.

211) Arnold C, et al. Managing dislocations of the hip, knee, and ankle in the emergency department [digest]. Emerg Med Pract. 2017; 19 (12 Suppl Points & Pearls): 1-2.

212) Pankvoich AM. Maisonneuve fracture of the fibula. J Bone Joint Surg. 1976; 58 A: 333-42.

213) Dupont M, et al. The efficacy of anti-inflammatory medication in the treatment of the acutely sprained ankle. Am J Sports Med. 1987; 15: 41-5.

214) Valderrabano V, et al. Chronic ankle instability. Unfallchirurg. 2007; 110: 691-9.

215) Kannus P, et al. Current concepts review: treatment for acute tears of the lateral ligaments of the ankle. J Bone Joint Surg Am. 1991; 73: 305-12.

216) Vosseller JT, et al. Incidence of syndesmotic injury. Orthopedics. 2014; 37: e226-9.

Part I ● 診断編

217) Ho K, et al. Using tomography to diagnose occult ankle fractures. Ann Emerg Med. 1996; 27: 600-5.

218) Valderrabano V, et al. Snowboarder's talus fracture: treatment outcome of 20 cases after 3.5 years. Am J Sports Med. 2005; 33: 871-80.

219) Koury SI, et al. Recognition and management of Tillaux fractures in adolescents. Pediatr Emerg Care. 1999; 15: 37-9.

220) Hermus JP, et al. The triplane variant of the tibial apophyseal fracture: a case report and a review of the literature. J Pediatr Orthop B. 2003; 12: 406-8.

221) El-Karef E, et al. Triplane fracture of the distal tibia. Injury. 2000; 31: 729-36.

222) Stiell IG, et al. A study to develop clinical decision rules for the use of radiography in acute ankle injuries. Ann Emerg Med. 1992; 21: 384-90.

223) Barelds I, et al. Diagnostic accuracy of clinical decision rules to exclude fractures in acute ankle injuries: systematic review and meta-analysis. J Emerg Med. 2017; 53: 353-68.

224) Dowling S, et al. Accuracy of Ottawa Ankle Rules to exclude fractures of the ankle and midfoot in children: a meta-analysis. Acad Emerg Med. 2009; 16: 277-87.

225) Perron AD, et al. Orthopedic pitfalls in the ED: Lisfranc fracture-dislocation. Am J Emerg Med. 2001; 19: 71-5.

226) Starosta D, et al. Calcaneal fracture with compartment syndrome of the foot. Ann Emerg Med. 1988; 17: 144.

227) Guerado E, et al. Management of calcaneal fractures: what have we learnt over the years? Injury. 2012; 43: 1640-50.

228) Germann CA, et al. Orthopedic pitfalls in the ED: calcaneal fractures. Am J Emerg Med. 2004; 22: 607-11.

229) Janzen DL, et al. Intraarticular fractures of the calcaneus: value of CT findings in determining prognosis. AJR Am J Roentgenol. 1992; 158: 1271-4.

230) Isaacs JD, et al. The diagnostic accuracy of Böhler's angle in fractures of the calcaneus. J Emerg Med. 2013; 45: 879-84.

231) Ufberg J, Harrigan RA, Cruz T, et al. Orthopedic pitfalls in the ED: Achilles tendon rupture. Am J Emerg Med. 2004; 22: 596-600.

232) Landvater SJ, et al. Complete Achilles tendon rupture. Clin Sports Med. 1992; 11: 741-58.

233) Hartgerink P, et al. Full- versus partial-thickness Achilles tendon tear: sonographic accuracy and characterization in 26 cases with surgical correlation. Radiology 2001; 220: 406-12.

Part II

整復・固定編

Part II ● 整復・固定編

第1章 麻酔法

1 経静脈麻酔 (ketofol)

適応疾患 股関節脱臼整復時，肩関節脱臼整復時，肘関節脱臼整復時，橈骨遠位端骨折整復時

STEP 0 酸素とバッグバルブマスクを準備する
STEP 1 ケタミン 50 mg/5 mL をボーラス投与
STEP 2 プロポフォール 10 mg/1 mL ずつ投与（目安: 牽引しても痛がらない）

- ER で利用できる様々な静脈麻酔の比較研究がなされましたが，ケタミン＋プロポフォールが，単独投与や他の経静脈麻酔に比べて合併症が少なく，鎮静も十分できるためベストとされています[1-3].
- ケタミンとプロポフォールを合わせて ketofol と呼ぶのが一般的です.
- 上記の臨床研究ではケタミン 0.1〜0.3 mg/kg，プロポフォール 0.1〜0.5 mg/kg を 1:1 で投与されています.
- この量は，体重約 60 kg の患者さんだとケタミンは 10〜20 mg です. ただし国内で 1 アンプル 50 mg 入りのケタミンを 10〜20 mg だけ使用した場合は，残破棄の伝票を書く手間が掛かってしまいます. そこで私は，ケタミンをまずボーラスで 50 mg 全量使い切ります（STEP 1）.
- その後に追加してプロポフォールを約 1 mL ずつ投与します. 脱臼整復で四肢を牽引しても痛がらなかったら適量です. 呼吸抑制に注意します.
- プロポフォールは体の小さい高齢者なら 1〜2 mL ぐらいでも効果がありますが，体の大きい成人では 5 mL 以上必要なこともあります.
- プロポフォールを 10 mL 以上投与しても効果が不十分なら，ケタミンを 50 mg/5 mL 追加投与します. それから必要に応じてプロポフォールを追加します.

2 Web block

適応疾患 PIP 関節脱臼整復時，手指外傷縫合処置時

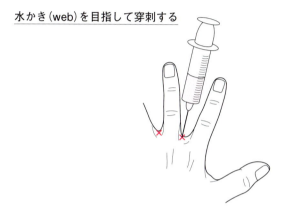

水かき（web）を目指して穿刺する

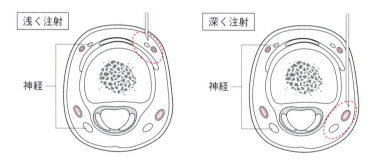

注入位置は浅・深の 2 カ所…2 カ所の神経を意識すべし！

浅く注射　　　　深く注射

神経　　　　神経

①キシロカイン® を 5〜10 cc ほど注射器に吸い，26 G の針を付けます．
②MP 関節の間の『水かき（web）』の根元へ穿刺します．母指，小指で水かきがない場合も，水かきがあるところと対称の位置へ穿刺します．
③手指の神経は，左右の背側と掌側に計 4 本あります．この解剖をイメージしながら，それぞれの場所へ約 1 cc ずつ注射します．
④麻酔が効くまで 5〜10 分ほど待ちます．

第 2 章 脱臼整復法

1 股関節脱臼整復術

適応疾患 股関節脱臼

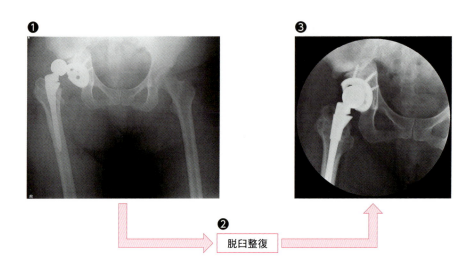

①レントゲンで股関節脱臼が診断できたら，すぐに経静脈麻酔と透視室の準備をします．
②経静脈麻酔が効いたら，透視室で画像を見ながら，麻酔担当者，術者（牽引），助手（カウンタートラクション）の 3 人で整復を実施します．
③整復後のレントゲンを確認し，その後に覚醒し歩行できれば固定なしで帰宅とします．

【股関節脱臼】
- 骨折を伴う股関節脱臼の場合は即時整形外科にコンサルトします（早期に観血的整復も必要となることがあるため）．
- 一方，人工関節置換術後の股関節脱臼は非整形外科医での対応が可能です．
- 術後に股関節を屈曲し内旋する肢位で後方脱臼することが多いです（図 1）．
- そのため来院時も多くは軽度屈曲・内旋の肢位となっています．

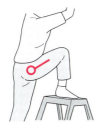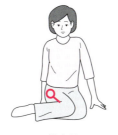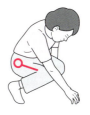

高いところによじ登る　　横座り　　落としたものを
　　　　　　　　　　　　　　　　しゃがんで拾う

図1　股関節脱臼しやすい屈曲内旋位

【股関節脱臼の整復方法】
- 麻酔担当者は ketofol で筋弛緩と鎮静を十分にかけます．整復時に顔をしかめていれば投薬はまだ不十分です．
- 患者を仰臥位にし，術者は股関節を 90°屈曲させ，上方へ牽引します．
- 牽引は Captain Morgan 法（図2），Allis 法（図3）のいずれかで実施します．
- どちらも膝関節を力点とし，必要に応じて内外旋しながら上方へ牽引します．
- 助手は牽引時に腸骨翼を押し，下方へカウンタートラクションをかけます（重要）．
- 第2助手がいればシーツラッピングでカウンタートラクションを追加してもOK．
- 助手は術者が上方に 10 の力で引けば 10 の力で下方に力を加えるイメージです．
- **整復できない時は，経静脈麻酔が不十分で患者が少し覚醒しているか，またはカウンタートラクションが不十分で牽引すると腰が浮いてくる場合が多いです．**
- 整復後は麻酔から覚醒し歩行できれば，特に固定なしで帰宅可能です．

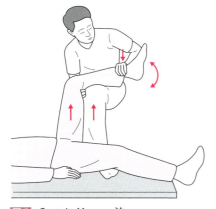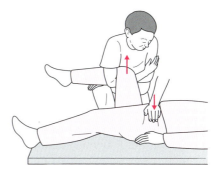

図2　Captain Morgan 法　　図3　Allis 法

Part II ● 整復・固定編

第 2 章 脱臼整復法

2 橈骨遠位端骨折整復術

| 適応疾患 | 橈骨遠位端骨折 |

❶ 整復前

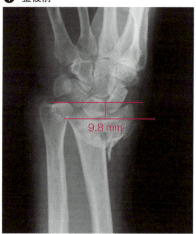

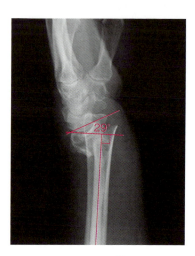

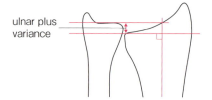

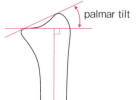

❷ 整復中

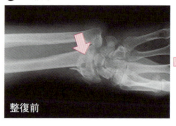

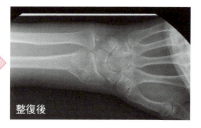

❸ 整復後

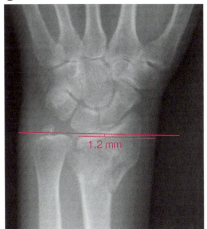
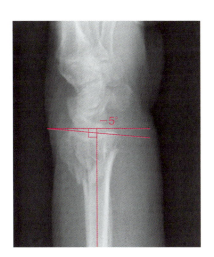

① 整復が必要な転位の強さは，主観による違いが大きいですが，目安として palmar tilt が 15°以上，あるいは ulnar plus variance が 5 mm 以上の場合は整復を試みます．
② 透視室にて ketofol で十分に沈静・脱力状態とし，肘を屈曲位にして手背を上に向けます．術者は透視画像を見ながら，患肢の手指を牽引しつつ橈骨遠位を背側から押し戻します．助手は術者が手指を牽引する力と同じ力で肘関節にカウンタートラクションをかけます．
③ 整復終了の目安は症例ごとに様々ですが，目安として palmar tilt が−10°以上，ulnar plus variance が 2 mm 以内とします．何度か繰り返しても十分に整復されない場合は後日手術対応となるので，完全整復を達成する前に終了しても構いません．整復終了後に 2 方向画像を撮影し，sugar tong splint と三角巾固定として覚醒後に帰宅・再診とします．

Part II ● 整復・固定編

第2章 脱臼整復法

3 肩関節脱臼整復術

| 適応疾患 | 肩関節脱臼 |

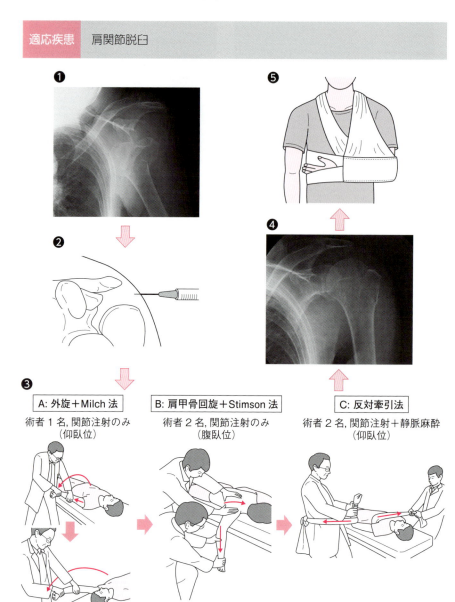

❶

❷

❸
A: 外旋＋Milch法
術者1名, 関節注射のみ
（仰臥位）

B: 肩甲骨回旋＋Stimson法
術者2名, 関節注射のみ
（腹臥位）

C: 反対牽引法
術者2名, 関節注射＋静脈麻酔
（仰臥位）

❹

❺

①レントゲンで肩関節脱臼が診断できたら，すぐに肩関節注射で麻酔します．
②20 cc の注射器にキシロカイン® 20 cc を吸引し 22 G の針で注射します．穿刺は肩外側から正中に向け，15～20 cc 注射します．肩鎖関節の直下は脱臼によりスペースがあるため，注射針はスムーズに進みます．
③A: 肩関節注射だけで術者 1 人で可能な『外旋＋Milch 法』を実施します．
　B: 整復されない時は，2 人で腹臥位にして『肩甲骨回旋＋Stimson 法』を実施します．
　C: 経静脈麻酔を追加し，透視室で画像を見ながら『反対牽引法』を実施します．
④整復後のレントゲンを確認します．
⑤三角巾＋バストバンドで固定し（→344 ページ），後日整形外科再診とします．

【外旋＋Milch 法】

- 本法の利点は，(1) 関節注射だけで OK，(2) 1 人で実施可能，(3) 患者さんも仰臥位のまま実施できることです．まず本法を最初に実施します．整復率は外旋法で 78～81％[4,5]，Milch 法で 89～100％[6,7] という報告があります．
- 外旋法（図 1）は，患者さんの肘を軽く曲げ外旋位にし，術者は肘関節と手首を持ち図の小矢印の方向に牽引します．整復できなければ Milch 法に移行します．
- Milch 法（図 2）は，患者さんを外旋位にし，患肢を牽引したまま上肢を頭の上までゆっくり 10 秒以上かけて外転させます．
- いずれも，整復されるとポップ音が確認されます．
- 引っ張る力と同じ力で反対側に牽引する「カウンタートラクション」が重要です．本法でのカウンタートラクションは背部の摩擦力なので，あまり強い力で牽引できません．そのため，筋力が少なく体格の小さい患者さんなら整復できても，体格が大きく筋肉質の患者さんでは脱力がうまくいかないと整復できません．

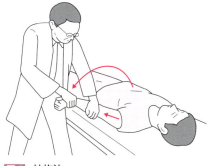

図1　外旋法

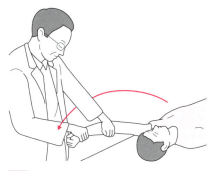

図2　Milch 法

【肩甲骨回旋＋Stimson 法】
- 外旋＋Milch 法で整復できない時に実施します．局所麻酔だけなのは同じですが，術者が 2 名必要で，腹臥位になってもらうのが少々大変です．
- 1 名は Stimson 法で重力方向に患肢を牽引し，もう 1 名は図のように肩甲骨を回旋させます．この 2 つの作業は同時に行います．5 秒ぐらいかけて力を徐々にかけていくと，整復されやすいです（図3）．ポイントは，患者さんに声がけしながら脱力してもらうことです．
- 肩甲骨回旋法だけでも 90〜92%[8,9]，Stimson 法だけでも 70〜90%[10]の整復率とされますが，実際はもう少し低い印象です．
- この方法はストレッチャーがカウンタートラクションの役割を果たしています．

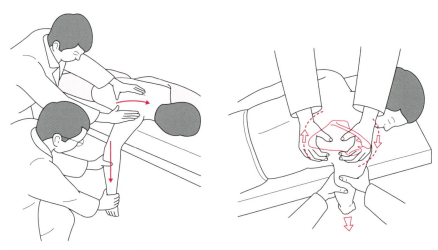

図3 肩甲骨回旋＋Stimson 法

COLUMN

整復のコツ

　初学者がどの整復方法を選んでも脱臼整復がうまくいかないことはあります．その際，十分な筋弛緩と適切なカウンタートラクションができていないことが多いです．これは股関節や肩といった大きな関節になればなるほど重要です．
　十分な筋弛緩とカウンタートラクションがあれば，術者が腕力のない女性で，患者さんが筋肉の多い成人男性でも整復可能です．逆にどちらかが不十分なら，若い男性医師が高齢女性の脱臼整復に難渋することもあります．

【反対牽引法】
- 上記の 2 つの方法で整復できない場合は，経静脈麻酔を用いて，透視室で反対牽引法（traction-countertraction technique）を実施します．
- 助手が患者さんの腋の下から胸までシーツを巻き，カウンタートラクションをします（図4）．この助手の役割が重要です．助手は，術者が 10 の力で左に引いたら，同じ 10 の力で右に引くことを心がけます．
- 術者は透視を見ながら，外旋＋Milch 法などの方法で肩を牽引します．この方法では経静脈麻酔で鎮静・筋弛緩させ，さらにカウンタートラクションを十分にかけることができます．加えて，透視を見て肩関節を確認しながら実施できるため，整復率はほぼ 100％です．

※本書では私が普段実施している方法を紹介しました．指導医から教わった別の方法でも，自分で整復できるのであればそれを実施してください．脱臼整復は，慣れた，侵襲の少ない方法ならどれでも構いません．

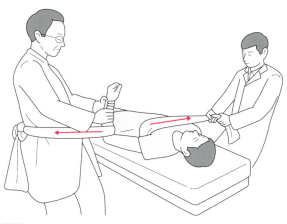

図4 反対牽引法

第 2 章 脱臼整復法

4 肘関節脱臼整復術

| 適応疾患 | 肘関節脱臼 |

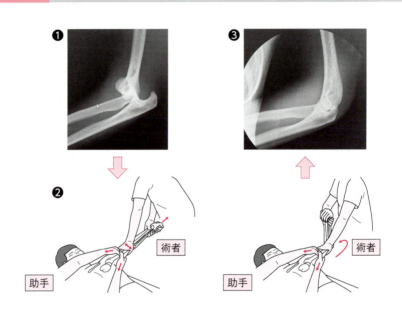

- レントゲンで肘関節脱臼が確認できたら，すぐに経静脈麻酔の準備をします．
- Ketofol で十分に沈静・脱力状態とし，術者は前腕を遠位に牽引します（②左）．
- 整復できない時は，術者は前腕を牽引をしたまま徐々に腕を屈曲させます（②左→②右）．または，90°肘関節を屈曲したまま前腕を牽引します（②右）．
- 助手は，術者が牽引する時同じ力で上腕を牽引しカウンタートラクションをかけます．
- 助手は経静脈麻酔の実施者と兼任で構いません．
- 整復後，覚醒すれば正中神経・尺骨神経・上腕神経の損傷を評価し，所見があれば紹介状に記載します．
- 肘関節外固定（→345 ページ）と三角巾±バストバンド（→344 ページ）で固定し，後日整形外科へ再診とします．

第2章 脱臼整復法

5 PIP関節脱臼整復術

| 適応疾患 | PIP関節脱臼 |

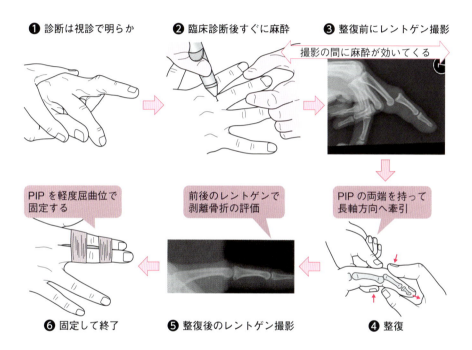

① 視診で明らかな転位があれば，PIP関節脱臼と診断します．
② Web blockで指の麻酔をしてから，整復前のレントゲン撮影をします．
③ 画像で脱臼の確認をします（この撮影の間に麻酔が効いてきます）．
④ 麻酔が効いていることを確認して整復します．PIPの前後をしっかり把持して愛護的に長軸方向に牽引すれば容易に整復できます．透視室ではなく，診察室で実施します．ちょっとしたコツとしては，背側転位の場合は中枢側を手背向き，末梢を手掌向きに押しながら長軸方向に牽引するとよりスムーズに整復されます．
⑤ レントゲンで整復されたことを確認します．
⑥ PIP関節を軽度屈曲位にしてバディテープ固定とし，後日に整形外科受診とします．

Part Ⅱ ● 整復・固定編

第3章 固定法

1 シーネの巻き方

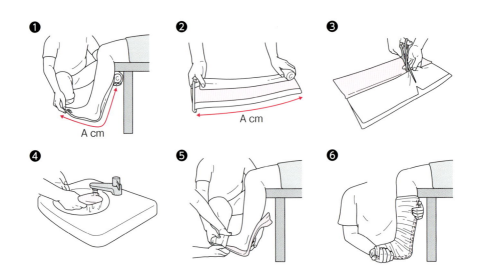

①必要なシーネの長さを，包帯を使って採寸します（A cm）．
②採寸した長さ（A cm）にシーネをカットします．
③外綿を開き，必要に応じてファイバーグラスに追加のカットをします．
　【注意1】追加のカットは，必ずファイバーグラスを濡らす前に実施します．
④ファイバーグラスを真水で濡らし，外綿の中へ戻します．
　【注意2】濡らした後は固く絞ります．慣れるまでは，固く絞った方が硬化が遅いため作業に余裕ができます．
⑤シーネを当てながら患肢の末梢から包帯を巻きます．
⑥直線状になっているシーネを，四肢の曲線に沿うように包み込みながら軽く圧迫します．この作業をモールディングと呼び，シーネの端から端まで数回に分けて行います．また，モールディングと同時に，固定する関節を目標とする肢位・角度にします．モールディングと関節固定は硬化するまで継続します．
　【注意3】シーネが加熱され暖かくなると，硬化が終了しつつあるサインです．

第3章 固定法

2 Sugar tong splint

適応疾患 橈骨遠位端骨折

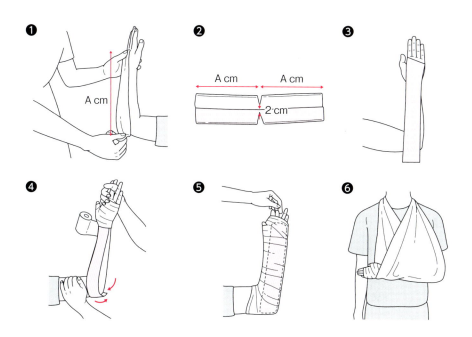

①採寸: 親指の付け根から肘の2倍の長さで採寸します（A×2cm）．
②切断: 半分のところで図のように三角形の切れ目を入れます．外綿はファイバーグラスより少し小さめの三角形にカットします．カットした後に開いた外面を閉じます．
③④固定: シーネの真ん中が示指と母指の間にくるように被覆します．断端は肘で折り返すように巻き付け，包帯は手首から巻きます．包帯を巻く間，助手は図のように手関節を上下に牽引し続けます．
⑤⑥完成: 手関節を10～15°ぐらいの軽度掌屈固定としてモールディングします．硬化後は三角巾固定とします．

Part II ● 整復・固定編

第3章 固定法

3 三角巾固定±バストバンド固定

適応疾患 肩関節脱臼整復後，上腕骨近位部骨折，鎖骨骨折，肩鎖関節脱臼，腱板損傷（肘関節外固定後，橈骨遠位端骨折 sugar tong splint 実施後）

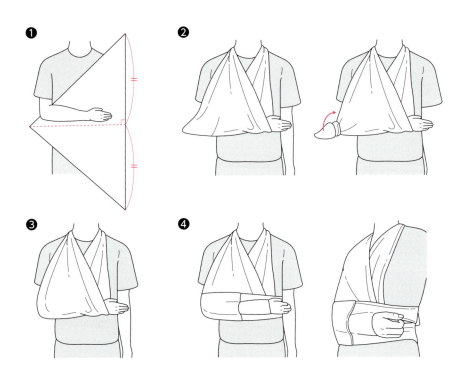

①固定が終わるまで肘を 90°に曲げ，前腕を水平にします（**重要**）．三角巾の中心の線が前腕と重なるようにします．

②垂れ下がった部分を折り返し首の後ろで結びます．結んだ後に肘が 90°に曲がり，前腕が水平になっているかチェックします．三角巾の肘側の余った部分は一つ結びにして折り込みます．

③三角巾のみの場合はこれで完成です．

④バストバンドを追加する場合は，Y字の間から手を出せるようにして固定します．

第3章 固定法

4 肘関節外固定

| 適応疾患 | 【成人】肘関節脱臼整復後，橈骨頭骨折，肘頭骨折
【小児】上腕骨顆上骨折，上腕骨外顆骨折，Monteggia 骨折 |

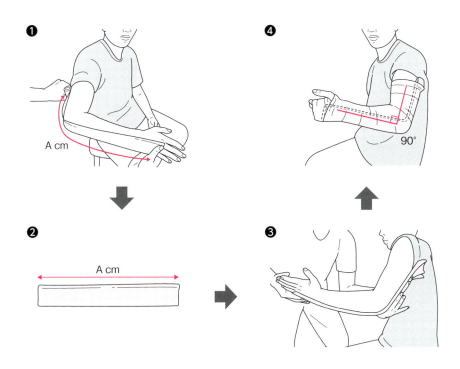

①採寸: 小指の付け根から肘を通って腋窩の約 10 cm 手前までの長さを図ります（A cm）．
②切断: A cm の長さにカットします（追加カットはありません）．
③固定: 手部尺側から肘頭を経て上腕まで固定します．
④完成: 肘関節 90°屈曲，正中位（小さく前にならえの姿勢）で固定します．

Part Ⅱ ● 整復・固定編

第3章 固定法
5 Thumb spica splint

| 適応疾患 | 舟状骨骨折，第1中手骨基部骨折（Bennett骨折を含む），ゲームキーパー母指 |

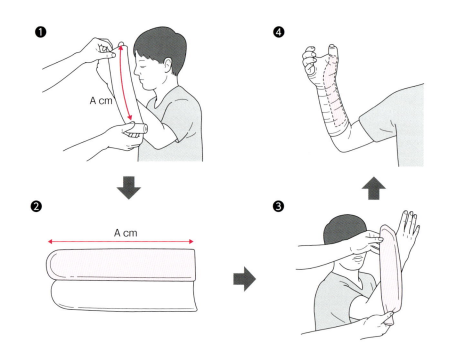

①採寸: 親指の先端から前腕の尺側へ向け肘の10 cmほど上までの長さを測ります（A cm）．
②切断: A cmの長さにカットしたファイバーグラスの先端を半円状にカットします．外綿もファイバーグラスがはみ出ないように半円状にカットします．
③固定: 母指の根元から包帯を巻いて固定します（カットした方が母指側です）．
④完成: 固定は前腕中間位で手関節は10°ほど軽度掌屈，母指はグラスを持って乾杯するような肢位に固定します．

第 3 章 固定法

6 Radial gutter splint

適応疾患 第 2・第 3 中手骨骨折，示指・中指基節骨骨折

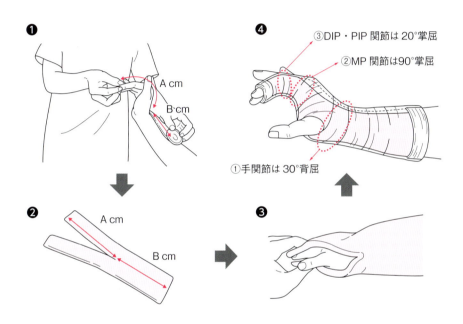

① 採寸：示指—手関節（A cm）と示指—前腕の中央（B cm）の長さを図ります．
② 切断：A cm 中央をカットします（外綿とファイバーグラスを一緒に切ります）．
③ 固定：二股に分かれている部分を示指・中指の手掌と手背から挟むように固定する．
④ 完成：手関節は約 30°背屈，MP 関節は約 90°掌屈，PIP 関節と DIP 関節は約 20°掌屈位で固定します．この時，母指・環指・小指は完全フリーになるようにします．

Part Ⅱ ● 整復・固定編

第 3 章 固定法

7 Ulnar gutter splint

適応疾患　第4・第5中手骨骨折，環指・小指基節骨骨折

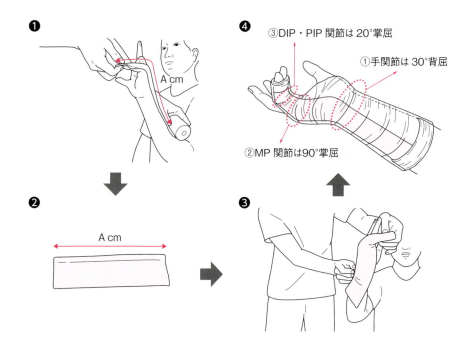

①採寸: 小指先端から前腕の中央までの長さを測ります（A cm）．
②切断: A cm の長さにシーネをカットします（追加カットはありません）．
③固定: 尺側から，環指と小指を手掌と手背から挟むようにシーネをあてます．
④完成: 手関節は約 30°背屈，MP 関節は約 90°掌屈，PIP 関節と DIP 関節は約 20°掌屈位で固定します．この時，母指・示指・中指は完全フリーになるようにします．

第3章 固定法

8 手指外傷の固定（バディテープ固定）

| 適応疾患 | mallet finger，jersey finger，総指伸筋腱中央索断裂，PIP脱臼整復後，volar plate損傷 |

❶ Mullet finger（DIPの伸筋腱断裂）の固定

Mallet finger
伸筋腱断裂

Jersey finger
屈筋腱断裂

①テープとクリップを準備

貼る前にテープを剥がし
クリップに留めておく

②患肢のDIPに貼る（クリップは掌側）

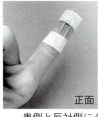
正面

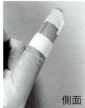
側面

患側と反対側にクリップを置く

❷ 総指伸筋腱中央索（PIPの伸筋腱）断裂の固定

中央索の断裂

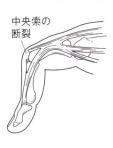

①テープとクリップ，ガーゼを準備

Ⓐ Ⓑ Ⓒ

A：バディ（2本まとめて）固定のためのテープ
B：テープに固定したクリップ
C：指の間に挟むガーゼ（切っておく）

②患指のみを伸展位固定

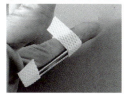

手掌側にクリップを置き，伸展したままで患肢をテープで固定する

③患肢の固定終了

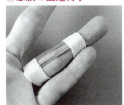

④隣の指をバディ固定する

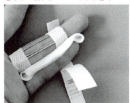

指の間にガーゼを挟み，指を2本バディとして固定するバディの組み合わせは示指＆中指、環指＆小指

⑤完成

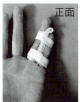
正面

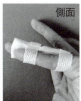
側面

349

❸ PIP 脱臼整復後・volar plate 損傷の固定

PIP 関節脱臼整復後

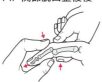

Volar plate 損傷

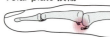

①テープとクリップ，ガーゼを準備

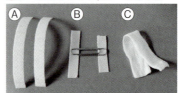

A：バディ（2本まとめて）固定のためのテープ
B：テープに固定したクリップ
C：指の間に挟むガーゼ（切っておく）

②クリップを曲げテープを巻いておく

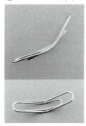

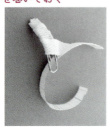

クリップの真ん中で
30°ぐらい曲げておく

クリップの縁が皮膚にあたら
ないようテープで巻いておく

③患肢の屈曲固定

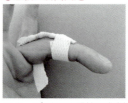

クリップが PIP 関節の背側（患側の
反対側）に来るようにテープで固定
する
この時 MP と DIP はフリーにする

④隣の指をバディ固定する

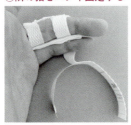

指の間にガーゼを挟む
PIP と一緒にバディの指も曲げて
テープ固定する

⑤完成

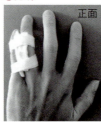
正面

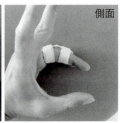
側面

❹ Jersey finger（DIP の屈筋腱断裂）の固定
　❸の PIP 固定を DIP まで延長すれば OK

第3章 固定法

9 ニーブレース固定

| 適応疾患 | 膝蓋骨脱臼整復後，膝蓋骨骨折，ACL 損傷，MCL 損傷，半月板損傷 |

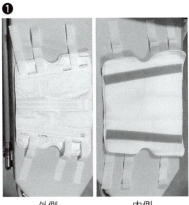

外側　　　　内側

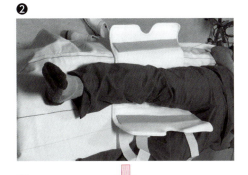

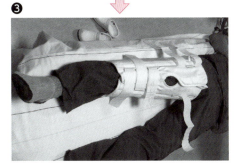

①ニーブレースの内側と外側を確認します．
②膝蓋骨が半円の中心に来るように調整します．
③膝を伸展位にして，下腿から大腿へ向けゆるみなくバンドを巻きます．

第3章 固定法

10 足関節後方固定

適応疾患 足関節果部骨折，pilon 骨折，ATFL 損傷，遠位脛腓靱帯損傷，距骨骨折，第5中足骨近位端骨折/Jones 骨折，小児脛骨遠位端骨折，中足骨骨折/リスフラン関節脱臼骨折，踵骨骨折（※アキレス腱損傷）

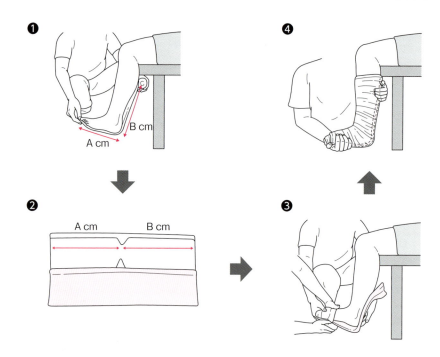

①採寸: 足趾先端―踵(A cm)と踵―膝下10〜15 cm(B cm)の長さを採寸します．

②切断: 採寸した長さにシーネをカットし，踵に当たる部分のファイバーグラスのみ，約2 cmの正三角形に追加カットします（必ずしもカットしなくてもよい）．

③固定: カットした部分が踵にくるようにシーネを後方にあて，包帯を足背から下腿までゆるみなく巻き上げます．

④完成: 足関節が90°になるように（※）硬化するまで押さえます（押さえないと底屈してきます）．同時にモールディングを行います(②で追加カットしない場合は，踵のモールディングを十分に行います)．

※補足: アキレス腱損傷では底屈固定します（314 ページ参照）．

第3章 固定法

11 松葉杖の合わせ方・歩き方

| 適応疾患 | 足関節外傷・膝関節傷で帰宅通院可能な疾患 |

● 松葉杖の合わせ方

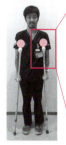 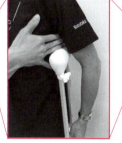 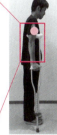

- まず，患者さんと身長の近い医師や看護師が合わせてから，患者さん本人に合わせて微調整するとよい
- 杖の先が15cmほど外側にくるようにつく
- 腋の下には指が3本ぐらい入るようにする
- 腋は挟むだけ，体重は手首で支えるイメージ

● 悪い例

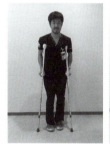 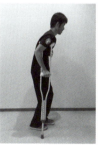

- 腋で体重を支えるのはダメ！

● 歩き方【杖から出す】（右足が患肢の場合）

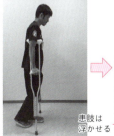 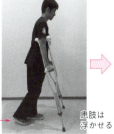 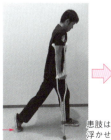 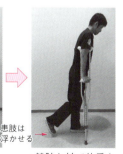

患肢は浮かせる

- 歩行時は杖を先に出す

患肢は浮かせる

- 杖だけで体重を支えつつ健肢の足を杖の下につく

患肢は浮かせる

- 健肢と杖で体重を支え患肢を杖の下へ戻す

Part II ● 整復・固定編

●階段を昇る時【足から出す】（右足が患肢の場合）

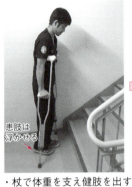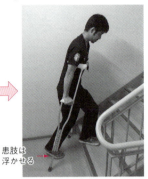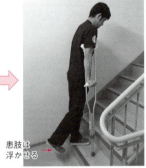

・杖で体重を支え健肢を出す　・健肢で体重を支えて杖を階段の上にもってくる　・健肢と杖で体重を支え患肢を杖の下へ戻す

●階段を降りる時【杖から出す】（右足が患肢の場合）

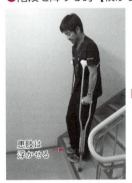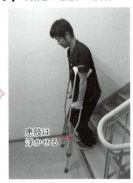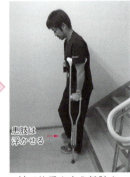

・健肢のみで体重を支える　・杖を階段の下にもってくる　・杖で体重を支え健肢を杖の下にもってくる

PartⅡ 整復・固定編 文献

1) Thomas MC, et al. Combination of ketamine and propofol versus either agent alone for procedural sedation in the emergency department. Am J Health Syst Pharm. 2011; 68: 2248-56.

2) Andolfatto G, et al. Ketamine-propofol combination (ketofol) versus propofol alone for emergency department procedural sedation and analgesia: a randomized double-blind trial. Ann Emerg Med. 2012; 59: 504-12. e1-2.

3) Alletag MJ, et al. Ketamine, propofol, and ketofol use for pediatric sedation. Pediatr Emerg Care. 2012; 28: 1391-5; quiz 1396-8.

4) Danzl DF, et al. Closed reduction of anterior subcoracoid shoulder dislocation. Evaluation of an external rotation method. Orthop Rev. 1986; 15: 311-5.

5) Mirick MJ, et al. External rotation method of shoulder dislocation reduction. JACEP. 1979; 8: 528-31.

6) Milch H. Treatment of dislocation of the shoulder. Surgery. 1938; 3: 732-40.

7) Milch H. Pulsion-traction in the reduction of dislocations or fracture dislocations of the humerus. Bull Hosp Joint Dis. 1963; 24: 147-52.

8) Anderson D, et al. Scapular manipulation for reduction of anterior shoulder dislocations. Clin Orthop Relat Res. 1982; (164): 181-3.

9) Baykal B, et al. Scapular manipulation technique for reduction of traumatic anterior shoulder dislocations: experiences of an academic emergency department. Emerg Med J. 2005; 22: 336-8.

10) Westin CD, et al. Anterior shoulder dislocation. A simple and rapid method for reduction. Am J Sports Med. 1995; 23: 369-71.

巻末資料

巻末資料

巻末資料 1 本書で扱った外傷一覧

	外傷の鑑別（**太字**: occult fracture があり注意すべき骨折）
第1章 高齢者・腰痛ハンター	**脊椎圧迫骨折**，脊椎破裂骨折，横突起骨折
第2章 高齢者・股関節痛ハンター①	**大腿骨頚部骨折，大腿骨転子部骨折**
第3章 高齢者・股関節痛ハンター②	インプラント周囲骨折（大腿骨ステム周囲骨折），脆弱性骨盤骨折（恥骨骨折，坐骨骨折，仙骨骨折），股関節筋挫傷
第4章 高齢者・手関節痛ハンター	橈骨遠位端骨折
第5章 高齢者・肩関節痛ハンター	上腕骨近位部骨折
第6章 高齢者/成人・肩関節痛ハンター	肩関節脱臼，鎖骨骨折，肩鎖関節脱臼，腱板損傷
第7章 成人・肘関節痛ハンター	肘関節脱臼，肘頭骨折，**橈骨頭骨折**
第8章 小児・肘関節痛ハンター①	**上腕骨顆上骨折**
第9章 小児・肘関節痛ハンター②	肘内障
第10章 小児・肘関節痛ハンター③	Monteggia 骨折，上腕骨外顆骨折
第11章 小児/成人・手関節痛ハンター	橈骨遠位端骨折，**舟状骨骨折**，第1中手骨基部骨折（Bennett 骨折を含む）
第12章 手指痛ハンター①	中手骨頚部骨折（ボクサー骨折），手指骨骨幹部骨折，小児基節骨基部骨折，末節骨骨折＋爪外傷
第13章 手指痛ハンター②	PIP 関節脱臼，volar plate 損傷，coach finger，mallet finger，jersey finger，総指伸筋腱中央索断裂，ゲームキーパー母指
第14章 小児・骨折ハンター	（省略）
第15章 膝関節痛ハンター①	**大腿骨遠位端骨折，脛骨高原骨折**，膝蓋骨骨折，膝蓋骨脱臼
第16章 膝関節痛ハンター②	**大腿骨遠位端骨折，脛骨高原骨折**，ACL 損傷，MCL 損傷，半月板損傷
第17章 下腿痛ハンター	脛骨骨幹部骨折〔開放骨折〕
第18章 足関節痛ハンター①	三果骨折，pilon 骨折，外果骨折（腓骨遠位端骨折），Maisonneuve 骨折，ATFL 損傷，遠位脛腓靱帯損傷
第19章 足関節痛ハンター②	距骨骨折（頚部骨折，滑車骨折，外側突起骨折，後方突起骨折），第5中足骨近位端骨折（Jones 骨折を含む），小児脛骨遠位端骨折
第20章 足部痛ハンター	中足骨骨折（リスフラン関節脱臼骨折を含む），踵骨骨折，足趾骨骨折，アキレス腱損傷

358

2 ● 2つ目の骨折はどこにあるか

巻末資料
2 | **2つ目の骨折はどこにあるか**

　「1つ骨折を見つけたら，2つ目の骨折を探せ」というのは金言ですが，初学者は
どこの骨折を探せばよいかの見当がつかない場合も多いです．本書では，一部の骨
折や脱臼は他の骨折を随伴しやすいことを解説しました．そのような外傷を1つ目
として見つけた場合には，随伴骨折が2つ目の骨折として探す場所です．
　どこを探したらよいか，一覧表にまとめましたので，確認してみてください．

1つ目に見つけた骨折	2つ目に探すべき骨折	掲載ページ
恥骨骨折	坐骨骨折，仙骨骨折	第3章 (71ページ)
橈骨遠位端骨折	尺骨茎状突起骨折	第4章 (87ページ)
肩関節脱臼	Bankart lesion, Hill-Sachs lesion, 大結節骨折	第6章 (97, 100ページ)
肘関節脱臼	鉤状突起骨折	第7章 (118ページ)
小児尺骨骨幹部骨折	橈骨頭脱臼（Monteggia骨折）	第10章 (158ページ)
手指骨骨幹部骨折	他の手骨骨幹部骨折	第12章 (194ページ)
脛骨骨幹部骨折	腓骨骨幹部骨折	第17章 (264ページ)
外果骨折	内果骨折，後果骨折 （二果骨折，三果骨折）	第18章 (272ページ)
内果骨折	腓骨近位端骨折 （Maisonneuve骨折）	第18章 (280ページ)
中足骨骨折	リスフラン関節脱臼骨折	第20章 (306ページ)
踵骨骨折	反対側の踵骨骨折， 脊椎破裂骨折	第20章 (309ページ)

JCOPY 498-16616

巻末資料

巻末資料 3 年齢ごとの外傷のマネジメントと骨折線イメージ

1 高齢者・腰痛ハンター（第0章・第1章）

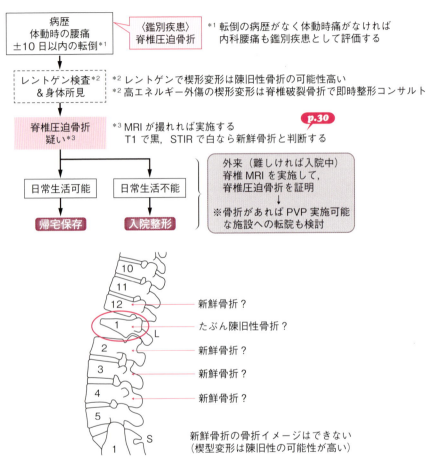

高齢者・腰痛ハンターへの道
- 楔型変形が陳旧性骨折か新鮮骨折かはMRIでないと診断できない．
- MRIを撮れなくても『日常生活可能か』で帰宅・入院を決めるべし．
- 整形外科医へ入院依頼する時は，建前と本音を推し量るべし．
- PVPを利用して，非整形外科医も脊椎圧迫骨折に介入すべし．
- 椎体骨折でも高エネルギーなら破裂骨折とし即時整形コンサルト．

2 高齢者・股関節痛ハンター（第2章・第3章）

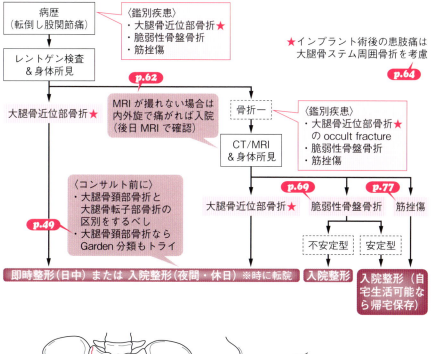

高齢者・股関節痛ハンターへの道

➡ 高齢者の転倒後股関節痛は大腿骨近位部骨折・脆弱性骨盤骨折・筋挫傷を考える.
➡ 大腿骨近位部骨折術後なら上記に大腿骨ステム周囲骨折を加える.
➡ 鑑別後のレントゲンで9割は明確骨折タイプの大腿骨近位部骨折.
➡ レントゲンでハッキリしない時は身体所見とCT/MRIで3疾患を診断.

3 肩関節痛ハンター（第5章・第6章）

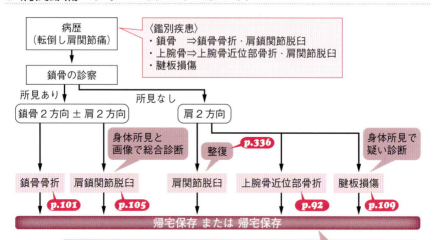

	上腕骨近位部骨折	肩関節脱臼	鎖骨骨折	肩鎖関節脱臼	腱板断裂
高齢者	◎	○±大結節骨折	○	▲	▲
成人	▲	○	◎	○	○
小児	▲	◆	○	◆	◆

◎多い，○やや多い，▲稀，◆非常に稀

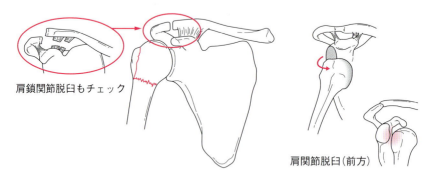

肩鎖関節脱臼もチェック　　　　　　　　　　　　　　　肩関節脱臼（前方）

肩関節痛ハンターへの道
▶ 肩外傷は全年齢で鎖骨から診察開始，疼痛があれば鎖骨2方向で評価．
▶ 肩関節脱臼は非整形外科医も整復できるようになろう．
▶ 成人は肩鎖関節脱臼と腱板損傷を身体所見から暫定診断する．

4 成人・肘関節痛ハンター（第7章）

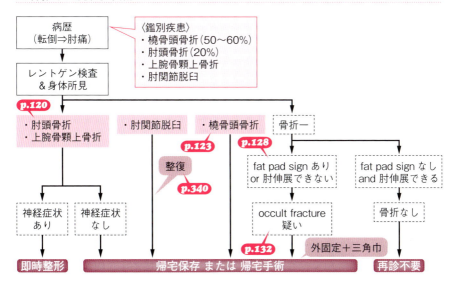

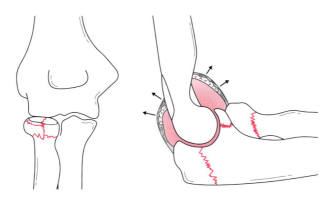

成人・肘関節痛ハンターへの道

- 肘関節脱臼は非整形外科医でも1人で整復できるようになろう．
- 肘頭骨折・上腕骨顆上骨折は神経症状があれば即時整外コンサルト．
- 成人肘外傷の半分は橈骨頭骨折，レントゲンで骨折線がハッキリしないのが典型例．
- Fat pad signと肘伸展試験のどちらかが陽性なら骨折として扱う．
- 帰宅可能な肘外傷はすべて外固定＋三角巾で対応可能．

巻末資料

5 小児・肘関節痛ハンター（第8章〜第10章）

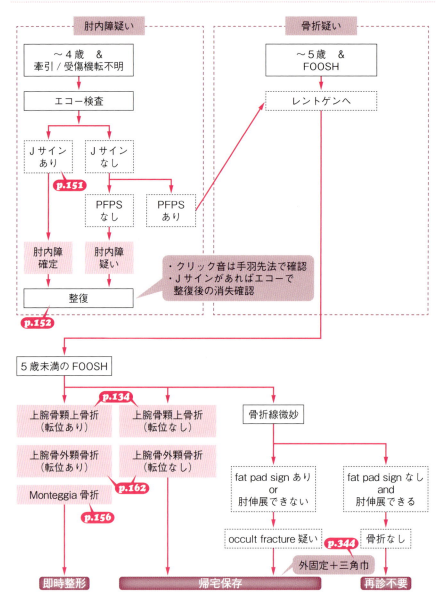

3 ● 年齢ごとの外傷のマネジメントと骨折線イメージ

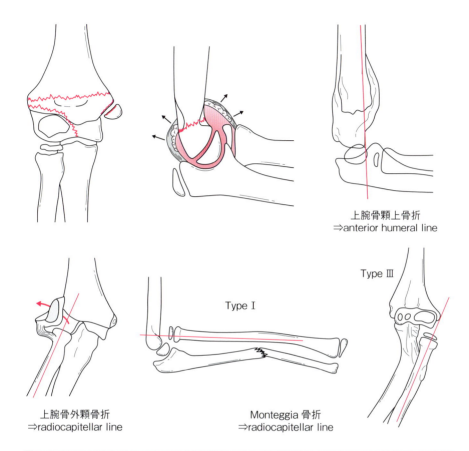

上腕骨顆上骨折
⇒anterior humeral line

上腕骨外顆骨折
⇒radiocapitellar line

Monteggia 骨折
⇒radiocapitellar line

肘内障ハンターへの道

- ➡ 4歳以下の牽引後・受傷不明の上肢痛はレントゲンではなく，まずエコーで評価すべし．
- ➡ エコーでJサインがあれば肘内障．整復後にサイン消失を確認すべし．
- ➡ Jサインがなくても PFPS 陰性なら肘内障として整復にトライすべし．
- ➡ 整復は回内からトライし，手羽先法でクリック音をシェアすべし．

小児・肘関節痛ハンターへの道

- ➡ 小児の肘外傷は，上腕骨顆上骨折と上腕骨外顆骨折を鑑別に挙げる．
- ➡ 微妙骨折タイプは骨折線イメージと補助線で骨折を探すべし．
- ➡ もし尺骨近位端骨折を見つけたら，Monteggia 骨折疑いで橈骨頭脱臼を探すべし．

巻末資料

6 高齢者/成人・手関節痛ハンター（第4章・第11章）

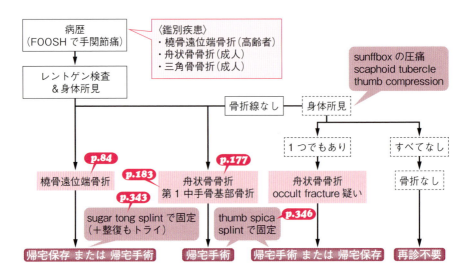

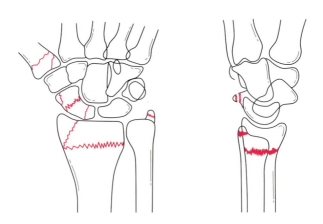

手関節痛ハンターへの道
- 小児と高齢者の手関節痛の鑑別は橈骨遠位端骨折の一択．
- 高齢者と小児の初期対応の違いについて非整形外科医も留意すべし．
- 成人の手関節痛は舟状骨骨折をマーク．画像が正常でも身体所見があれば骨折対応．

7 小児・手関節痛ハンター（第11章）

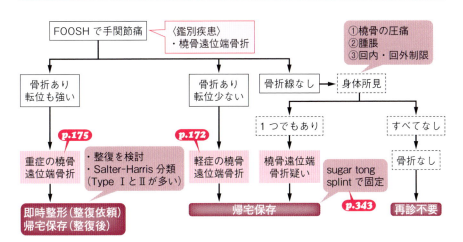

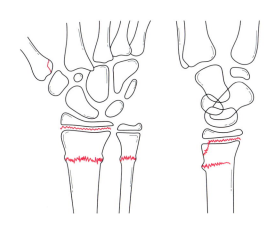

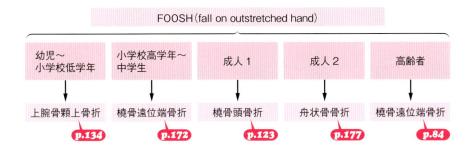

8 手指痛ハンター（第12章・第13章）

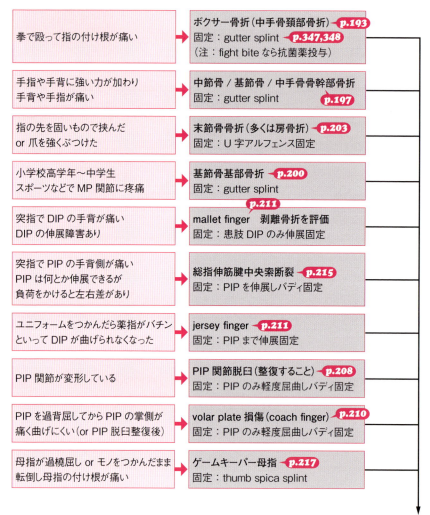

3 ● 年齢ごとの外傷のマネジメントと骨折線イメージ

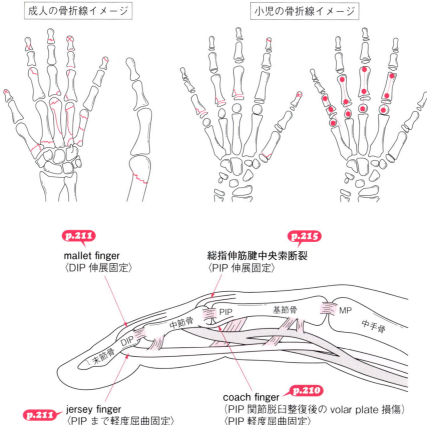

成人の骨折線イメージ　　小児の骨折線イメージ

p.211　mallet finger〈DIP 伸展固定〉
p.215　総指伸筋腱中央索断裂〈PIP 伸展固定〉
p.211　jersey finger〈PIP まで軽度屈曲固定〉
p.210　coach finger（PIP 関節脱臼整復後の volar plate 損傷）〈PIP 軽度屈曲固定〉

手指痛ハンターへの道

- ボクサー骨折では感染症と精神疾患の評価も兼ねること．
- 骨幹部骨折なら中手骨・基節骨・中節骨は同じ対応で OK．
- ER で使用頻度の高い gutter splint での固定をマスターすべし．
- 末節骨骨折では併発する爪外傷にも対応すべし．
- 手指の靱帯損傷は必ず翌日以降の整形外科へフォローアップすべし．
- DIP の mallet finger と jersey finger の診断・固定ができること．
- PIP 関節脱臼は 1 人で整復・固定ができること．
- PIP 関節脱臼に併う volar plate 損傷（coach finger）に注意！
- 総指伸筋腱中央索は断裂しても PIP が伸ばせる．負荷をかけ左右差で判断．
- ゲームキーパー母指は病歴と身体所見で暫定診断し固定すべし．

9 膝関節痛ハンター (第15章・第16章)

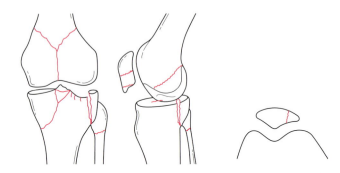

膝関節痛ハンターへの道

➡ レントゲン・CTで骨折所見がない場合は occult fracture (大腿骨遠位端骨折, 脛骨高原骨折), 靱帯損傷 (ACL, MCL), 半月板損傷を鑑別に挙げる.
➡ 靱帯損傷の典型例は病歴と身体所見で非整形外科医も暫定診断可能.
➡ 膝MRIでは非整形外科医は骨折評価のみでOK. 靱帯損傷と半月板損傷のMRI評価は整形外科医に任せる.
➡ 診断困難なら, 膝関節穿刺を利用して暫定診断をつけマネジメント.

10 足関節痛ハンター（第18章・第19章）

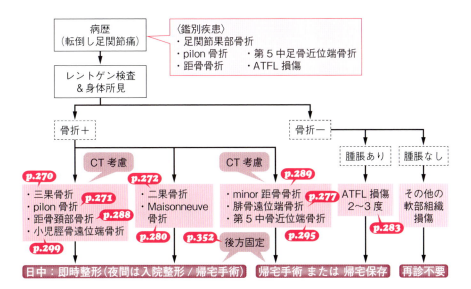

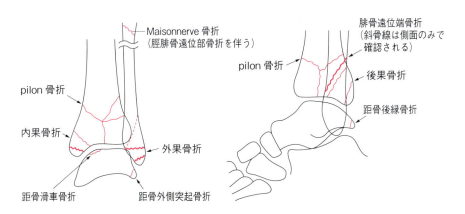

足関節痛ハンターへの道
➡ 腓骨・脛骨・距骨・第5中足骨の骨折線イメージをもって読影すべし．
➡ 外果骨折を見つけたら内果・後果に2つ目，3つ目の骨折を探すべし．
➡ 距骨minor骨折疑いはCTを追加しての評価も考慮すべし．
➡ 骨折がなければATFL損傷を疑って評価・対応すべし．

11 足部痛ハンター（第20章）

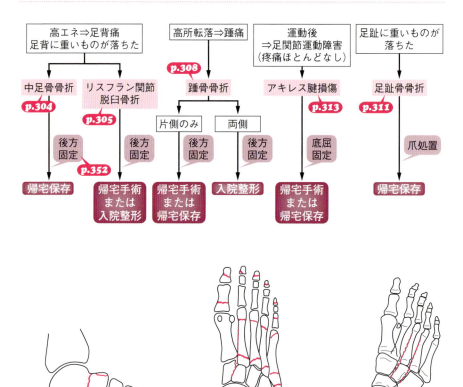

足部痛ハンターへの道
- 足部外傷は病歴と身体所見で一発診断しマネジメントする．
- 中足骨骨折とリスフラン関節脱臼骨折をレントゲンで区別する．
- 高所落下で踵骨骨折を見つけたら随伴外傷がないか確認する．
- 足趾骨折は手指の場合と同じ対応でOK．
- アキレス腱損傷は非典型例でも疑い，ルーチンでトンプソンテストを実施すべし．

巻末資料 4 非整形外科医が覚えるべき3つの分類

分類1 大腿骨頸部骨折のGarden分類

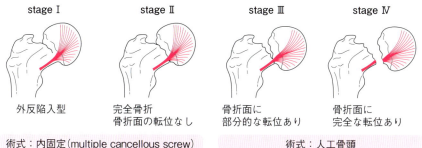

分類2 小児骨端線骨折のSalter-Harris分類

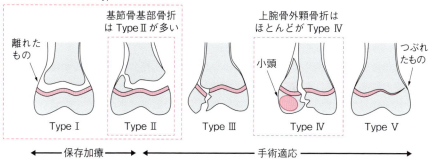

※脛骨遠位端骨折はType I～Ⅳのすべてあり

分類3 開放骨折のGustilo（ガスチロ）分類

	裂創	その他	抗菌薬
Grade Ⅰ	1 cm 未満		セファゾリン2 g
Grade Ⅱ	1～10 cm		
Grade ⅢA	10 cm 以上	閉創ができそう	セファゾリン2 g +ゲンタマイシン2 mg/kg
Grade ⅢB		閉創が困難で骨露出あり	
Grade ⅢC		修復必要な動脈損傷あり	

あとがき

○歳女性が転倒後の○○痛を訴えて来院しました.

・どの部位の整形外傷でも,病歴から鑑別疾患を挙げることができますか？
・鑑別に挙がった骨折の骨折線イメージを純白レントゲンに描けますか？
・骨折線を見つけた時,見つけられなかった時,マネジメントができますか？

完璧に答えられる読者は,骨折ハンターの免許皆伝です.

さらに,この知識を,骨折判断ができない研修医の指導に使ってみてください.

「この外傷の鑑別疾患は何だろう？」
「その外傷ではどこに,どんな骨折線が予測できるだろう？」
「画像で骨折線がなかったら,次のアクションはどうすればよいだろう？」

という具合です.

実はこれは私の ER での日常風景です.鑑別を挙げ,骨折線をイメージし,所見があってもなくてもマネジメントするといった思考を症例ベースで繰り返すことで,最初は整形外傷が苦手だった研修医や非整形外科医も,立派な骨折ハンターになっていきました.

明確骨折タイプで派手な外傷をどのように手術し,社会復帰させるかは,整形外科診療の醍醐味です.しかし,一見正常に見える外傷から,微妙骨折タイプを探し出す『宝探し』のような作業も,臨床では魅力的なものです.そして亡霊骨折タイプを予測し対応する『予言者』のような作業は,むしろ非整形外科医にこそ求められているものです.

本書は,従来の整形外科医が書いた教科書に載っている骨折や治療法を網羅しているわけではありません.でも大丈夫です.それらは明確骨折ですから 即時整形 で相談してしまいましょう.しかし,整形外科の成書では触れられていない,脊椎圧迫骨折や保存加療となる骨折の診断などは非整形外科医が頑張らなければいけないところなので,これらはぜひ身に付けてください.

非専門医が本当に知りたい情報は,非専門医にしかわかりません.しかし,言語化されていない情報もまだまだ多いのです.ハンターシリーズではこれからも,まだ誰も文字にしていない,ニッチだけれど大事な情報を探して情報発信していきます.そのために,コピペでない新しい情報をベッドサイドで後輩,同僚,患者さんから収集中です.どうぞ御期待ください.

さくいん

▶ あ行

アキレス腱損傷	314
足関節後方固定	352
アセトアミノフェン	34
アセリオ®	34
イブプロフェン	225
インプラント周囲骨折	65, 231
遠位脛腓靱帯損傷	286
横突起骨折	40
オタワ足関節ルール	301
オタワ膝ルール	261

▶ か行

外果	272
外果骨折	278
外側突起骨折	294
外側半月板損傷	258
外反ストレステスト	256
開放骨折	265
ガスチロ分類	265
肩関節脱臼	96
整復術	98, 336
肩関節注射	98
滑車骨折	294
関節内骨折	86
基節骨基部骨折	200
ギプス	89
キャスト	89
キャッチング	258
棘下筋	110, 112
棘上筋	110, 112
距骨骨折	292
筋挫傷	77, 78
楔形変形	29
クラビクルバンド	104

脛骨遠位端骨折	300
脛骨高原骨折	234
脛骨骨幹部骨折	264
経静脈麻酔	330
経皮的椎体形成術	36
ゲームキーパー母指	218
ケタミン	330
月状骨脱臼	178
肩甲下筋	110, 112
肩甲骨回旋法	338
肩鎖関節脱臼	106
腱板	110
腱板損傷	109
肩峰	106
後果	272
後骨間神経損傷	161
鉤状突起骨折	118
後方脱臼	97
後方突起骨折	294
高齢者外傷	25
股関節脱臼整復術	332
股関節の内旋・外旋	62
骨挫傷	57
骨セメント治療	37
骨粗鬆症	80
コルセット	36
コンパートメント症候群	267

▶ さ行

鎖骨骨折	102
坐骨骨折	71
三角巾固定	94, 344
三角骨骨折	178, 188
三果骨折	272
シーネ	89, 342
軸位	54

375

膝蓋骨骨折	238	中手骨頚部骨折	194
膝蓋骨軸位像	238	中手骨骨幹部骨折	198
膝蓋骨脱臼	244	中手骨骨折	194
自転車の転倒	103	中足骨骨折	306
尺骨神経障害	121	肘頭骨折	120
舟状骨骨折	178	肘内障	149
小円筋	110	エコー	151
踵骨骨折	308	整復術	152
上腕骨外顆骨折	164	聴性打診	61
上腕骨顆上骨折	134	チロー骨折	169, 300
上腕骨近位部骨折	92	突指	212
上腕骨脱臼骨折	100	槌指	212
人工骨頭	49	デバイス近傍骨折	65
深指屈筋腱断裂	214	橈骨遠位端骨折	84, 174
スノーボード骨折	294	整復術	334
スプリント	89	橈骨頭	125
脆弱性骨折	26	橈骨頭骨折	124
脆弱性骨盤骨折	71	トンプソンテスト	314
脊椎圧迫骨折	29		
脊椎破裂骨折	39	▶ な行	
前距腓靱帯損傷	284	内果	272
前骨間神経損傷	135	内・外側摩擦試験	259
仙骨骨折	71	内固定	49
前十字靱帯損傷	252	内側側副靱帯損傷	255
前方脱臼	96	内側半月板損傷	258
前方引き出し試験	253	内転筋	77, 78
爪下血腫	206, 312	ニーブレース固定	240, 351
総指伸筋腱中央索断裂	216	二果骨折	272
爪床裂創	205, 312	肉離れ	314
足趾骨骨折	312	二分膝蓋骨	242

▶ た行		▶ は行	
ダーメンコルセット	36	破傷風予防	266
第1中手骨基部骨折	184	バストバンド固定	94, 344
第5中足骨近位端骨折	296	バディテープ固定	198, 349
大結節骨折	100	半月板損傷	258
大腿骨遠位端骨折	228	反対牽引法	339
大腿骨頚部骨折	44	ピアノキーサイン	107
大腿骨ステム周囲骨折	65	腓骨遠位端骨折	278
大腿骨転子部骨折	44	腓骨近位端骨折	280
恥骨骨折	71	膝関節穿刺	262

さくいん

肘関節外固定	345
肘関節脱臼	116
整復術	117, 340
肘伸展試験	131
ビスホスホネート	80
ピッツバーグ膝ルール	261
腓腹筋挫傷	314
ピロン骨折	169, 272, 274
不顕性骨折	57
プラスチック製硬性装具	36
プラトー骨折	169, 234
プロポフォール	330
ベーラー角	310
ベネット骨折	169, 186
傍脊柱筋	40
ボクサー骨折	194
母指 MP 関節尺側側副靱帯損傷	218

▶ ま行

末節骨骨折	203
松葉杖	353
水かき	331
メゾヌーブ骨折	280
モールディング	342
モンテジア骨折	158

▶ ら行・わ行

ラウエンシュタイン位	54
リスフラン関節脱臼骨折	306
輪状靱帯	150
ローランド骨折	186
ロッキング	258
若木骨折	141

▶ A

ACL 損傷	252
Allis 法	333
anterior fat pad	128
anterior humeral line	142
ATFL 損傷	284

▶ B

Bankart lesion	97
Bennett 骨折	169, 186
Böhler 角	310

▶ C

Captain Morgan 法	333
clenched-fist injuries	195
CM 関節	185
coach finger	192, 211

▶ D・E

drop arm test	112
external rotating lag test	112

▶ F

fat pad sign	128, 144
FDP 断裂	214
fight bite	195
FOOSH	116, 189

▶ G

Garden 分類	49
green stick fracture	141
Gustilo 分類	265
gutter splint	196, 347, 348

▶ H・I

Hill-Sachs lesion	97
internal rotation lag test	112

▶ J・K

J サイン	151
jersey finger	214
Jones 骨折	298
ketofol	330

▶ L

Lachman テスト	253
lever テスト	253

377

M

Maisonneuve 骨折	280
mallet finger	212
MCL 損傷	255
McMurray 試験	259
Milch 法	98, 337
Monteggia 骨折	158

N・O

Neer 分類	93
occult fracture	57

P

painful arc test	112
palmar tilt	335
pilon 骨折	169, 272, 274
PIP 関節脱臼	208
整復術	341
plateau 骨折	169
posterior fat pad	128
posterior interosseous nerve	161
PVP	36, 42

R

radial gutter splint	196, 347
radiocapitellar line	158, 164
Rolando 骨折	186
rotator cuff	110

S

Salter-Harris 分類	164, 176, 224
scaphoid tubercle	180
skier's thumb	218
skyline view	238
snuffbox の圧痛	180
Stimson 法	98, 337, 338
STIR 像	30
sugar tong splint	88, 343
syndesmosis 傷害	286

T

T1 強調画像	30
teardrop sign	135
thumb compression	180
thumb spica splint	182, 219, 346
Tillaux 骨折	169, 300
triplane 骨折	300

U

ulnar gutter splint	196, 348
ulnar plus variance	335

V・W

valgus stress test	256
volar plate 損傷	210
web block	331

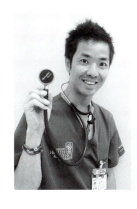

著者

増井伸高　ますいのぶたか

札幌東徳洲会病院
　救急センター　副センター長
　国際医療支援室　室長
　徳洲会研修委員会　副委員長

救急搬送台数年間約10000台のCrazy ERでも，研修医と笑顔で働くスマイル救急医．笑いと感動あるERで，患者を幸せにできる若手医師を大量量産中．「みんながHappyな世界を作るには，北海道のERをよりよくすることから」が持論．夢は北の大地のERからHappyを届け，めざすは世界平和!!

略歴
2004年　札幌東徳洲会病院
2007年　福井大学医学部附属病院　救急部
2008年　福井県立病院　救命救急科
2009年　沖縄県立南部医療センター・こどもセンター
　　　　救命救急科
2010年　川崎医科大学附属病院　救急部
2011年　福井大学医学部附属病院　救急部
2011年　OHSU Emergency Medicine
　　　　Visiting Scientist
　　　　（2011年10月〜2012年1月）
2012年　福井大学医学部附属病院　救急部　助教
2012年　現職（9月〜）

出前骨折ハンター・ライブ講演のご案内

　前作の心電図ハンター同様に，骨折ハンターの始まりは，著者がプロデュースしていたセミナーにさかのぼります．最初は研修医が現場で困っていた高齢者の骨折の講義を札幌で始めました．反響は思いのほか大きく，講義は小さなカンファレンスルームから現在は学会会場の大講堂へ変わり，最終的には書籍化となりました．

　過去の講義内容以上の内容で書籍化はしています．それでも個人的には，音楽を聴くのなら CD よりライブが大好きです．聴衆と Face to Face で，レントゲンを前にどのようにマネジメントするか，意見を聞きながら Call and Response の学習スタイルが自分流です．

　興味を持たれた方で，出前骨折ハンターのライブ講演のリクエストがあればご相談にのります．演目の詳細など含めて，お気軽にお問い合わせ下さい．

　＜お問い合わせ先＞　メールアドレス：　rock3051vo@yahoo.co.jp
　　　　　　　　　　　件名：　出前骨折ハンター

　　　　　　　　　　　　　　　　　　　　　　　　　　　　　　　増井伸高

骨折ハンター　レントゲン×非整形外科医 ©

発　行	2019 年 10 月 1 日　1 版 1 刷
	2020 年 3 月 10 日　1 版 2 刷
	2022 年 7 月 1 日　1 版 3 刷
著　者	増井伸高
発行者	株式会社　中外医学社
	代表取締役　青木　滋
	〒 162-0805　東京都新宿区矢来町 62
	電　話　　（03）3268-2701（代）
	振替口座　　00190-1-98814 番

印刷・製本/三報社印刷㈱　　　　　　〈MS・HU〉
ISBN978-4-498-16616-5　　　　　　Printed in Japan

JCOPY　＜（社）出版者著作権管理機構 委託出版物＞

本書の無断複製は著作権法上での例外を除き禁じられています．
複製される場合は，そのつど事前に，（社）出版者著作権管理機構
（電話 03-5244-5088, FAX 03-5244-5089, e-mail: info@jcopy.
or.jp）の許諾を得てください．